Dr. Ulrich G. Randoll

# Das Matrix-Konzept

Medizin des 21. Jahrhunderts

Die Grundlagen der
Matrix-Rhythmus-Therapie

Dr. Ulrich G. Randoll

# Das Matrix-Konzept

Medizin des 21. Jahrhunderts

Die Grundlagen
der Matrix-Rhythmus-Therapie

1. Auflage

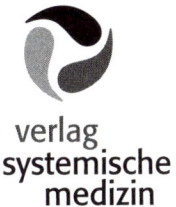

verlag
systemische
medizin

**Zuschriften, Verbesserungsvorschläge und Kritik**
Verlag Systemische Medizin AG
Müllerstraße 7 – 93444 Bad Kötzting
info@verlag-systemische-medizin.de

**Wichtiger Hinweis für den Leser**
Durch Forschung und klinische Erfahrungen unterliegen die Erkenntnisse in Medizin und Naturwissenschaften einem beständigen Wandel. Der Autor hat sorgfältig geprüft, dass die in diesem Werk getroffenen therapierelevanten Aussagen und Angaben dem derzeitigen Wissensstand entsprechen. Hierdurch wird der Leser dieses Werkes jedoch nicht von der Verpflichtung entbunden, ggf. auch anhand anderer Werke zu diesem Thema zu prüfen, ob die dort getroffenen Aussagen und Angaben von denen in diesem Werk abweichen. Der Leser trifft seine Therapieentscheidung in eigener Verantwortung. Ggf. erwähnte Produktnamen sind geschützte Marken oder eingetragene Markenzeichen der jeweiligen Eigentümer, Unternehmen oder Organisationen, auch wenn sie im Einzelnen nicht ausdrücklich als solche gekennzeichnet wurden.

**Bibliografische Information der Deutschen Nationalbibliothek**
Die Deutsche Bibliothek verzeichnet diese Publikation in der Deutschen Nationalbibliografie; detaillierte bibliografische Daten sind im Internet über <http://dnb.ddb.de> abrufbar.

Lektorat: Anne Funck, München
Projektmanagement: SZ Publishing Support, München
Grafiken: Carsten Abelbeck, Konzept und Design, München
Herstellung und Satz: SZ Publishing Support, München
Druck und Bindung: Strauss GmbH, Mörlenbach
Umschlaggestaltung: Carsten Abelbeck, Konzept und Design, München

ISBN 978-3-86401-029-3
Aktuelle Informationen finden Sie im Internet unter www.verlag-systemische-medizin.de

# Geleitwort

In den Mittelpunkt der Medizin des 21. Jahrhunderts stellt der Autor lebendige Prozesse in Abhängigkeit von ihren Rahmenbedingungen. Er beschreibt biologisches Verhalten auf Zellebene, welches er gleitend überführt in die ganzkörperliche Organisation. Orientiert am jeweiligen naturwissenschaftlichen Zeitgeist zeigt er, wie hochkomplex die hierarchischen Ebenen miteinander in Wechselwirkung stehen: letztendlich sind es die Prozesse der Selbstorganisation, die Pulsationen und Rhythmen entstehen lassen und biologische Systeme in Wechselwirkung mit ihren evolutiven Rahmenbedingungen lebendig halten.

Es scheint sich um ein allgemeines Prinzip allen Lebens zu handeln. Auch menschliche Gesellschaften leben dadurch, dass sie die natürlichen, auf das eigene Wohl gerichteten Bestrebungen der Einzelnen durch geeignete Bedingungen – Rahmenordnungen, Spielregeln – auf das Wohl des Ganzen hin kanalisieren. Stimmen die Rahmenbedingungen nicht, ist die Lebensfähigkeit des Ganzen bedroht.

Empfohlen werden kann dieses Buch all jenen, die mit dem Thema Gesundheit und Bewusstseinsbildung zu tun haben, sei es als medizinische Dienstleister, als betroffene Patienten oder einfach als Suchende.

*Dr. phil. Dr. rer. pol. Karl Homann,*
*o. Professor em. für Philosophie*
*und Ökonomik der Ludwig-Maximilians-*
*Universität München*

Die von Dr. U. Randoll entwickelte Matrix-Rhythmus-Therapie ist eine kreative und wesentliche Innovation für die effiziente Behandlung und Prävention von Erkrankungen des Bewegungssystems. Die theoretische Begründung der physiologischen und biochemischen Grundlagen ist weitestgehend überzeugend. Ich wünsche diesem Buch viel Erfolg.

*Prof. apl. (Univ. München)*
*Dr. Johann Sonnenbichler, Biochemiker*
*und ehem. Wissenschaftler*
*am Max-Planck-Institut für Biochemie.*

# Einführung in das Thema

Symptome wie Muskel-, Gelenk- und Wirbelsäulenschmerzen sind heute Alltag. Immer mehr Menschen fühlen sich in einem Burn-out gefangen und fragen sich, „was denn das Ganze für einen Sinn haben soll". Für das Krankheitsbild Rückenschmerzen werden derzeit in Deutschland p. a. circa 50 Milliarden Euro als direkte und indirekte Kosten ausgegeben.

In diesem Buch werden vielschichtig ineinandergreifende wissenschaftliche Entwicklungen und aktuelle gesellschaftliche Perspektiven dargestellt. Meine eigenen Forschungsergebnisse der Zelle und ihrer Umgebung bestätigen den vielgepriesenen Paradigmenwandel. Der Wissensschatz der praktischen Medizin und ihre Patienten profitieren heute schon davon.

Viele Erkenntnisse, die mich während meiner Ausbildung – und bis heute – inspiriert haben, werden in sechs Kapiteln aus verschiedenen Perspektiven dargestellt. Sie stellen den gesellschaftspolitischen und wissenschaftlichen Rahmen dar, in welchem der derzeit größte wirtschaftliche Wachstumsmarkt, der Gesundheitsmarkt stattfindet. Für mich persönlich zeigt das Buch eine Synthese aus vielen Einsichten, die in den Kapiteln 1 bis 5 beschrieben sind, und aus denen ich die

Matrix-Rhythmus-Therapie entwickeln konnte. Diese wird im sechsten Kapitel ausführlich dargestellt, einschließlich einer Reihe praktisch-klinischer Therapiebeispiele.

Leben äußert sich in Lebensprozessen. Zeitlebens stehen dabei die Informations-, Formations- und Formprozesse miteinander in Wechselwirkung. Evolutionsbedingt existieren Austauschprozesse nicht nur innerhalb eines lebenden Systems, sondern auch mit seiner Umwelt beziehungsweise Mitwelt. An dieser Schnittstelle zwischen körperlicher Innenwelt und umgebender Mitwelt finden permanente Kommunikations- und Kooperationsprozesse statt.

Informationsprozesse können sich als Reiz- und Reizanpassungsprozesse innerhalb gewisser Lebensbedingungen neu formieren. Werden deren Grenzen jedoch überschritten, so entsteht eine Situation, die mit dem Leben der Zellen und letztlich dem Leben des Menschen nicht mehr vereinbar ist. Lebensprozesse sind also, wollen sie verlässlich bleiben, auf parallel ablaufende quasi-stabile, evolutiv vorgegebene Rahmenprozesse angewiesen. All diese Prozesse sind grundsätzlich als Netzwerk miteinander verwoben.

# Bedeutung für den Menschen:

Die im Menschen ablaufenden Prozesse sind ebenso in diesem Wechselspiel als Reaktionen auf Umweltreize und Signale zu verstehen. Informations-, Formations- und Formprozesse des Menschen sind als „Produkte" in Wechselwirkung mit seinem jeweiligen Lebensraum entstanden. Seine Existenz ist beispielsweise auf die

Schwerkraft, die Luftgasverhältnisse, einen bestimmten Temperaturbereich angewiesen. Ignoriert er diese Parameter, nimmt er zwangsläufig Schaden und wird krank.

Durch sein Bewusstsein und seine Beobachtung gelingt es dem Menschen, einzelne Wechselwirkungen aus der Gesamtkomplexität isoliert zu fokussieren. Experimentell werden diese heute mit modernsten Methoden der Physik und Chemie analysiert und als wissenschaftliche Momentanmesswerte erfasst. Das Dilemma einer wissenschaftlichen Perspektive dieser Art zeigt sich jedoch darin, dass wissenschaftliche Erkenntnis als Teilwahrheit, oft je nach Blickwinkel oder Interessenslage, der Gesamtrealität übergestülpt, und nach und nach zum Dogma erhoben wird. Über die Ausbildung in diesem Denken resultiert kollektives Fehlverhalten. Der situationsabhängigen Beobachtung des Einzelfalls und seiner biologischen Selbstorganisation – eine essenzielle Grundeigenschaft lebender biologischer und auch gesellschaftlicher Systeme – wird immer weniger Spielraum gelassen, gerade im Gesundheitssystem.

Philosophische Weltvorstellungen verschmelzen mit naturwissenschaftlichen Modellvorstellungen und ihren wissenschaftlichen Ergebnissen in einer „zusehends Menschen gemachten Welt", in der er sich im Mittelpunkt, als Dirigent der Schöpfung sieht – der „Homo Faber" nach Max Frisch. Würden dabei Resultate nicht als endgültige Wahrheit, sondern als Annäherungen an die Wahrheit aufgefasst, dann können neue Erkenntnisse automatisch als Kontrollregulativ wirken und den Erkenntnisprozess lebendig halten. Beispielsweise haben Erkenntnisse aus der Quantenphysik, dass Materie und Schwingung aus zwei unterschiedlichen Aspekten derselben Einheit bestehen, viele Modellvorstellungen in der Physik verändert.

In vorliegendem Buch wird gezeigt, wie sich auch medizinische Modellvorstellungen verändern: Heute werden in einer reizüberfluteten Gesellschaft Anpassungen an Lebensgewohnheiten gefordert, denen Prozesse auf zellbiologischer Regelungsebene in der Kürze der Zeit nicht mehr nachkommen können. Daraus resultieren makroskopisch sichtbare und spürbare Prozessentgleisungen. Sie sind das, was in der systemischen Medizin als Symptom beziehungsweise Krankheit bezeichnet wird.

Zunehmende technisierte Weltvorstellungen und eine daraus resultierende „Turbomedizin" prägen Arzt- und Patientenvorstellungen, die gleiches Tempo auch therapeutisch fordern. Die Symptome (das heißt entgleiste Prozesse) sollen auf Knopfdruck oder „Mausklick" verschwinden. Hier werden Regenerations- und Heilungsprozesse überfordert, aber auch ihr Wesen übersehen. Symptombildung entsteht durch Missmanagement von zellbiologischer Regelung, Bewusstsein und Wahrnehmung körpereigener Prozesse sowie deren Wechselwirkungen untereinander. Die fehlende oder nichtverstandene Bedienungsanleitung des Körpers führt zu reduzierter Vitalität, Leistungsfähigkeit und Ausstrahlung.

Sie können die Buchkapitel in der Reihenfolge ihrer Wahl lesen. Jedes ist in sich abgeschlossen.

**Kapitel 1** beleuchtet kontroverse, teils widersprüchliche Situationen in der modernen Medizin. Einerseits häufen sich Arztbesuche, andererseits wurden noch nie so viele verordnete Medikamente nicht eingenommen. Bei zunehmender Technisierung fordert der Patient vom Arzt trotzdem den „Freund auf Zeit", mit dem er kommunizieren kann und der in der Lage ist, Mitgefühl zu zeigen. Auch die wissenschaftlichen Grundlagen der Medizin einschließlich der Reputation ihrer Institutionen sind mehr denn je in Diskussion.

**Kapitel 2** analysiert die Leitwissenschaften der Medizin, die Physik, Biologie und Chemie, welche bereits Anfang des letzten Jahrhunderts bekanntlich einen Paradigmenwechsel vollzogen haben. In

Konsequenz für die Medizin kooperieren bisher analytisch gewonnene Einzelfaktoren systemisch. Dabei ergänzen Begriffe wie Selbstorganisation und diskontinuierliche Prozessbetrachtungen die bisher eher statisch ausgerichteten Ansichten und verändern gewohnte Handlungskonzepte. Unter historischer Bezugnahme wird aufgezeigt, wie der erkenntnistheoretische Wandel zu dem Paradigmenwandel in der Medizin geführt hat.

**Kapitel 3** behandelt die Konzeptmodelle zum gegenwärtigen Stand des Themas Krankheit und Gesundheit. Ausgehend von einer statischen Blickrichtung zu Beginn des letzten Jahrhunderts hat die Medizin erfolgreich eine umfassende systemische Sichtweise entwickeln können. Mit Hilfe des technischen Fortschritts können ständige Wandlungen in Echtzeit erfasst werden und Konsequenzen für die Therapie abgeleitet werden. Dies veranlasste selbst die Weltgesundheitsorganisation, den Gesundheitsbegriff zu erweitern. Dadurch wurden naturwissenschaftliche und geisteswissenschaftliche Zusammenhänge wiederhergestellt.

**Kapitel 4** beschreibt die naturwissenschaftlichen Grundlagen im Wandel der Zeit als wichtige Basis für das zellbiologische Verständnis. Dieses beginnt im Wesentlichen bei der Zellularpathologie Rudolf Virchows. Er hat unter anderem, Zellen in Abhängigkeit von den Zellterritorien (extrazelluläre Matrix) untersucht. Neuerdings stellten Zellforscher wieder fest, dass die Genetik zur Steuerung der Zelle nicht ausreicht, sondern durch die Epigenetik ergänzt werden muss.

Statische Modellvorstellungen über Zellmembranen ändern sich. Überlebenswichtig sind Dynamische Gel-Sol-Phasenübergänge sowohl innerhalb als auch außerhalb der Zelle. Sie sind notwendig zur Aufrechterhaltung normaler Zell-

funktion und unterliegen Einflüssen aller Art, insbesondere Stressoren. Die elektrische Ladungsdichte bestimmt nicht nur die Entropie, sondern wirkt auch auf grundlegende Zellfunktionen ein. Bereits lebende Zellen bestehen gleichsam als Symphonie unterschiedlichster Prozesse, die sich rhythmisch äußern. Das Quantenfeld verbindet alles. Teilchen und Welle sind dabei zwei verschiedene Betrachtungsweisen des gleichen schöpferischen Vorgangs. Kohärent strukturierte Wellen formieren sich von Moment zu Moment als quasi stabile Strukturen aus einem Meer von Möglichkeiten. Diesen dynamischen Zustand gilt es aufrechtzuerhalten, um gesund zu bleiben.

**Kapitel 5** beschreibt die verschiedenen körperinternen (zum Beispiel Herz-Hirnrhythmik) als auch -externen Rhythmusgeber (zum Beispiel Mondzyklus, Tag/Nachtrhythmus), die die rund 70 Billionen Zellen des Körpers und ihre Prozesse ordnen und takten. Das gleicht der Harmonie eines Tanzes. Abweichungen dieses synchronen Geschehens führen zu Belastungen und münden ab einer gewissen Größe im Organismus in Symptombildungen.

Der Mensch ist nicht unabhängig von Rhythmen und soll mit diesen in Harmonie leben. Rhythmen sind tatsächlich wesentliche strukturbildende Informationen. Diese Erkenntnisse beruhen auf Fakten, die in der Natur für jeden leicht beobachtbar sind und sich therapeutisch nutzen lassen. Dieses natürliche Ordnungsprinzip nutzte ich, um die Matrix-Rhythmus-Therapie zu entwickeln.

**Kapitel 6** fasst die erkenntnistheoretischen Fakten zusammen, die direkt zur Matrix-Rhythmus-Therapie führen. Es beschreibt die therapeutische Vorgehensweise ausführlich für den Praktiker. Patientenberichte aus unterschiedlichen Indikationsfeldern runden meine Darstellung ab.

# 1 Die Situation der modernen Medizin

Kontroverse, teils widersprüchliche Situationen in der modernen Medizin scheinen zuzunehmen. Einerseits häufen sich Arztbesuche, andererseits wurden noch nie so viele verordnete Medikamente nicht eingenommen. Bei zunehmender Technisierung fordert der Patient vom Arzt trotzdem den „Freund auf Zeit", mit dem er kommunizieren kann und der in der Lage ist, Mitgefühl zu zeigen. Auch die wissenschaftlichen Grundlagen der Medizin einschließlich der Reputation ihrer Institutionen sind mehr denn je in Diskussion.

# 1.1 Unbehagen mit der so genannten Schulmedizin

Einst galten Ärzte als „Götter in Weiß", zu denen die Patienten hoffnungsvoll aufblickten. Das hat sich deutlich geändert. Inzwischen erschwert der wachsende „Vertrauensschwund" immer breiterer Bevölkerungsschichten hinsichtlich der Tätigkeit des Arztes dessen tägliche Arbeit.[1] „Die Gesellschaft hat heute ein ambivalentes Arztbild. Es entsteht durch das Spannungsfeld zwischen dem Fortschritt der medizinischen Wissenschaft und den Erscheinungsformen praktizierter Medizin sowie auch durch das Spannungsfeld zwischen den Versprechungen der Gesundheitspolitiker und den Leistungen, die der Arzt erbringen kann."[2] Diese Spannungsfelder prägen die Arbeit des Arztes und sollten ihm zu denken geben.

Im Januar 2009 konnte man in der Financial Times[3] lesen: „Bundesbürger gehen mit rund 18 Praxisbesuchen pro Jahr besonders häufig zum Arzt." Innerhalb von drei Jahren sei die Zahl der Arztbesuche um etwa zehn Prozent gestiegen. Grundlage der Meldung war die am selben Tag veröffentlichte Studie *GEK-Report ambulant-ärztliche Versorgung 2008*, die Friedrich Wilhelm Schwartz und Kollegen aus Hannover für die Gmünder Ersatzkasse GEK erstellt hatten. Sie konnten sich dazu auf die Daten der 1,6 Millionen GEK-Versicherten stützen. Damit sei die Studie nach Aussage der Verfasser über diesen Kreis hinaus für den Bundesdurchschnitt aussagekräftig.

Am 1. Oktober 2007, dem Tag mit den meisten Arztbesuchen des untersuchten Jahres, haben, so die Studie, allein 9,7 Millionen Menschen in Arztpraxen Rat gesucht. Von allen Wochentagen sind in der Regel die Montage die geschäftigsten Tage in den Praxen. Während im Schnitt täglich rund vier Prozent der Bevölkerung einen Arzt aufsuchen, sind es an Montagen acht Prozent. Im ganzen Jahr 2007 haben rund 92 Prozent der Deutschen einen Arzt konsultiert. Jeder zweite Bundesbürger nahm binnen eines Jahres zudem vier oder mehr Ärzte unterschiedlicher Fachrichtungen in Anspruch. Im Durchschnitt finden pro Werktag rund 5,2 Millionen Arztbesuche statt.

Bezeugt die oben erwähnte rasante Zunahme der Arztbesuche neben einer gestiegenen Krankheitsanfälligkeit auch ein wachsendes Vertrauen der Menschen in das Gesundheitswesen mit seinen Ärzten oder spiegelt sich in den häufigen Arztbesuchen auch eine Unzufriedenheit der Patienten wider, die sich nicht mehr nur auf Rat und Vorschläge eines einzigen Arztes verlassen wollen? Überfordert womöglich die zunehmende Informationsflut in den Medien und im Internet dahingehend, dass die Patienten keine eigenen Entscheidungen mehr treffen und Hilfe von Ärzten ohne weiteres annehmen können?

Folgen wir der beispielhaft angeführten Statistik noch etwas weiter. 38 bis 70 Patienten konsultierten demnach im Jahr 2007 einen der 137.000 in Deutschland niedergelassenen Ärzte.

Für den einzelnen Patienten blieben nach Angaben der Studie im Durchschnitt nur sechs bis zwölf Minuten Behandlungs- und Beratungszeit.

Dabei hatten Hausärzte und Internisten, die für aufklärende Gespräche eigentlich einen hohen Beratungsbedarf haben sollten, am wenigsten Zeit für ihre Patienten. Die oft nur „flüchtigen Behandlungen" könnten ein Grund für die vielen Arztbesuche sein. Vor allem aber kommen Bedenken auf, ob bei derart kurzen Kontakten immer eine richtige Therapie eingeleitet werden konnte. Auch wenn man die häufige Inanspruchnahme der ärztlichen Versorgung, aus welchem Grund auch immer, positiv bewerten wollte, so deuten die aus Zeitgründen nur sehr kurzen Arztgespräche sicherlich auf ein Problem hin. Dies gilt insbesondere für die Behandlung von Patienten, die den Arzt nicht aufgrund eines akuten, sondern eines chronischen Leidens mit psychosomatischem Hintergrund aufsuchen. Hier sind oft komplex verwobene Parameter krankheitsursächlich, die nicht auf den ersten Blick ersichtlich sind. Der Anteil dieser Krankheiten scheint in den letzten Jahren besonders zugenommen zu haben.

Erneute Zweifel entstehen beim Patienten, nachdem er seinen Arzt besucht hat: **„Etwa ein Viertel aller verordneten Medikamente wird nicht oder nicht wie vorgesehen eingenommen",** vermutet die Bundesvereinigung Deutscher Apothekerverbände (ABDA). Sie „vermutet" es, weil es für diese Tatsache kaum verlässliche Zahlen gibt. Und das gilt natürlich auch für die dadurch entstandenen sinnlosen Kosten. Die Apothekerverbände veranschlagen diese Kosten auf etwa zehn Milliarden Euro jährlich. Die teuren Medikamente enden irgendwo in Schränken, in der Toilette oder bei der Sondermüllentsorgung, ohne ihre hoffentlich segensreiche Wirkung auf den Kranken ausüben zu können. Franz Petermann, Direktor des Zentrums für Klinische Psychologie und Rehabilitation der Universität Bremen, schätzt den Schaden für die Solidargemeinschaft sogar auf rund 20 Milliarden Euro. Das wären dann etwa zehn Prozent der Ausgaben im Gesundheitswesen.

Wer trägt die Verantwortung für diese Verschwendung? Sicher, letztendlich lastet man es den Patienten an, die die Medikamente ungenutzt wegwerfen. Doch was veranlasst die Menschen, sich zuerst teure Therapien verschreiben zu lassen und diese dann nicht anzuwenden? Meist lassen Patienten Medikamente weg, wenn sie ihnen nach eigenem Empfinden nicht recht helfen und wenn Nebenwirkungen auftreten, die ihnen vielleicht unangenehm erscheinen. Entwässerungstabletten gegen den Bluthochdruck verursachen zum Beispiel Harndrang, der so stark werden kann, dass die Betroffenen sich nicht mehr auf die Straße trauen. Dagegen werden Schmerzmittel meist unkritisch angenommen, weil man ihren Nutzen unmittelbar spürt und weniger die Nebenwirkungen.

Allerdings stellt sich die Frage, warum Patienten, wenn ihnen Bedenken gegen eine Therapie gekommen sind, diese nicht dem behandelnden und verschreibenden Arzt vortragen. Dafür mag es viele Gründe geben, der nächstliegende dürfte die ungenügende Kommunikation zwischen Arzt und Patient sein. **„Das Gespräch des Hausarztes mit seinem Patienten dauert in Deutschland durchschnittlich 7,6 Minuten",** sagt Susanne Hepe, Leiterin der Akademie für Fort- und Weiterbildung der Ärztekammer, Bremen, dem *Spiegel*. In so kurzer Zeit lassen sich Ängste vor möglichen Folgen und Begleiterscheinungen kaum angemessen klären, ebenso wenig die vielen, oft mit Scham besetzten Alltagsfehltritte und -nöte der Patienten ansprechen. Schlimmer noch, „es gebe Studien", berichtet Susanne Hepe, „die zeigen, dass **Patienten im Durchschnitt nach 20 Sekunden unterbrochen werden,** dass Ärzte ungeduldig sind und geschlossene Fragen stellen, um Zeit einzusparen". Doch ohne Vertrauensverhältnis zwischen Arzt und Patient nützen „das beste und teuerste Medikament und die beste Behandlung nichts".

Wie ist es also um das Vertrauen zwischen Arzt und Patient bestellt? Dass sich dieses in den letzten Jahren abgenützt hat, zeigt die von Gesundheitspolitikern oft beklagte Tatsache, dass Patienten bei gleicher Krankheit immer häufiger den Arzt wechseln. Über einen anderen Misstrauensbeweis war schon vor etwas längerer Zeit in einer Tageszeitung zu lesen: „Seriöse Umfragen haben kürzlich ergeben, dass beinahe jeder zweite Bundesbürger überzeugt ist, so genannte ganzheitliche oder alternative Heilmethoden könnten die Schulmedizin weitgehend ersetzen.

Für angeblich völlig unwirksame Arzneimittel geben sie jährlich (1996) fast drei Milliarden Mark aus. Zudem glaubt mehr als ein Drittel aller Deutschen, dass bestimmte Menschen über besondere Kräfte verfügen, mit denen selbst chronische Leiden dauerhaft geheilt werden können."[4]

In diesem Zusammenhang dürfte es wenig belegbare Angaben über die tatsächliche Höhe der Ausgaben geben. Entsprechende Schätzungen schwanken im Bereich „alternative" Heilmethoden erheblich. Nicht zuletzt deshalb, weil „alternativ" sehr unterschiedlich definiert werden kann. Ein Jahr später beschreibt das Deutsche Ärzteblatt die Entwicklung aufgrund einer Studie, die das Allensbacher Institut für Demoskopie im Auftrag des Bundesfachverbandes der Arzneimittelhersteller (BAH) durchgeführt hatte. Danach zählten 1997 „65 Prozent der Bevölkerung zu Anwendern von Naturheilmitteln, 1970 waren es nur 52 Prozent".[5]

Und während Naturheilmittel früher vor allem bei älteren Menschen beliebt waren, finden sie heute immer mehr Anklang bei der jüngeren Generation. 54 Prozent aller 16- bis 29-Jährigen haben laut der Studie bereits zu pflanzlichen Arzneimitteln gegriffen. 1970 waren es nur 36 Prozent. Allerdings würden sich bei ernsthaften Krankheiten nur drei Prozent der Menschen, die Naturheilmittel verwenden, ausschließlich auf diese verlassen. Diese Zunahme würde aber wohl nicht stattfinden, wenn es sich tatsächlich um „völlig unwirksame" Heilmittel handelte.

Vielmehr deutet sich beim Thema „Begleitmedikation" auch ein zunehmend leidenschaftlicher Konkurrenzkampf zwischen grundsätzlich unterschiedlichen Heilmethoden an.

Wenn es um Entwicklungstendenzen im Gesundheitsdienst geht, sollte eine andere Entwicklung nicht übersehen werden. „Heute geben fast 70 Prozent der Bundesbürger an, dass sie Rückenbeschwerden haben. Noch vor acht Jahren betraf dies lediglich jeden Zweiten (53 Prozent). Allerdings hat sich auch die Zahl der Menschen mit ständigen Schmerzen mehr als verdoppelt: Sagten 1998 noch sechs Prozent der Befragten, ihnen schmerze der Rücken täglich, sind es 2006 bereits 15 Prozent."[6] 2005 wurden in Deutschland für die Behandlung von Rückenschmerzen 25 Milliarden Euro und für die Nachbehandlung weitere zehn bis 15 Milliarden Euro ausgegeben. Das waren ein Prozent des Bruttosozialprodukts und sechs Prozent aller direkten Krankenkosten, darüber hinaus waren Rückenprobleme der Grund für 15 Prozent aller Arbeitsunfähigkeitstage und 18 Prozent aller Frühverrentungen. Man führt diesen gesellschaftlichen Kosten-Trend gemeinhin auf veränderte Lebensumstande der Menschen zurück, die wesentlich mehr „Verschleißerscheinungen" nach sich ziehen.

Aber spricht aus der Wortwahl „Verschleißerscheinung" nicht das Eingeständnis einer gewissen medizinischen Ohnmacht diesem Erkrankungsbild gegenüber? Und könnte nicht gerade diese Ohnmacht Patientinnen und Patienten dazu veranlassen, sich anderswo, auch außerhalb des regulären Gesundheitswesens Rat und Hilfe zu suchen?

Die wachsende Beliebtheit der „Alternativ"- oder – besser gesagt – der Komplementärmedizin führt das Allensbach Institut zum Teil auf den immer stärker werdenden Trend zur Selbstmedikation zurück. Trotz der steigenden Zahl der Arztkonsultationen einerseits neigen auf der anderen Seite also immer mehr Menschen dazu, nicht mehr zum Arzt zu gehen. Auch dieser Trend deutet auf ein schwindendes Vertrauen in die konventionelle Medizin hin. Das Institut erkannte bei zunehmender Akzeptanz der Komplementärmedizin ein wachsendes Misstrauen gegenüber der Schulmedizin im Allgemeinen und gegenüber Medikamenten. Nach seinen Ermittlungen schätzen 84 Prozent der Befragten die Gefahr schädlicher Nebenwirkungen schulmedizinisch verordneter Heilmethoden als „mittel" bis „groß" ein.

Im Gegensatz dazu werden Naturheilmittel von den meisten für harmlos gehalten. 61 Prozent der Befragten sind deshalb auch der Ansicht, Naturheilmittel könnten getrost aufgrund der Erfahrung von Heilpraktikern und Patienten angewendet werden, selbst wenn ihre Wirkungen nicht wissenschaftlich nachgewiesen sind. Das Institut folgert daraus, dass eine wachsende Mehrheit der Bevölkerung den Naturheilmitteln und -verfahren mindestens den gleichen Rang einräumt wie den schulmedizinischen Medikamenten und Behandlungsmethoden.

> Fazit: Die Folge ist ein Konflikt, der über die Vorstellung hinausgeht, die Komplementärmedizin würde die wissenschaftliche Schulmedizin ergänzen, denn sie ersetzt sie anscheinend. Der Konflikt reicht heran an die Grundlagen der wissenschaftlichen Medizin wie auch an die ihres „alternativen" Gegenstücks.

## 1.2 Ursachen für das wachsende Unbehagen mit der Schulmedizin und die Beliebtheit der Alternativen

Das Missbehagen gegenüber der so genannten Schulmedizin ist angesichts ihrer enormen Erfolge in den letzten Jahrzehnten erstaunlich. Nicht nur der Chirurgie gelangen bisher atemberaubende Fortschritte, beispielsweise in der wiederherstellenden Chirurgie nach Unfällen. Auch die Innere Medizin hat beachtliche Errungenschaften vorzuweisen und lernte Krankheiten heilen, die früher als unheilbar galten, wie zum Beispiel bestimmte Bluterkrankungen. Die Molekularbiologie und die Entschlüsselung des menschlichen Genoms eröffnen noch viele weiterreichende Perspektiven der Heilung, der Krankheitsvermeidung und der steigenden Lebenserwartung. Trotzdem wächst die Kritik an der klassischen Medizin. Angesichts des tatsächlichen oder behaupteten Missbrauchs neuerer Errungenschaften, wie zum Beispiel der energetischen, medizinischen Nutzung der Kernbindungskräfte (Atomkraft), fühlen immer mehr Menschen ein Unbehagen. Mit der zunehmend kritischen Beurteilung der modernen naturwissenschaftlich-technologischen Errungenschaften

droht das Ansehen der Naturwissenschaft in der Bevölkerung zu sinken und damit auch das der naturwissenschaftlichen Medizin und ihrer Vertreter, der konventionell arbeitenden Ärzteschaft.[8]

Die Ursachen hierfür liegen zum Teil im so genannten „Neuen Denken" und den politisch-ökologischen Bewegungen – eine Technikskepsis oder sogar Technikfeindschaft, die sensationshungrige Medien vielleicht auch mehr oder weniger bewusst übersteigert haben. Dennoch geben Tschernobyl und Fukushima reale Beispiele für die limitierte Beherrschung komplexer Technik. Doch das Misstrauen gegenüber der akademischen Medizin ist bereits älter. Erfahrungen, die in der Medizin Unbehagen ausgelöst haben, wurden lediglich noch verstärkt.[9] Zum „Neuen Denken" gehören aber auch ganzheitlich-integrative Anschauungen, welche an die Stelle der zumeist nur analysierenden, zergliedernden Sichtweisen der Wissenschaften treten oder diese zumindest ergänzen sollen. Hinzu kommt der zivilisationskritische Wunsch nach „naturgemäßen Lebensweisen". Im engeren medizinischen Bereich dürfte einer der wesentlichen Auslöser für das Unbehagen auf ein typisches Fehlverhalten vieler konventionell arbeitender Ärzte, auf das, was häufig als ihre „Unterlassungssünden"[10] bezeichnet wird, zurückzuführen sein. Mindestens genauso Unbehagen auslösend wirken sich bewusst, durch den Medizinindustriellen Komplex erzeugte Erwartungshaltungen der Patienten und eine daraus resultierende veränderte, gesellschaftliche Anspruchshaltung an die Heilberufe aus.

Es schwindet allerdings nicht nur das Vertrauen der Menschen in die Medizin, sondern auch das Selbstvertrauen. Denn das tägliche Leben findet heute nicht nur in einer wachsenden Distanz zu den natürlichen Vorgängen in der uns umgebenden Natur, sondern auch zu unserem eigenen Körper statt. Geringfügige Veränderungen lassen deshalb viele Menschen sofort den Arzt aufsuchen und veranlassen die Ärzte, den Patienten, meist ohne ein klärendes Gespräch, sofort zum Spezialisten weiterzuschicken. Schließlich schwindet das Vertrauen in die Medizin, wenn die übertriebenen Versprechungen, die an Diagnosen, Medikamente oder Verfahren geknüpft werden, sich nicht erfüllen und die versprochenen Wirkungen ausbleiben.[11]

Die oft beklagten Probleme mit dem Verhalten oder den Einstellungen der Mediziner beziehen sich vorwiegend auf „technokratische und allzu rezepturfreudige Pharmakomediziner", die sich auf die messbaren Symptome einzelner Organe mit Störfunktionen konzentrieren. **In den festgestellten „Befund" gehen mehr die Messwerte der Apparate ein als das Befinden des Patienten.** Bei ihren „Reparatur"-Bemühungen beziehen sich solche Ärzte mehr und mehr auf Modelle, welche die abstrakten wissenschaftlichen Methoden vorgeben. Die Person und das Wohlbefinden des Patienten bleiben oft im Hintergrund.

> Bei den Eingriffen mithilfe von Instrumenten und Pharmaka mögen solche Ärzte zwar am richtigen wissenschaftlichen Modell arbeiten. Doch greift es nicht erfolgreich am Patienten, schließt man allzu häufig leichtfertig auf den „falschen Patienten", anstatt das wissenschaftliche Modell zu wechseln.

Der Geschäftsbetrieb der Arztpraxen und Krankenhäuser, der dem Arzt – wie oben erwähnt – immer weniger Zeit zum Umgang mit dem einzelnen Patienten lässt, verstärkt diese Tendenzen, vor allem wenn die Floskel „Zeit ist Geld" die Gemüter in Beschlag nimmt und mit standardisierten „Fallpauschalen" abgerechnet wird.[12] Eine nicht unwesentliche Rolle dürften auch die Vorgaben der solidarisch arbeitenden Krankenkassen spielen, die viele Ärzte verinnerlicht haben. Die Krankenkassen sind aus Eigeninteresse und aufgrund gesetzlicher Vorgaben im Interesse der in den gesetzlichen Kassen solidarisch verknüpften Versichertengruppe angehalten, nur Leistungen zu bezahlen, die wirksam, zweckmäßig und wirtschaftlich sind. Wirksamkeit, Zweckmäßigkeit und Wirtschaftlichkeit wären aus der vom Patienten verspürten Linderung oder Heilung seiner Beschwerden abzuleiten. Doch diese könnten oft erst <u>nach</u> einer kostenträchtigen Behandlung eintreten. Die Entscheidung über die Bezahlung einer Behandlung muss aber <u>vor</u> dieser gefällt werden. Dafür sind möglichst allgemeinverbindliche Regelungen notwendig – und diese Regelungen werden bisher von den wissenschaftlichen Methoden der Schulmedizin abgeleitet.

> Zur Klärung beitragen könnten die Krankenkassen weitestgehend selbst: Als geldverteilende, „neutrale" Institutionen sind sie bestens geeignet, Statistiken zur Bewertung einzelner Therapieverfahren auf der Basis unterschiedlicher wissenschaftlicher Modelle zu erstellen, um sie zu „objektivieren". Schließlich fließen hier alle Kostenstellen für diagnostische und therapeutische Verfahren bezogen auf ihre einzelnen Mitglieder zusammen.

Schwerer wiegt aber die größtenteils rationale Einstellung so mancher Mediziner, denen alles Intuitive, das Sehen mit den „Augen des Herzens", suspekt ist, weil es <u>nicht messbar</u>, <u>reproduzierbar</u> und <u>überprüfbar</u> ist und sich so dem „rationalen" Erfassen entzieht.[13] Hinter einer derartigen Haltung, die sich oft als „mechanistisches Menschen- und Weltbild" verklärt, verbirgt sich oft nur die Unsicherheit einer kommunikativ eingeschränkten Persönlichkeit. Es zeigt sich der Verlust der Fähigkeit, den anderen Menschen als ganzheitliche Person mit ihren Sorgen und Nöten anzunehmen, und/oder die Angst, sich bei menschlicher Zuwendung selbst zu verlieren. Eine solche Persön-

lichkeit neigt dazu, sich der Eigenverantwortung für ihre Entscheidungen dadurch zu entziehen, dass sie sich auf „anerkannte", „gesicherte" Standards und etablierte Lehrmeinungen beruft.

Aufgrund dieser Tendenzen verschwindet oft die ganzheitliche Sicht auf die menschliche Person, obwohl diese Sicht im Rahmen der fachlichen Diagnose auch gefordert wird. Als Folge davon fühlt sich der Patient „nicht für voll genommen". Denn der leidende Patient sucht, ob er sich dessen bewusst ist oder nicht, im Arzt nicht nur den medizinischen Experten zur Feststellung und Behebung nachweisbarer Organschäden oder deren Funktionsstörungen. Er wünscht sich auch einen Mitmenschen, der sich seiner annimmt, ihn versteht und ihm in seinem Leiden und seiner Not beisteht. Mitgefühl wurde wieder zum wissenschaftlichen Faktor.[14] Aus dieser Position der Hilfsbedürftigkeit entstanden die verschiedenen Arztbilder früherer Zeiten, die im Grunde nur spezielle Rahmen für Hilfserwartungen darstellen. Sie reichten vom Magier über den Priesterarzt bis zum Bild des barmherzigen Samariters und werden vom naturwissenschaftlich geprägten Mediziner kaum mehr beachtet.[15] Naturheilkundige der Komplementärmedizin versuchen vermehrt, gerade solchen Erwartungen zu genügen.

> Auch die Medizin bleibt nicht vom kritischen Zeitgeist entfernt. Auf der einen Seite besteht Hilfsbedürftigkeit seitens des Patienten, denn er hat viele Erwartungen und Hoffnungen. Er ist aber oft nicht bereit beziehungsweise einsichtig,

seinen eigenen Therapiebeitrag durch Verhaltensänderung zu leisten. Solche meist wenig reflektierten Widersprüche zwischen vorhandener Hilfsbedürftigkeit und Ablehnung der Hilfe zeigen einen Vertrauensschwund und nähren heute ein irrationales „Unbehagen" in der Medizin.

Schon immer haben sich gesellschaftliche Veränderungen auf die Einstellung der Patienten zur Medizin ausgewirkt. In den Notlagen der Nachkriegszeit hatten beispielsweise Ärzte und Patienten Krankheiten weitgehend auf körperliche Fehlfunktionen und Schmerzsymptome beschränkt. Krankheiten waren damals meist etwas für die Chirurgie gewesen oder es handelte sich um Infektionen, mit denen sich Internisten auseinanderzusetzen hatten. Wären psychische Ursachen wie heute anerkannt gewesen, so hätte man jeden, der direkt oder indirekt die Kriegsjahre erlebt hatte, psychotherapeutisch behandeln müssen. Die Menschen von damals haben vieles im harten Überlebenskampf einfach hinuntergeschluckt, vieles verarbeitet, aber auch manches mit entsprechenden Spätfolgen über viele Jahre verdrängt.

Heute erkranken Menschen in einer satt und bequem gewordenen Lebensumwelt oft an den angebotenen und heftig beworbenen Möglichkeiten zu Ablenkung und Zerstreuung. Ihre Entscheidungsfähigkeit und die Fähigkeit zur Folgenabschätzung werden überfordert. Unzufriedenheit im Lebensalltag oder auch am Arbeitsplatz, verbunden mit Langeweile,

führen immer mehr zum „Bore-out-Syndrom". Andererseits verängstigt sie eine immer komplexer werdende und kaum noch zu durchschauende technische Umwelt und Zivilisation. Die Bewertung der täglich einströmenden Informationsflut zur Bewältigung des Lebensalltags wird zusehends schwieriger. Die Menschen fühlen sich beispielsweise durch tatsächliche oder auch nur werbewirksam behauptete Umweltbelastungen und wirtschaftliche Verunsicherungen bedroht. Sie verlieren in den scheinbar zunehmend chaotischeren gesellschaftlichen Verhältnissen ihre Orientierung.

Viele erkranken an einer oft unbewusst ungesunden Lebensführung, viele jedoch auch an einer Art bewusstem Missmanagement ihrer selbst, wo oft kleinste Verhaltensänderungen genügen würden, um Symptombildungen entgegenzuwirken. Erkrankungen äußern sich in den letzten Jahren gehäuft in Erschöpfungszuständen, dem so genannten Burn-out-Syndrom, in Fibromyalgien und anderen Krankheitsbildern, die Organfunktionen stören und schließlich zu Schäden beziehungsweise Strukturveränderungen führen. Neben der entlastenden Frühpensionierung oder dem Behindertenausweis kann der so Erkrankte schon dann eine Art „Gewinn" für sich ziehen, wenn ein Arzt nur die Vermutung einer symptomatischen Erkrankung äußert. Denn so werden statt eines nur erahnten Fehlverhaltens des Patienten objektive Gründe für die Beschwerden haftbar gemacht. Aus Verdachtsdiagnosen werden schon aus Zeitdruck rasch Diagnosen, die auf eine bestimmte Krankheit hindeuten. Fachleute und Spezialisten sollen dann bereit stehen zu heilen, ohne dass der Patient und sein bewusstes oder unbewusstes Fehlverhalten mit in Betracht gezogen wird. Hinter dem Krankheitsbild verschwindet der chronisch fehlgeleitete Prozess, den der Kranke zugelassen hat und für den er in gewisser Weise auch die Verantwortung trägt.

Das Versorgungssystem der Krankenkassen unterstützt diese Entwicklung. Ja, neuere Entwicklungen im Abrechnungswesen der Ärzte und Krankenkassen verstärken diesen Trend sogar noch. Denn Krankenkassen erhalten neuerdings Zuwendungen aus dem Gemeinschaftsfond in Abhängigkeit von der Anzahl der chronisch Erkrankten in ihrem Versichertenbestand. Versuchten die Kassen bisher aus wirtschaftlichen Gründen vor allem „Gesunde" zu versichern, so wurden ihnen mit dem Gesundheitsfond auch die chronisch Kranken willkommen gemacht durch den „morbiditätsorientierten Risikostrukturausgleich".

Gewandelte gesellschaftliche Einstellungen sorgen auch für die scheinbar umgekehrte Fehlentwicklung. Wenn es sich um seine Gesundheit handelt, glaubt jeder durch Massenmedien oder das Internet oberflächlich Informierte, in medizinischen Fragen mitreden zu können, ohne zu wissen, wie fundiert die Informationen und Ratschläge sind. Von allen Seiten fließen ihm gesundheitsfördernde Verhaltensregeln zu, die nur selten etwas mit seiner Lebensführung zu tun haben.

Forderungen wie: „Ihre Cholesterin-Werte sind zu hoch! Sie haben einen viel zu hohen Blutdruck! Essen Sie weniger Eiweiß! Trinken Sie keinen Kaffee! Gehen Sie (nicht) in die Sonne!" und so weiter prasseln als einfache Rezepte für eine scheinbar gesundheitsförderliche Lebensführung auf ihn ein. Diejenigen, die wenig unter Symptomen leiden, wählen sich nach ihrem persönlichen Geschmack das Passende aus. Leidende greifen nach jedem Strohhalm und hoffen auf die vielen Wundermittel und Therapien, die ihnen angeboten werden. So werden Mittel gegen das Altern, zum Abnehmen, zur Leistungs- und Potenzsteigerung erworben und nach der Anwendung, schon um sich keine Fehlentscheidung eingestehen zu müssen, oft leidenschaftlich verteidigt und dadurch propagiert.

Während die so Aufgeklärten schnell bereit sind, in die Kritik an der Schulmedizin einzustimmen, ändert sich bei ihnen trotz aller Schwärmerei für ganzheitliche, intuitive, spirituelle, „höhere" Gesundheitsrezepte oft die Einstellung zu ihrer Gesundheit nicht. Gesundheit wird ihnen zum „Besitz", auf den sie scheinbar einen Rechtsanspruch haben, oder zu einem käuflichen Gut. „Weil man sie bezahlt, sind die Ärzte dafür verantwortlich, versagen sie oder passen einem die verordneten Heilmethoden nicht, wendet man sich anderen Anbietern und Methoden zu, von denen auf dem lukrativen Markt immer neue Blüten oder alte in neuer Verpackung angeboten werden."[16] Eine solche Einstellung schleicht sich bei denen, die es sich leisten können, meist nur unterschwellig ein. Sie würden sich diese Haltung und deren Folgen ungern selbst eingestehen. Und während sich Patienten mit dieser Einstellung selbst als Behandlungsobjekte anbieten, befriedigt sie wiederum eine Behandlung kaum, die an ihnen wie an einem bloßen Objekt vorgenommen wird. Es sei denn, sie geraten an einen einfühlsamen Arzt, der nicht nur seiner medizinischen Tätigkeit im engeren Sinne nachkommt, sondern auch noch mit ihren tiefer liegenden irrationalen Bedürfnissen umgehen kann.

Die zunehmend verbreitete Anspruchs- und Forderungshaltung wirkt sich jedoch hemmend auf Versuche des Arztes aus, seinem Patienten menschlich entgegenzukommen. Sie unterdrückt eine wichtige Erkenntnis der konventionellen wie auch der Komplementärmedizin, nämlich die Einsicht, wie entscheidend die Mitarbeit des Patienten für den Heilerfolg einer medizinischen Behandlung ist. Eine solche verweigert der Patient nämlich innerlich, wenn er seine Krankheit dem Dienstleister Arzt zu ihrer Behebung anbietet, wobei der „Reparaturprozess" für den Patienten selbst möglichst bequem und unaufwändig sein soll. Bei einem solchen Verhältnis von Arzt und Patient schwindet mit der Einsicht in die Eigenverantwortlichkeit des Patienten für die Erkrankung und für die Heilung auch die Einsicht in den Signalcharakter der Organstörung. Beides könnte unter anderem auf grundsätzlichere, psychosoziale Defizite im Leben des Patienten hindeuten, die einer Heilung im Wege stehen könnten. Diese zu erkennen und anzuge-

hen wäre die Voraussetzung, um die in jedem Organismus, also auch im Patienten wirkenden Selbstregulierungskräfte, von denen jede wirkliche Heilung abhängt, zu wecken, zu stärken oder zu unterstützen.

Die Kranken sind heute immer mehr in erster Linie „kopfkrank", ihnen fehlt in vielen Fällen nicht nur die angemessene Bedienungsanleitung für ihren Körper, sondern auch die Bereitschaft, eine solche zu entdecken, zu verstehen und danach zu handeln. Umso wichtiger wäre daher eine „sprechende Medizin", die den Patienten bis hin zu Fragen seiner Lebensführung berät und somit Voraussetzung ist für eine Systemische Medizin.

In der Wandlung des Arztes zum „Freund auf Zeit" beziehungsweise lebensbegleitenden Coach sehe ich deutliches Entwicklungspotenzial zukünftiger Medizin. Zu diesen besonderen Beratungsaufgaben (Doktor = lat. docere = lehren, aufklären) befähigt das bisherige naturwissenschaftlich orientierte Studium der so genannten Schulmedizin nicht, beziehungsweise bisher nur in Ausnahmefällen. Weitere Verbesserungen ergeben sich auch durch die intensivere Berücksichtigung neuer wissenschaftlicher Erkenntnisse – über sich selbst organisierende und selbstregulierende Kräfte in biologischen Organismen und ihre Anwendung in der modernen Medizin. Auf entsprechende Unzulänglichkeiten und Grenzen im naturwissenschaftlichen Paradigma der konventionellen Schulmedizin wird speziell im zweiten Kapitel näher eingegangen.

Zu vielen Ursachen des wachsenden Unbehagens der Patienten mit der Schulmedizin bietet die Alternativmedizin manchmal eine tatsächliche Alternative oder eine wichtige Ergänzung. Statt einander zu bekämpfen und miteinander zu konkurrieren, können Schulmedizin und Komplementärmedizin deshalb auch zusammenarbeiten. Allerdings ist dafür eine gesicherte theoretisch und empirisch überprüfbare Grundlage notwendig. Und bis sie im wirksamen Dienst am Patienten und seiner Heilung miteinander verwoben und verschmolzen sind, sollte man auf polemische Bezeichnungen der beiden Richtungen verzichten und von der klassisch-naturwissenschaftlichen Medizin einerseits und der Komplementärmedizin andererseits sprechen.

## 1.3 Klassisch-naturwissenschaftliche und Komplementärmedizin

1982 brachte Professor Emil Heinz Graul, der Direktor des Instituts für Environtologie (Umweltwissenschaft) und Nuklearmedizin der Philipps Universität Marburg, zusammen mit Otto Lippross zur Vorbereitung der Medizinertagung *Medicenale XII* über *Pluralität in der Medizin* den Band mit dem provozierenden Titel *Logik und Magie in der Medizin* heraus. In der Einführung schrieb Graul: „Die ‚Pluralität in der Medizin‘ beruht auf der Tatsache, dass nicht nur viele Patienten, sondern auch manche Ärzte der Medizin als universitäre Disziplin misstrauen. Sie empfinden den **Unterschied zwischen Medizin als Wissenschaft und der praktischen Heilkunst als beunruhigend.**“ Obgleich er selbst ein leidenschaftlicher Verfechter der wissenschaftlichen Medizin war, gestand Graul auch sachliche Grenzen der konventionellen Medizin ein: „Die derzeit praktizierte Medizin enthält viele rational nicht begründbare, ‚magische‘ Elemente.“ Selbst wenn „Vertreter der alternativen Medizin die Logik und das naturwissenschaftliche Denken einer schulmedizinischen Theorie und Praxis in Frage stellen und nicht selten Logik durch Magie, Wissen durch Glauben ersetzen“, lehnte er sie nicht rundweg ab, sondern urteilte nach dem richtigen Grundsatz: „Wenn an den vielen diagnostischen und therapeutischen Methoden der Alternativmedizin etwas dran ist, dann müssen es deren Vertreter reproduzierbar (überprüfbar) nachweisen.“[17] Grundsätzlich bin ich der Auffassung, dass eine forschende Medizin andere Fertigkeiten benötigt als eine praktische Medizin am Patienten.

### 1.3.1 Der Begriff Komplementärmedizin

Unter dem Begriff Komplementärmedizin werden unterschiedliche Heilverfahren und diagnostische Konzepte zusammengefasst, die nicht oder noch nicht in den Rahmen der Medizin eingeordnet sind, wie sie an Universitäten und Hochschulen nach wissenschaftlichen Grundsätzen betrieben und gelehrt wird. Dabei stammt der Begriff Komplementarität aus der Physik, genauer aus der Quantenmechanik. Er wurde 1927 von dem Dänischen Physik-Nobelpreisträger Niels Bohr als Beschreibungsprinzip eingeführt, als die klassische Physik Energiequanten, also Photonen und auch Elektronen, nicht mehr eindeutig als Welle oder Teilchen definieren konnte. Bewies eine Versuchsanordnung den Wellencharakter eines Strahlungsquantums, dann ließ sich mit ihr nicht auch ihr Teilchencharakter

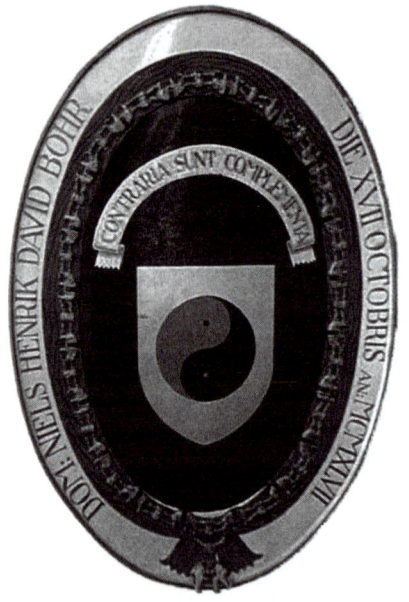

**Bild 1.1:**
Niels Bohr hat in seinem persönlichen Wappen den Spruch „Contraria sunt complementaria", „Gegensätze sind Ergänzungen", gewählt und über die Monade gestellt.

nachweisen und umgekehrt.[18] Demnach sind komplementäre Messgrößen solche, die sich zwar auf denselben „Gegenstand" beziehen, also aufeinander bezogen sind, sich aber nicht konkret identifizieren beziehungsweise gegeneinander austauschen lassen.

Neben die umfassende und richtige Erkenntnis tritt, im scheinbaren Widerspruch zu dieser, eine ganz neue Sicht, die sich unter einem anderen Blickwinkel als ebenso zutreffend und umfassend erweist. Komplementäre Seinsebenen, welche unterschiedliche Sichtweisen als voneinander getrennte wahrnehmen, gelten in der vom Betrachter nicht zu erfassender Realität als miteinander „verschränkt".[19] Man findet so etwas auch in der Medizin, zum Beispiel im Bereich der Psychosomatik, wenn die gleichen Krankheitserscheinungen sowohl auf „rein psychische" als auch auf „rein körperliche" Faktoren zurückgeführt werden. Der offene Umgang mit derartigen Komplementaritäten scheint inzwischen eine der zentralen Herausforderungen der modernen Naturwissenschaften zu sein und somit auch für jeden, der für sich und sein Tun „Wissenschaftlichkeit" beansprucht.[20]

Für die Komplementärmedizin stellt sich demnach die Aufgabe, ihre Verfahren mit der Hochschulmedizin soweit zu integrieren, als ihre Ergebnisse mess- und überprüfbar werden. Dadurch würde zugleich der wissenschaftliche Horizont der Hochschulmedizin erweitert. Diese Erweiterung erfolgt nicht als Übernahme irrationaler Vorstellungen in die Wissenschaft, sondern nur durch die Verarbeitung neuester wissenschaftlicher Erkenntnisse, zum Beispiel aus der Quantenfeldtheorie und der neueren biologischen Forschung.

## 1.3.2 Die Methode der klassisch-naturwissenschaftlichen Medizin

An den Universitäten und in den meisten Krankenhäusern und Arztpraxen wird Medizin nach den klassischen naturwissenschaftlichen Methoden betrieben. Ihre Logik fußt auf Aristoteles und Descartes, die das, was ist, in zwei unvereinbare Bereiche aufgeteilt haben: in ein „Oben" und ein „Unten", das „Sein" und das „Seiende", die „natura naturans" und die „natura naturata" oder in „Subjekt" und „Objekt". Die Grundlagen dieser Methode hat die Mechanik Newtons gelegt. Diese ordnet jedem Geschehen eine eindeutig abgrenzbare Ursache zu, von der es sich nach allgemeinen Gesetzen herleiten lässt. Hierbei werden ein eindeutiger Zustand Vorher und einer Nachher so unterschieden, dass sich unter gleichen gegebenen Bedingungen der gleiche Zustandsübergang wiederholt. Die mechanistische Methode ist demnach an eine reversible Vorstellung von Raum und Zeit gebunden, und sie liefert nur ein Funktionsmodell, das der Wirklichkeit allerdings möglichst entsprechen soll. Der Wert dieser Mechanik als „kritische" Wissenschaft bestand darin, dass sie sich strikt an einzeln nachweisbare materielle Bestandteile und Prozesse hielt und ohne jeden Rückgriff auf überrationale Zusammenhänge, die meist aus metaphysischen Vorgaben abgeleitet wurden, auszukommen versprach.

Die Methode geht also (mono)kausalanalytisch vor. Sie isoliert einzelne Phänomene möglichst aus ihrem Zusammenhang, um die Wirkkräfte möglichst rein festzustellen und zu messen. Im Bereich der Medizin heißt das: sie sucht bei krankhaften Erscheinungen nach konkreten Funktionsstörungen, Verletzungen (Läsionen) oder Verformungen, die sich in Organen und Geweben des Körpers anatomisch genau lokalisieren lassen. Man findet sie durch Strukturabweichungen von bekannten Normen, also aufgrund von Messungen im statistischen Vergleich zu den Erscheinungsformen der entsprechenden Strukturen in Körpern, die als gesund gelten. Jede Störung wird als Entgleisung der Struktur erfasst und muss nach dieser Sichtweise einen lokalen, bestimmbaren Sitz haben. So wissenschaftlich diese Vorgehensweise im Bereich der Pathologie und Anatomie wegweisend sein mag, im Bereich lebender Organismen ist sie nicht hinreichend.

Denn wenn man die Entgleisung oder Störung durch die immer genauere Isolierung einzelner Strukturen erfasst, löst man sie aus dem komplexen Zusammenhang des Gewebes, Organs oder Körpers heraus, der letztlich ihre Lebendigkeit garantiert und Leben ermöglicht. Man arbeitet und misst also am toten Objekt, zum Beispiel an gefärbten Zellen, und erhält Modelle, die sich nur bedingt auf lebende Strukturen übertragen lassen.

Um Lebensprozessen, die allen biologischen Strukturen zugrunde liegen, gerechter zu werden, müssen höchst komplizierte Versuchsanordnungen mit entsprechenden Beobachtungs- und Messvorrichtungen verwendet werden, sodass die Bedeutung der dabei anfallenden Daten oft nur noch mit anspruchsvollen Computerprogrammen statistisch ausgewertet werden können. Die Wiederholbarkeit der Experimente, die zu statistisch nahezu gleichen Ergebnissen führen müssen, ist ein wesentliches Wahrheitskriterium dieser Forschung. Auf diese Weise wurden in der Forschung große Mengen von Detailkenntnissen über biologische Vorgänge im Körper, über Erscheinungsbilder ihrer Störungen und über die Beeinflussbarkeit solcher Vorgänge zusammengetragen und Häufigkeitsstatistiken erfasst. Doch bleibt die Frage offen, welche Bedeutung solche statistische Aussagen jeweils für den einzelnen Patientenfall haben, der möglichst schnell gesund werden will.

### 1.3.3 Wissenschaftliche Medizin und Leben

Rudolf Virchow hat in seiner berühmten *Cellularpathologie*[21] darauf hingewiesen, dass die „Zelle" und „ihr Territorium" die kleinsten Einheiten sind, um Leben zu erfassen. Denn alle lebenden Gewebe bestehen aus Zellen und Zellen können nur aus anderen Zellen entstehen. Die Zelle war die letzte selbstständige Einheit des lebenden Organismus, und somit musste in ihr auch der letzte identifizierbare Ort einer

Erkrankung zu finden sein. Damit wurde Virchow zu einem der wichtigsten Wegbereiter der modernen wissenschaftlichen Medizin. Zur Überwindung einer Krankheit gilt es, bei der Zelle und dem Austauschprozess zwischen ihr und „ihrem Territorium" anzusetzen. Virchow hatte auch betont, dass noch **vor** der Zelle ihr Territorium sich verändert. Bei der von ihm angeregten Suche nach den Störgrößen und Auslösern der Veränderung konzentrierte sich die moderne Medizin jedoch immer mehr auf die Struktur, das heißt auf die Zelle, und drängte die Untersuchung des Territoriums, das heißt der extrazellulären Matrix, und des Austauschprozesses zwischen ihr und der Zelle in den Hintergrund. Der Grund für diese Entwicklung liegt wahrscheinlich weniger im Stand der optischen Beobachtungstechnologie, sondern vor allem der Dokumentationsmöglichkeiten, die damals auf individuell gefertigte Zeichnungen (Bilder) beschränkt war und Prozesse (Film) noch nicht darstellen konnte.

Mit der Weiterentwicklung der Forschungstechnologie (Elektronenmikroskopie) konnte man mehr und mehr ins Innere der Zelle vordringen. Das lebendige Wechselspiel zwischen Zelle und ihrem Territorium als letzte lebensfähige Einheit verlor man jedoch dabei aus dem Auge und zoomte stattdessen auf molekulare Details. Man geht davon aus, dass die Anordnung der Atome auf den DNA-Strängen die Information trägt, welche den Lebensprozess der Zelle und über diese auch den Gesamtorganismus steuert. Eingriffe in die Genstruktur verändern tatsächlich das Zellverhalten. Manche Krankheiten lassen sich dadurch als schädigende Eingriffe in die Gene erklären. Dementsprechend sollten sie sich über eben solche Eingriffe wieder „reparieren" lassen. Dadurch wurde eine noch größere Fülle an umsetzbaren Einzelerkenntnissen gewonnen, ohne dass dies an der zugrundeliegenden Epistemologie, das heißt an der Forschungsphilosophie, etwas Wesentliches geändert hätte. Das, was das Leben der Zelle ausmacht, blieb weiterhin im Dunkel oder wurde – was den Wissenschaftlern näher lag – in einem reduktionistischen Modell erstickt.

Im Fall mancher Erkrankungen und ihrer Heilung hat sich die beschriebene wissenschaftliche Forschungsmethode außerordentlich bewährt. Offensichtlich geworden ist jedoch, dass ihr Paradigma – das der linearen Ursache-Wirkungs-Beziehung – der Wirklichkeit komplexer Lebensprozesse nicht mehr ausreichend gerecht wird. Aufgrund der Erkenntnisse lassen sich wohl punktuelle, zeitlich und räumlich begrenzte Eingriffe in ein akut geschädigtes lebendes System mit Erfolg durchführen. Die Methode versagt aber bei chronischen Krankheiten und Erkrankungen, denen eine lange Entwicklung ohne vorherige oder einer erst allmählich ausbrechenden Symptombildung vorausgegangen ist. Der Grund dürfte sein, dass sich solche Erkrankungen aus einer Summe verschiedener Struktur- und Prozessveränderungen und aus komplizierten gegenseitig bedingten Wechselwirkungen ergeben. Diese Faktoren liegen dabei nicht nur unbedingt im Bedin-

gungsumfeld eines Krankheitsherdes vor, sondern können über Kompensationsbahnen wirken und im gesamten Organismus und in seinem Lebensumfeld angesiedelt sein. Ein so entstandenes, nichtlineares Geflecht an Wechselwirkungen lässt sich kaum in eine überschaubare Reihe einzelner linearer Ursache-Wirkung-Einheiten auflösen, über solche Einheiten analysieren und schließlich entsprechend behandeln.

Ein weiterer Aspekt ist, dass die meisten grundlegenden biologischen Erkenntnisse bisher nur anhand von abgestorbenen Strukturen in statischen Zuständen gewonnen werden konnten. Jüngste Beobachtungstechnologien erlauben es inzwischen zwar schon gezielt, einzelne Prozesse in lebenden Organismen zu beobachten und darzustellen. Doch fehlt bisher ein wissenschaftliches Verständnis, was Leben insgesamt ist, was zum Beispiel den Unterschied der gleichen DNA-Kette in einem lebendigen oder einem bereits abgestorbenen Umfeld ausmacht. Lebende Systeme regeln ihre inneren Prozesse entsprechend vorgegebener Rahmenbedingungen. Dabei kann es zu Regulationsergebnissen kommen – „Symptome" genannt –, die mit dem Leben nicht mehr vereinbar sind. Es fehlt also – von einzelnen ersten Ansätzen abgesehen – eine wissenschaftlich fundierte Theorie des Lebens und damit auch eine entsprechende Biologie und Medizin.[22] Dieser Mangel lässt sich nicht durch den Rückgriff auf die klassische Physik als Leitwissenschaft beheben. War ein solcher Rückgriff einmal als Befreiung von erkenntnishemmenden, metaphysischen Vorstellungen und Glaubenssystemen, die als „höhere Wahrheiten" aufgestellt und gesellschaftlich durchgesetzt wurden, geboten und fruchtbar, so ist er inzwischen nicht mehr brauchbar und verhindert ein tiefer gehendes Verständnis dessen, was gesundes Leben ausmacht.[23]

### 1.3.4 Die Evidenz-basierte Medizin

Als Reaktion auf die Unübersichtlichkeit der sich anhäufenden, medizinisch relevanten Daten einerseits und auf die Unsicherheit bezüglich der theoretischen Grundlagen andererseits bildete sich die so genannte Evidenz- oder Ergebnis-basierte Medizin (EbM).[24] Sie versteht sich als Gegenstück zur bisherigen – scherzhaft „Eminenz-basiert" genannten – Medizin der „Götter in Weiß", also einer Medizin, die sich allzu oft nach bestimmten wissenschaftlichen Autoritäten richtet. Nach der Ergebnis-basierten Medizin soll ein Patient nur nach „bewährten" Therapieverfahren behandelt werden. Über ihre „Bewährung" geben Anwendungsstudien Auskunft, die nach vorgegebenen statistischen Verfahren an Patienten erarbeitet worden sind. Zur Behandlung eines konkreten klinischen Problems muss der Arzt entsprechende Studien über nachgewiesene, für diesen Fall relevante Erfolgsergebnisse suchen und zu Rate ziehen. Das ist schon deshalb geboten, weil er sich für den Fall, dass seine Behandlung misslingt, mit dem Hinweis auf solche Studien gegen juristische Schadensersatzansprüche wehren kann. Wieder stehen damit

das Modell des isolierten klinischen Problems, Messwerte und ein statistisch gestreutes Erscheinungsbild im Vordergrund und nicht der konkrete, einzelne Patient, dessen Organismus das Symptom unter individuellen Bedingungen entwickelt hat.

Die Evidenz-basierte Medizin verzichtet auf Theorien und Erklärungen, die über verallgemeinerte Modellvorstellungen des scheinbar konkreten Symptoms hinausgehen, und orientiert sich an Erfahrungen mit einzelnen Behandlungsmethoden, deren Ergebnisse in doppelblind randomisierten Studien überprüfbar nachgewiesen worden sind.[25] Sie entspricht damit noch radikaler als die klassische Physik dem wissenschaftlichen Grundkonzept Newtons, der im Hinblick auf seine Mechanik die berühmte Aussage gemacht hat: „Hypothesis non fingo" (Ich bilde erst gar keine Hypothese).

Allerdings ergeben sich aus der Art und Weise, wie die Studien erstellt und finanziert werden, eine Reihe von Problemen.[26] Eines hängt mit den angesprochenen epistemologischen Fragen zusammen. Ergebnisse, die anhand von Durchschnittspatienten gewonnen wurden, lassen sich nicht ohne weiteres auf einen speziellen Patienten anwenden. „Große Zahlen liefern ein statistisch gesehen genaues Ergebnis, von dem man nicht weiß, auf wen es zutrifft. Kleine Zahlen liefern ein statistisch gesehen unbrauchbares Ergebnis, von dem man aber besser weiß, auf wen es zutrifft. Schwer zu entscheiden, welche dieser Arten von Unwissen die nutzlosere ist."[27] Auf einen anderen Problembereich deutet die Tatsache hin, dass die jeweils wissenschaftlich „wertfrei" erstellte Studie durch zweite und dritte Forschergruppen überprüft sein sollte. Es tauchen nämlich zunehmend Studien auf, die aufgrund der Vorurteile ihrer Ersteller oder des Einflusses wirtschaftlicher Interessen verzerrt oder gar gefälscht wurden. Die aus solchen Studien abgeleitete Heilungsperspektive kann, besonders wenn sie negativ ausfällt, auf den Patienten wie eine so genannte sich selbst erfüllende Prophezeiung zurückschlagen. Ein Grund, weshalb zum Beispiel Fürstin Dr. Therese von Schwarzenberg, selbst Ärztin, sich im Rahmen ihrer eigenen Genesung nach einem schweren Unfall von vornherein alle Negativprognosen verbat.[28]

Mit ihrem Verzicht auf grundlegende Theorien im Sinne Newtons ebnet die Evidenz-basierte Medizin wiederum den Weg, nachprüfbare Erfolge der Komplementärmedizin, die von ihren Gegnern auch gerne als „belief based medicine" (Glauben-basierte Medizin)[29] abgetan wird, zu integrieren.

> Wenn die Ergebnisse einer alternativen Methode entsprechend überprüft werden, können sie mit „wissenschaftlich" reinem Gewissen in die klinische Praxis übernommen werden. Ideologien und Glaubenssysteme haben keine Bedeutung mehr.

## 1.3.5 Ist die Komplementärmedizin „unwissenschaftlich"?

Um die Unterschiede der Komplementärmedizin zur Wissenschaft-basierten Medizin verständlicher zu machen und die Anregungen, die von ihr für die Schulmedizin ausgehen könnten, besser bewerten zu können, ist es angebracht, den Bereich der Komplementärmedizin näher zu beleuchten.

Fast immer beruhen komplementärmedizinische Verfahren auf einem Grundsatz oder einer Grundüberzeugung, die nicht zu beweisen sind oder keines Beweises zu bedürfen scheinen. Solche Grundüberzeugungen werden mit Begriffen wie „natürlich", „biologisch", „ganzheitlich", „alternativ", „die Selbstheilungskräfte aktivierend" und ähnlichen Wörtern ausgedrückt und damit scheinbar erklärt. Als Diagnostik wird oft eine intuitive Einfühlung angestrebt, die emotionalen Bedürfnissen der Menschen entgegenkommt. Hierbei spielt die Frage nach dem Sinn einer Erkrankung ebenso eine Rolle wie nach ihrem Signalcharakter für hinter dem Erkrankungssymptom wirkende Einflüsse und Geschehnisse in der Erlebniswelt des Leidenden.

Viele komplementärmedizinische Konzepte gehen von einer ganzheitlichen Betrachtung des Menschen aus, das heißt, Krankheiten gelten als ein Ungleichgewicht, das sich zwischen Körper, Geist, Seele und Umwelt eingestellt hat. Die Behandlung zielt auf die Aktivierung der Selbstheilungskräfte im Körper des erkrankten Menschen. Die Aktivierung erfolgt durch die Optimierung von Rahmenbedingungen. Dazu gehört auch die Vorbeugung, das heißt die Gesunderhaltung durch spezifische Ernährung, Bewegung, Übungen, einen Ausgleich von Belastung und Entspannung und anderes mehr.

Die angebotenen Verfahren schöpfen nicht nur aus traditionellen europäischen Methoden wie Pflanzenheilkunde, Humoralphysiologie[30] oder Homöopathie, sondern auch aus medizinischen Angeboten, die bisher als exotisch galten und sich auf asiatische und afrikanische Heiltraditionen oder solche anderer Naturvölker berufen. Die bekanntesten sind die Traditionelle Chinesische Medizin (TCM) mit der für sie besonders typischen Akupunktur, die ayurvedische Medizin, Yoga, viele Meditationsarten und Massagemethoden, Atemtherapien, Hypnose, unzählige Diäten und Wasseranwendungen. Psychotherapeutische Verfahren, zum Beispiel Gestalttherapie, musiktherapeutische Methoden, tiefenpsychologische Verfahren und dergleichen mehr ergänzen das Angebot. Diese Methoden und Verfahren verwenden oft einfühlsame Gespräche und Formen der Zuwendung, die an menschliche Zuneigung rühren und die – wie erwähnt – aus der schulmedizinischen ärztlichen Praxis mehr und mehr verdrängt worden sind. Es ist häufig schwer, diese Methoden zu verallgemeinern, da sie so sehr von den jeweils beteiligten Personen abhängen; und noch schwieriger wird es, die Methoden nach den üblichen wissenschaftlichen Verfahren zu verifizieren und zu überprüfen. Der Erfolg der Therapie hängt zu etwa zwei Drittel von der Systembeziehung zwischen Patient und Therapeut ab.[31]

Daher lässt sich für viele dieser Methoden aus konventionell wissenschaftlicher Sicht oft auch kein plausibler Wirkmechanismus angeben oder feststellen. In vielen Fällen gelingt bisher noch nicht einmal eine objektivierbare Verallgemeinerung ihrer Wirksamkeit. Doch eine ähnliche Verunsicherung zeigt sich zunehmend auch bei den Behandlungsmethoden der konventionellen Medizin, wenn sie über die Behandlung akuter Verletzungen und Erkrankungen hinausgehen. Auch hier fehlt oft die Kenntnis kausal-analytisch erklärbarer Wirkmechanismen. Die Anwendung bestimmter Verfahren erfolgt deshalb – vor allem in der Evidenz-basierten Medizin – oft aufgrund der Plausibilität von Heilerfolgen, die in bestimmten Studien nachgewiesen worden sind.[32] Allerdings scheint es vernünftig zu sein, vom verantwortungsbewussten Anwender zu verlangen, komplementäre Therapien zu evaluieren, um eine optimale und sichere Anwendung zu gewährleisten. Eine solche Evaluation verlangen zumindest die Krankenkassen. Dass ihre Beurteilungen und die sich darauf stützenden Kostenerstattungen immer sachbezogen und nicht durch uneingestandene wirtschaftliche Interessen, zum Beispiel zur Werbung neu zu versichernder Beitragszahler, beeinflusst sind, wird oft angezweifelt.

## 1.4 Fazit

Die Bestandsaufnahme der Situation im Gesundheitswesen ist für den praktischen Arzt nicht schmeichelhaft. „Aufgewachsen in einer Zeit, in der Mediziner in Deutschland hohes Ansehen genossen, erlebe ich einen Verfall ärztlicher Reputation", stellte Rechtsanwalt Rüdiger Spormann fest, der seine Dienste insbesondere Ärzten anträgt.[33] Und Autoren wie der Wissenschaftsredakteur der *Süddeutschen Zeitung*, Werner Bartens, liefern in ihren Büchern reichlich Stoff für die Demontage des Berufsbildes „Arzt" in der Öffentlichkeit.[34] Im erfolgreichen Absatz solcher Bücher drückt sich der Vertrauensschwund immer breiterer Bevölkerungskreise den Ärzten gegenüber aus. An ihm ist die Ärzteschaft nicht nur mit allerlei Skandalen, die oft von den Medien noch ausgeschlachtet werden, selbst aktiv beteiligt, sondern sie trägt vor allem auch durch fehlendes Einfühlungsvermögen und Unterlassungen im Umgang mit den Patienten (aufgrund der wirtschaftlichen Rahmenbedingungen ihrer Tätigkeit) dazu bei. Seinen Ursprung hat dieser Vertrauensschwund aber nicht nur im Fehlverhalten mancher Ärzte, sondern vor allem im immer öfter ausbleibenden Heilerfolg der angewandten Methoden und Verfahren sowie der Placebo-Wirkung, die Ärzte früher schon Kraft ihres Umgangs mit den Patienten hatten.

Bedenklicher noch als der Vertrauensschwund in der Öffentlichkeit ist aber der zunehmende Schwund des Vertrauens in die eigene Wahrnehmung und in die eigenen Möglichkeiten, der den praktizierenden Arzt selbst betrifft. Angesichts der rasant ansteigenden chronischen Krankheiten mit einer psychosozialen Ätiologie erfährt er rasch die Grenzen des ärztlichen Instrumentariums, das er in seinem naturwissenschaftlich orientierten Studium erworben und in eingefahrenen Fortbildungsprogrammen wach gehalten hat. Weil Behandlungen nur allzu oft das nicht einlösen, was die entsprechenden Studien versprechen, beginnt er an der Wissenschaft zu zweifeln. Wenn er nicht aufgrund eigener Erfahrungen derartige Rückschlüsse zieht, so stoßen ihn Skandale auf die Tatsache, dass es sich bei den Studien mitunter um Scheinkorrelationen handeln kann, die ein durch Finanzmittel- oder Reputationsbeschaffungserwägungen verführtes Eigeninteresse des medizinindustriellen Komplexes bewusst oder unbewusst zuwege gebracht hat.[35]

> Die Hilflosigkeit, die ein Arzt immer öfter bei der Behandlung seiner chronisch kranken Patienten erfährt, lässt ihn erkennen, dass er das, was Leben und Gesundheit im ureigentlichen Sinne bedeuten, in seiner Wissenschaft kaum angetroffen hat. Er wird das Gefühl nicht los, dass er eigentlich Messwerte und Krankheitsmodelle behandelt, aber nicht lebende, hilfsbedürftige Mitmenschen.

So folgt der gewissenhaft praktizierende Arzt einer amerikanischen Volksweisheit, die vorschlägt: Hast du eine brauchbare

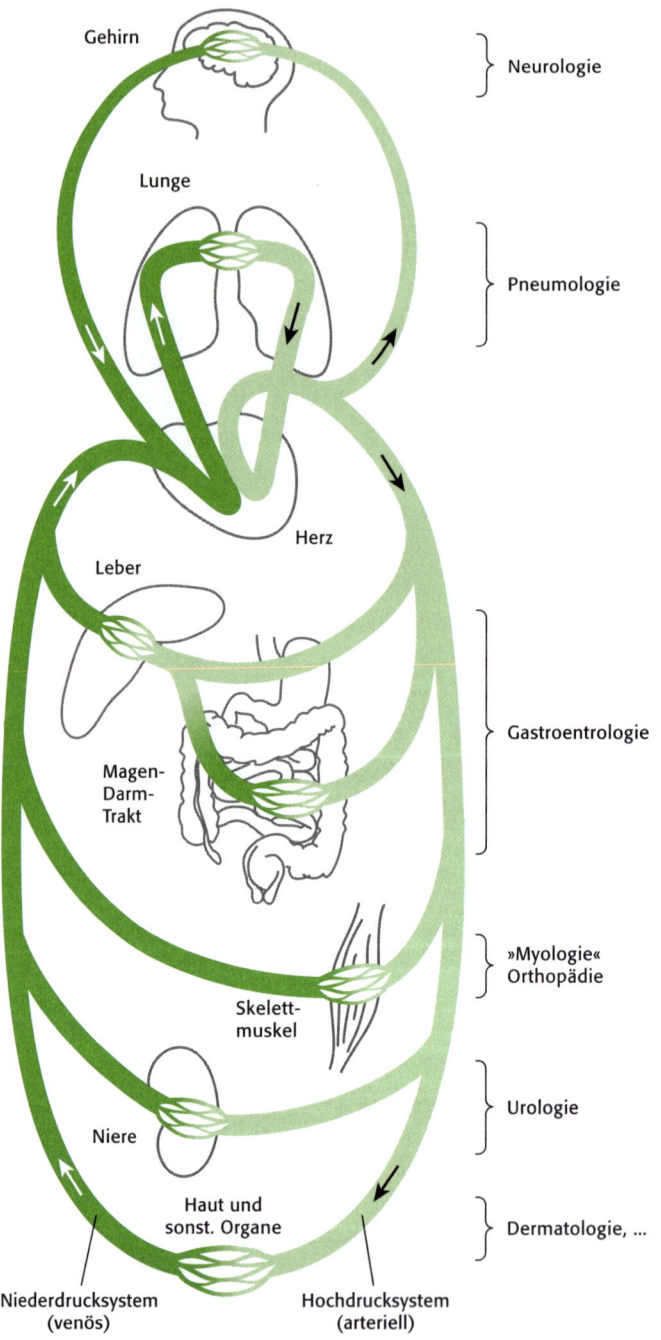

**Bild 1.2:**
Die Mikrozirkulation ist ein grundlegendes Konstruktionsmerkmal aller Organe und steht im Mittelpunkt der klinischen Fachdisziplinen, siehe auch Abb. 4.1.

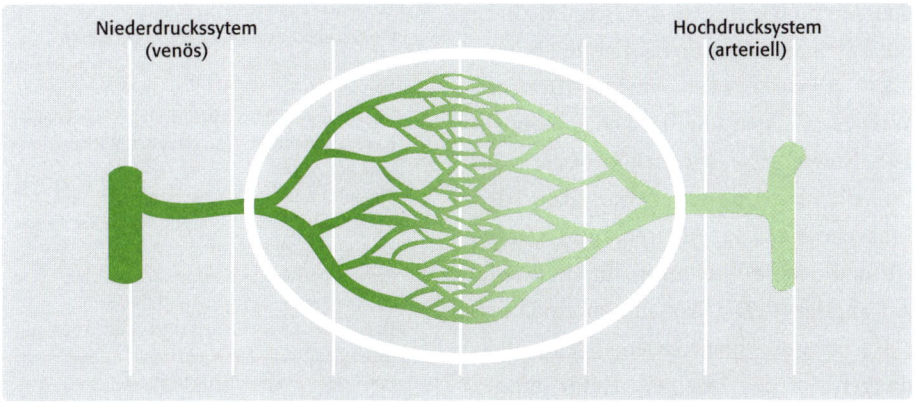

**Bild 1.3:**
Die terminale Strombahn ist die kleinste Versorgungseinheit der extrazellulären Matrix (Zellterritorien). Hier sind die Zellen eingebettet, siehe auch Abb. 4.1.

Verfahrensweise, „use it", ist sie ungenügend, „change it", ist auch das nicht möglich, „leave it". Er hält somit Ausschau nach heilwirksamen Alternativen und stößt dabei auf ein ebenso vielfältig buntes wie faszinierendes Angebot von Verfahren der Komplementärmedizin, die sich neben altehrwürdigen Traditionen auch wiederum vor allem auf Versprechungen stützen. Wie hier die Spreu vom Weizen trennen? Ohne eine wissenschaftliche Basis und kritisches methodisches Prüfen ist das nicht möglich. Aber was für eine Wissenschaft muss es sein, die das leistet?

Eine zellbiologische Sicht, bei der die Lebendigkeit nicht ausgeklammert ist, hat schon Virchow mit „der Zelle und ihrem Territorium" gezeigt, die leider im Verlauf der wissenschaftlichen Forschung immer weiter in den Hintergrund gedrängt beziehungsweise ganz verlassen wurde. Tatsächlich verlieren auf zellbiologischer Ebene die meisten von der Schulmedizin in unterschiedlichsten Organen angesiedelten Symptome ihre Individualität.

Auf zellbiologischer Ebene zeigen sich die Abweichungen von der Norm als fehlgeleitete Regulation (Information) der Austausch- und Anpassungsprozesse zwischen der Zelle (einer hochkomplexen Struktur) und der extrazellulären Matrix. Immer sind es komplexe Selbstorganisationsleistungen unter den gegebenen Umständen, die einmal mehr und einmal weniger mit „dem Leben" zu vereinbaren sind.

Es handelt sich bei diesen Austausch- und Regelprozessen um selbstreferenzielle, sich gegenseitig beeinflussende Wechselwirkungen. Sie sind als solche ständig „im Fluss", zu jedem Zeitpunkt unwiederholbar anders und damit irreversibel. Eingriffe können nicht unmittelbar in diesen Prozess erfolgen, sondern allenfalls in die ihn beeinflussenden Rahmenbedingungen. Solche Eingriffe sind dennoch mit den Methoden des in der Schulmedizin noch weitgehend vorherrschenden mono- oder parvo-kausalen, mechanistischen Wissenschaftsparadigmas kaum möglich. Die Newtonsche Mechanik basiert auf Modellannahmen, um vor allem den Makrokosmos zu erklären, und daraus wurden auch Folgerungen für die Medizin abgeleitet. Die Annahmen sind Vereinfachungen – hier werden viele Erscheinungen in der belebten Natur ausgeschlossen. Die Folgerungen sind aber dennoch mathematisch-wissenschaftlich korrekt.

Die Frage ist also immer, welche Modellvorstellung ist passend für welche Problemstellung? Solche und ähnliche Einsichten nötigten mich als praktizierenden Arzt, mich nach neuen wissenschaftlichen Grundlagen meiner Tätigkeit umzusehen. Ich fand sie in dem neuen Paradigma, zu dem die naturwissenschaftliche Leitdisziplin, die Physik, seit einigen Jahrzehnten überzugehen im Begriffe ist.

## Verweise

1. Christian Katzenmeier, „Arzthaftung", in: Jus privatum, Nr. 62, Mohr-Siebeck Verlag, Tübingen 2002, S. 19.
2. Präsident der Bayerischen Ärztekammer Dr. H. Hellmuth Koch, Ambivalentes Arztbild, Eröffnungsvortrag zum 66. Bayerischen Ärztetag am 10. Okt. 2008 in Würzburg.
3. Deutsche gehen besonders häufig zum Arzt, dpa, 15.1.2009, Financial Times Deutschland.
4. Armin Geus, „Krankheit ist Anarchie", in: Frankfurter Allgemeine Zeitung, 2.7.1996 im Feuilleton.
5. Dorothee Häußermann, „Allensbach-Studie: Wachsendes Vertrauen in Naturheilmittel", in: Deutsches Ärzteblatt, 1997; 94(39): A-2466 / B-2108 / C-1974, unter http://www.aerzteblatt.de/v4/archiv/artikel.asp?id=7802.

6. Deutsche Gesellschaft für Orthopädie und Orthopädische Chirurgie e.V. und Deutsche Gesellschaft für Unfallchirurgie e.V., gemeinsame Pressekonferenz am 20.2.2008 in Düsseldorf: Volkskrankheit Rückenschmerzen – Ist weniger mehr?, Faktenblatt Volkskrankheit Rückenschmerzen.
7. Marcus Schiltenwolf, Peter Hennigsen, Muskuloskelletale Schmerzen, Deutscher Ärzte Verlag, Köln 2006, S. 70.
8. Ernst Pöppel macht in seinen Persönlichen Anmerkungen zum Kongress Ethik und Heuchelei vom 8.–10. Mai 1998 in der Kunst- und Ausstellungshalle Bonn Unarten für diese Entwicklung verantwortlich, die sich in die naturwissenschaftlichen Verfahren eingeschlichen haben, wie etwa: „Zitationskartell", über die Medien die eigene Meinung bei extrem kontroversen Meinungen als einzige Grundlage allgemeinen Handels herauszustellen, Spezialistentum, den extremen Reduktionismus und fehlende Kalkulationen über die Grenzen der Geltung des gefundenen Wissens. Ähnliche Überlegungen stellt Ernst Peter Fischer in seinem Beitrag „Vom Nutzen zum Wert in der Wissenschaft" vom 11.5.1998 in der Zeitschrift Focus an.
9. Einen selbstverschuldeten Aspekt der Kritik an der Schulmedizin hat Hanns-Wolf Baenkler in seinem Aufsatz „Die Gerontokratie in der Medizin und ihre Folgen", in: Labourjournal 4, 1999, S. 14ff. herausgearbeitet. Dort geißelt er die Entmutigung neuer Forschungen und neuer Wege durch die Selbstbehauptungstendenz von Brotgelehrten in Führungspositionen. Vgl. auch Anm. 10 oben.
10. Hierzu finden sich viele „selbstkritische" Artikel in der wissenschaftlichen Literatur. Verwiesen sei auf zwei Arbeiten, die auf das Nationale Forschungsprogramm 34 der Schweiz zurückgehen, das die Alternativmedizin aufgrund eines „erweiterten Medizinverständnisses" in die wissenschaftliche Medizin integrieren möchte. Frank Nager, „Brückenschlag zwischen naturwissenschaftlicher Medizin und Komplementärmedizin – eine Utopie?" und Peter H. Baumann, „Schulmedizin und Komplementärmedizin unterscheiden sich in Denkweise und Wertung, nicht in den Zielen", beide in: Schweizerische Rundschau für Medizin (Praxis), Bd. 83, Nr. 51/52, 1994, S. 1425–1438.
11. Zum Beispiel hinsichtlich der Erwartungen an die Mammographie „Die Mehrheit der epithelialen Krebsarten wird mit Chemotherapie behandelt, obwohl nur eine 5%-ige Überlebenschance besteht und es laut den Untersuchungen von Dr.

Dr. Ulrich Abel so gut wie keine Studien gibt, die beweisen, daß Chemotherapien den Patienten dazu verhelfen, länger zu leben.", in einem Leserbrief an die Frankfurter Rundschau vom 5.6.2003 http://www.dr-guggenbichler.de/leserbrief_brustkrebs.htm.

12. Die Ökonomisierung des Gesundheitswesens führt nicht nur zu Zielkonflikten bei den Ärzten, sondern beschneidet auch ihre für den Patienten zur Verfügung stehende Zeit. Dazu unter vielen anderen Veröffentlichungen: Ottmar Leidner „Wettbewerb im Gesundheitswesen", in: Deutsches Ärzteblatt 106/28-29, A 1456ff.

13. Daniel Goleman, Emotionale Intelligenz, Hanser Verlag, München 1996.

14. David Shlim, Cchokyi Nyima, Medizin und Mitgefühl, Freiamt 2004.

15. Thure von Uexküll, Wolfgang Wesiack, Theorie der Humanmedizin, Urban & Schwarzenberg Verlag, München 1988, S. 595f.

16. Dr. Dr. D. Loew (Hrsg.), E. H. Graul, Via Vitae sub specie contributionum et publicationum scientificarum, Bd. 2, Ergänzungsband, Eigenverlag, Wuppertal 1986, S. 173.

17. Ebd., S. 172.

18. Anton Zeilinger und seinen Mitarbeitern sollen allerdings Experimente gelungen sein, bei denen es möglich wurde, zwischen Wellen- und Teilcheneigenschaft eines Photonenpaares zu „wechseln", Phys. Rev. Lett., 1995, Bd. 75, Nr.17.

19. Vgl. hierzu Harald Walach, „Generalisierte Quantentheorie, Eine theoretische Basis zum Verständnis transpersonaler Phänomene", in: W. Belschner, L. Hofmann, H. Walach (Hrsg.), Auf dem Weg zu einer Psychologie des Bewusstseins. Bibliotheks- und Informationssystem der Universität, Oldenburg 2003, Kap. 5 „Verschränkung in quantenphysikalischen Systemen" und 7.1 „Komplementarität in der Lebenswelt".

20. Fank Nager, Die komplementäre Wirklichkeit des Arztes, in: Schweizerische Rundschau für Medizin (Praxis), 1993, Bd. 82, S. 633 ff.

21. Das bahnbrechende Werk war Rudolf Virchows Die Cellularpathologie in ihrer Begründung auf physiologische und pathologische Gewebelehre, Verlag August Hirschwald, Berlin 1858.

22. Auf den wesentlichen Unterschied, ob man bei der naturwissenschaftlichen Betrachtung das Spezifikum Leben mit in Betracht zieht oder nicht, hat sehr anschaulich hingewiesen: Reinhard Eichelbeck „Alle Farben des Regenbogens in einem Wurm oder: Was ist Leben?", in: Hans Peter Dürr, Fritz-Albert Popp, Wolfram Schommers (Hrsg.), Elemente des Lebens, Graue Edition, Zell-Unterentersbach o.J.

23. Vgl. Hans Peter Dürr, Unbelebte und belebte Materie: Ordnungsstrukturen immaterieller Beziehungen – Physikalische Wurzeln des Lebens, Global Challenges Network e.V. München 2007, S. 4 und in seinem Vortrag, Natur – Wissenschaft – Transzendenz, das Lebendige im Weltbild der modernen Physik am 17. Oktober 2008, Hörsaal Rundbau der Universität Freiburg.

24. Eine knappe Definition findet sich bei D. L. Sackett, W. M. C. Rosenberg, J. A. M. Gray, R. B. Haynes, W. S. Richardson, „Evidence-based Medicine: What It Is and What It Isn't", in: British Medical Journal 312, 1996, S. 71f.

25. G. S. Kienle: „Evidenzbasierte Medizin und ärztliche Therapiefreiheit", in: Deutsches Ärzteblatt, Jg. 105, Heft 25, 2008, S. 1381ff. Ausführlicher über die Vorgehensweisen, R. Kunz, G. Ollenschläger, H. Raspe, G. Jonitz, N. Donner-Banzhoff (Hrsg.), Lehrbuch Evidenzbasierte Medizin in Klinik und Praxis, 2. Auflage, Deutscher Ärzte-Verlag, Köln 2007.

26. Claus Fritzsche, Zweifelhafte Meta-Analysen: Wie evident ist die Evidenzbasierte Medizin? unter http://www.psychophysik.com/h-blog vom1.8.2009. Fritzsche zieht aus „Meta-Analysen zu den Themen „Folsäure" (Vitamin B), „Akupunktur" und „Homöopathie", die eine Gemeinsamkeit haben – unterschiedliche Forscher publizierten hier Meta-Analysen, die bei identischer oder ähnlicher Datenlage zu sich gegenseitig widersprechenden Einschätzungen kommen, folgenden Schluss: „1. Meta-Analysen bilden hoch komplexe Systeme mit ihren vielen Variablen nur ungenügend ab. 2. Die Ergebnisse von Meta-Analysen lassen sich durch Fragestellung und Beobachtungs-Perspektive relativ leicht in eine bestimmte Richtung hin ‚formen'."

27. Hans-Peter *Beck-Bornholdt*, Hans-Hermann *Dubben,* Der Schein der Weisen. Irrtümer und Fehlurteile im täglichen Denken, Rowohlt Sachbuch Science, Reinbek 2003.

28. Therese von Schwarzenberg, Mein Weg zurück ins Leben, Bericht einer Ärztin, Ibera Verlag, Wien 1995.

29. Der Zusammenhang von „klassisch-wissenschaftlich" mit „Glaubens-basiert" ist nicht so abwegig, wie man zunächst meinen könnte. Selbst Isaac Newton hat sich zeitlebens intensiv mit „obskuren" Werken der Rosenkreuzer, der Kabbala und der Alchemie beschäftigt. Der Ökonom John Maynard Keynes nannte ihn deshalb den letzten großen „Renaissance-Magier". Vgl. Dobbs, Betty J. T., The Janus faces of genius. The role of alchemy in Newton's thought, Cambridge University Press, Cambridge 1991.

30. Vgl. hierzu: Marco Bischof, „Flüssigkeits- und Feldorganismus und seine Rhythmik, Forschungsgeschichte und klinische Anwendung einer erneuerten Humoralphysiologie", in: Erfahrungsheilkunde EHK, Bd. 54, 2005, S. 321ff.

31. Bowers and Clum 1988.

32. Vgl. Anm. 27.

33. http://www.spormann.de/verteidiger.htm.

34. Zum Beispiel Werner Bartens Der Arzthasser, Knaur Droemer Verlag, München 2007.

35. Einer der auffälligsten Skandale fand in der Abteilung Hämatologie und Onkologie der Universitätsklinik Freiburg statt. 1997 stellte die Eserkommission (nach Albin Eser vom MPI für ausländisches und internes Strafrecht in Freiburg) in 94 von 347 Veröffentlichungen des Krebsforschers Friedhelm Herrmann und seiner Mitarbeiter Datenmanipulationen fest, und auch der Direktor der Abteilung, Roland Mertelsmann, musste im Jahr 2000 wenigstens „Ungenauigkeiten und Fehler" aufgrund von Interessenkonflikten wegen der beteiligten Firma CellPro eingestehen. Vgl. http://www.medi-report.de/nachrichten/2000/06/20000620-02.htm vom 20.6.2000.

# 2 Paradigmen-wechsel in den Naturwissen-schaften

Die Leitwissenschaften der Medizin, die Physik, Biologie und Chemie haben bekanntlich bereits Anfang des letzten Jahrhunderts einen Paradigmenwechsel vollzogen. In Konsequenz für die Medizin kooperieren bisher analytisch gewonnene Einzelfaktoren systemisch. Dabei ergänzen Begriffe wie Selbstorganisation und diskontinuierliche Prozessbetrachtungen die bisher eher statisch ausgerichteten Ansichten und verändern gewohnte Handlungskonzepte. Unter historischer Bezugnahme wird aufgezeigt, wie der erkenntnistheoretische Wandel zu dem Paradigmenwechsel in der Medizin geführt hat.

## 2.1  Das wissenschaftliche Fundament der Medizin wird brüchig

Medizin ist eine angewandte Wissenschaft. Die von ihr entwickelten Behandlungsmethoden sollten stimmen, das heißt, sie müssen mit den grundlegenden Naturvorgängen übereinstimmen, wenn sie heilen und nicht krank machen sollen. Es geht auch um Entscheidungen über Leben und Tod. Die Grundlagen der Schul-Medizin stammen aus den Naturwissenschaften. Derzeit stellen sich jedoch elementare Fragen, die eine völlig neue Perspektive eröffnen: Sind diese Grundlagen ausreichend und tatsächlich vereinbar mit dem, was das Leben ausmacht?

Bei einem Vortrag auf einem Kardiologenkongress in Würzburg im Juli 1963 führte Professor Kail Wezler, Direktor des Instituts für animalische Physiologie in Frankfurt/ M aus, ihn hätten verschiedene naturwissenschaftliche Ergebnisse überzeugt, dass es nötig sei, „unsere Denkformen zu zerbrechen und uns aus der Herrschaft einer Theorie zu befreien, die einige nur fragmentarische Erkenntnisse zu einem System von Zwangscharakter gemacht hat". Was Professor Wezler für die Medizin forderte, gilt im breiten Sinne für die klassischen Naturwissenschaften insgesamt.[1] Bei der Gründung des Frankfurter Instituts für Advanced Studies im Dezember 2003 forderte der Gründungsdirektor Professor Walter Greiner vom Institut für Theoretische Physik der Universität Frankfurt: „Die Wissenschaft im dritten Jahrtausend muss ihre Blickrichtung ändern."

Professor Wolf Singer vom Frankfurter Max-Planck-Institut für Hirnforschung führte bei derselben Gelegenheit aus, die stärkere theoretische Durchdringung naturwissenschaftlicher Phänomene sei längst überfällig. Die Hirnforschung wisse zum Beispiel sehr genau, wie Neuronen aufgebaut sind und wie sie arbeiten, könne daraus aber nicht schließen, wie letztlich menschliches Verhalten entstehe. Um das herauszufinden, sei ein neues Paradigma nötig. Die Wissenschaft habe sich bisher vornehmlich damit befasst, die Welt in ihre Komponenten zu zerlegen und die Eigenschaften dieser Komponenten immer genauer zu untersuchen, jetzt müssten die vielfach sehr gut beschriebenen Bausteine in ihrem Zusammenwirken betrachtet werden, um sie besser verstehen zu können.[2]

In dem Zusammenhang schlug Professor Ernst Pöppel schon 1998 beim Kongress „Ethik und Heuchelei" in Bonn vor, das „personale Wissen", das „Ich kenne mich" des Naturwissenschaftlers, insbesondere des Mediziners, schon während des Studiums zu fördern, damit er frühzeitig lerne, „die Grenzen der Möglichkeiten" hinsichtlich seiner Erkenntnisse mit zu bedenken. „Ich glaube", führte er aus, „wir würden die Akzeptanz von Wissenschaft in der Öffentlichkeit erhöhen, wenn wir die Grenzen unserer Möglichkeiten klar aussprechen".[3]

## 2.2  Ein neues Paradigma entsteht

Das bisherige Paradigma der Naturwissenschaften stützt sich, wie schon erwähnt, auf die Mechanik Isaac Newtons. Newtons Naturphilosophie[4] unterstellt schon in ihrem ersten Bewegungsgesetz, dass Materie passiv und daher auch zu keiner Selbstbewegung oder Selbstorganisation fähig sei. Passive Materie wäre jedenfalls tote Materie. Damit forschte Newton schon von Anfang an am Leben vorbei. Seine Prinzipien können daher keine ausreichende Ausgangsbasis für die Biologie als Wissenschaft der belebten Natur bilden. Lebensprozessen liegen andere Gesetzmäßigkeiten zugrunde.

Newton selbst hatte schon von Anfang an eine Ahnung von der Begrenztheit seiner Mechanik. Im „Scholium Generale", mit dem er seine Prinzipien der Natürlichen Philosophie 1687 abschloss, schrieb er: „Blinde metaphysische Notwendigkeit, die immer und überall die gleiche wäre, kann keine Vielfalt der Dinge hervorbringen." Er schloss von der wohlgeordneten Abstandharmonie im Sonnensystem, das aufgrund der Gravitation eine Zusammenballung verhindere, und aus der überall in allen Blättern und sogar den Schneeflocken zutage tretenden Individualität auf die notwendige Existenz eines mit Bewusstsein und Willen gestaltenden Schöpfers.[5]

Als aktive Ursachen materieller Veränderungen unterstellte Newton immaterielle „Kräfte der Natur". Newtons Mechanik baut ferner auf dem „Prinzip vom zureichenden Grunde" auf, das schon vom antiken Philosophen Demokrit bemüht wurde, wenn er sagte: „Nicht ein Ding entsteht ohne Ursache, sondern alles entsteht aus irgendeinem Grund und mit Notwendigkeit." Zu den Prinzipien Newtons traten die Regeln der Einheitsmethode der Erkenntnis, die auf Descartes' Meditationen über die Grundlagen der Philosophie zurückgehen.[6] Diese hatten die Kontrollierbarkeit der Erfahrung durch den der Materie entgegengesetzten Geist zum Maßstab der Erkenntnis und ihrer Gewissheit gemacht. Newtons Prinzipien und Descartes' formale Regeln bildeten zusammen mit der Euklidischen Geometrie seit der frühen Neuzeit die Grundlage zur Beschreibung und Erklärung der Naturvorgänge, die theoretisch in „Kräfte und Objekte" zerlegt wurden.

> Aus dem durch bloße Erfahrung nicht zu entwirrenden Geflecht von Kausalbeziehungen im Naturgeschehen werden in den Naturwissenschaften theoretisch einzelne Beziehungen herausgelöst (abstrahiert), um ihre Gültigkeit in entsprechenden Laborexperimenten zu überprüfen. Die Abstraktionen selbst ergeben sich aber nicht aus der Erfahrung, wie oft behauptet wird.

Galilei hatte das Gesetz vom freien Fall nicht aus der Erfahrung gewonnen. Das von ihm zu diesem Zweck zugrunde gelegte Vakuum gibt es in der menschennahen Natur nicht. Er selbst sagte dazu: „Mente concipio" – „Ich konzipiere (abstrahiere) durch den Geist." Die Ergebnisse

solcher Vorgehensweise sind nicht die Erklärung der Naturvorgänge selbst, sondern die Herstellung von Modellen, die
„dem Geist" die Vorgänge verständlich
machen sollen. Dazu fordert die Einheitsmethode der Erkenntnis nach Descartes,
dass die modellhaft bestimmte Ursache
unter vergleichbaren Bedingungen immer
vergleichbare Wirkungen zeitigen muss,
das heißt, der Ursache-Wirkung-Zusam-
menhang muss gleich-gültig und im Zeit-
fluss reversibel sein.[7]

Wenn sich jedoch monokausales Denken mit extremem Reduktionismus verbindet, sodass Systemeigenschaften
dem Blick verloren gehen, kann es zu
Irrläufern in den Begründungen kommen. Monokausales und reduktionisti-
sches Denken verleiten allzu oft zur
Verabsolutierung von Einzelprozessen
eines Systems.

Diese Betrachtungsweise hat, wenn
man sie absolut setzt, den strikten Determinismus allen Geschehens zur Folge und
lässt im Grunde keine Entwicklung zu.
Alles Geschehen ist kausal festgelegt, es
gibt keine Freiheit. Die Vorstellung von
Freiheit beruht auf der Unkenntnis der
bestimmenden Ursachen und Bedingungen.

Unbestimmbares, regelloses Geschehen
oder selbstbestimmte Handlungen von
Individuen haben in diesem Bild vom
Universum so wenig Platz wie „Wunder"
einer allmächtigen Gottheit. Gegen den
Glauben an Wunder aber war dieses Weltbild in erster Linie geschaffen und errich-
tet worden: Die scheinbare Regellosigkeit

von Vorgängen würde verschwinden,
wenn man sie in einzelne Elemente und
die zwischen ihnen wirkenden einzelnen
Kräfte zerlegt – so die Vorstellung. Man
wollte den Einzelnen von den gesellschaftspolitischen Implikationen des
Wunderglaubens befreien und machte das
Individuum damit im Grunde zum bloßen Objekt vermeintlicher Kräfte, die von
außen auf es einwirken. Der Mensch wird
damit restlos unfrei und quasi zur Maschine.[8] Ähnliche, allerdings weit weniger
bewusste Vorstellungen äußern sich in
Aussagen von Zeitgenossen, wenn sie etwa darauf beharren: „Ich brauche unbedingt dieses oder jenes Mittel, um wach
zu sein oder einschlafen zu können."

Allerdings wurde die eindeutige Feststellung bestimmender Kausalbeziehun-
gen in der unbelebten Natur immer
schwieriger, seit man sie im 20. Jahrhundert mit verfeinerten Beobachtungsinst-
rumenten in immer feinere Dimensionen
auflösen konnte. Scheinbar einfache Kau-
salbeziehungen entpuppten sich so als
kaum zu entwirrende Geflechte von
Wechselbeziehungen zwischen den beteiligten Faktoren. So stieß Ludwig Boltz-
mann am Ausgang des 19. Jahrhunderts
auf diese Problematik der analytischen
Betrachtungsweise, als er die dem Druck
und der Temperatur von Gasen zugrunde
liegende Mechanik erklären wollte. Gas-
volumen zerfallen in Mengen einzelner,
miteinander in Wechselwirkung stehender Gasmoleküle, und das Verhalten des
Gases lässt sich unmöglich aus dem Verhalten einzelner Moleküle determinis-
tisch ableiten und beschreiben. Boltz-

mann wollte aber die rigorose Vorstellung nicht aufgeben, dass sich Materie – also auch Gase – ausschließlich durch diskrete Atome und die Bewegungsmechanik dieser Teilchen bestimmen lassen müsse.

> Aus der Schwierigkeit, die sich bei der Beschreibung des Verhaltens der Gase ergab, entstanden schließlich die kinetische Gastheorie und die statistische Thermodynamik. Denn das Verhalten der Gase ließ sich nur durch die statistische Betrachtung des Verhaltens der Gasmoleküle erfassen. Dies führte letztlich zur statistischen Physik und brachte den Paradigmenwandel in der Naturwissenschaft in Gang. In der Medizin fand dieser Wandlungsprozess seinen Niederschlag in der evidenzbasierten Medizin, die Therapien durch die statistische Erfassung ihres Heilerfolgs zu begründen versucht (siehe Kapitel 1).

Die verfeinerten Beobachtungs- und Messtechnologien schoben auf zwei Arten den Paradigmenwandel in der Physik an. Bei der Suche nach der letzten, kleinsten Einheit der Objekte stieß man auf immer kleinere „Teilchen", das heißt kleinste Objekteinheiten, die sich immer weiter unterteilen ließen. Auf diese Weise wurden die Bestandteile des Atomkerns in subatomare Einheiten gegliedert. Nach jeder Unterteilung schienen sich die entdeckten Fragmente mit Hilfe noch gewaltigerer Kräfte noch weiter zerlegen zu lassen. Und aus den Kräften, die zu ihrer Zertrümmerung aufgewendet werden mussten, schloss man auf die Eigenschaften dieser subatomaren Strukturen, die wegen ihres äußerst schnellen Zerfalls weniger beobachtet, als vielmehr aus mathematischen Modellen abgeleitet worden sind.

Ähnliches vollzog sich bei der Analyse der Wirkkräfte. Max Planck bestimmte bei der Untersuchung der Strahlungsverteilung schwarzer Körper, also ihres Absorptions- oder Emissionsverhaltens, das nach ihm benannte Wirkungsquantum.[9] Er selbst hatte die Bedeutung der Quanten nicht erkannt. Es war Albert Einstein, der Plancks Messungen interpretierte und die Aufteilung des Lichts in Quanten, also in teilchenartige Objekte (Photonen) forderte, um den photoelektrischen Effekt zu erklären. Nach seinem Konzept sollte auch die wellenartige, elektromagnetische Wechselwirkung gequantelt sein.[10] Je nach angewandter Beobachtungsmethode zeigte sich die Materie im Mikrobereich entweder als Teilchen oder als Welle. Die bisher gültige Trennung zwischen Materie und immaterieller Kraft begann zu zerbröseln. „Nach den Vorstellungen der Quantenphysik gibt es „das Teilchen" im alten klassischen Sinne nicht mehr, das heißt, es gibt streng genommen keine zeitlich mit sich selbst identischen Objekte. Es gibt damit im Grunde auch nicht mehr die für uns so selbstverständliche, zeitlich durchgängig existierende, objekthafte Welt. ... Das zukünftige Geschehen ist in seiner zeitlichen Abfolge nicht mehr determiniert, nicht mehr eindeutig festgelegt, sondern es bleibt in gewisser Weise *offen*."[11] An die Stelle von Objekt und Kraft trat das so genannte Welle-Teilchen-Paradoxon.

In der modernen Physik betrachtet man heute die so genannten „materiellen Teilchen" als Wellenpakete, das heißt als Energieballungen mit definierter unterschiedlicher Komplexität, aufgebaut aus vermutlich einheitlichen Kleinstrukturen (Strings) mit der Eigenschaft von zehn beziehungsweise elf Dimensionen.

Auf diese Weise wurde sogar die für Newtons Theorie so entscheidende berührungslose Anziehungskraft zwischen Körpern (Gravitation) mit Teilchen (Gravitonen) bezeichnet. Dadurch näherte man sich in abgewandelter Form wieder der alten Äthertheorie an, ohne bisher allerdings den Äther (so genannte „feinstoffliche" Materie) überzeugend nachweisen zu können. Das Plancksche Wirkungsquantum wurde zu einer fundamentalen Naturkonstante in der Quantenphysik. Allerdings versagte in diesem Mikrobereich dann auch die eindeutige Zuordnung von einzelnen Ursache-Wirkungs-Beziehungen; sie lassen sich nur noch indirekt statistisch erfassen und mathematisch beschreiben.[12]

Wendet man sich nun aber den uralten Menschheitsfragen, nämlich „Was ist Leben?", „Wo liegt sein Ursprung?" und „Welches ist sein Sinn?" zu, so muss festgestellt werden, dass man in der klassischen Physik und auch in ihrem verfeinerten mathematisierten Weltbild bis heute darauf keine schlüssige Antwort gefunden hat. Würde man aber etwas über die Richtung der Entwicklung des Lebens, seiner Evolutionsdynamik erfahren, erhielte man zugleich auch – wenigstens bis zu einem gewissen Grad – Auskunft über den Sinn des Lebens.

Die Sinnfrage wird jedoch als im Grunde metaphysische Frage noch für unerklärbar deklariert und aus dem Bereich der „wertfreien", naturwissenschaftlichen Fragestellung bewusst ausgeklammert.[13] Damit verkürzte die Naturwissenschaft allerdings „ihre Aussagen" im Grunde auf den Nutzen für menschliche Machbarkeiten, auf die Technik. Weil sie sich an Hand sehr konkreter Erscheinungen in der Natur immer neu zurückmeldete, ließ sich die ihr eigentlich zugrunde liegende existenzielle Frage aber auf Dauer nicht verdrängen. Im Grunde wurde das bisherige Paradigma in der Naturwissenschaft von zwei Seiten her erweitert.

Zum einen wurden, nicht zuletzt wegen der Entwicklung immer feinerer Beobachtungsinstrumente, zunehmend genauer und immer häufiger nichtdeterministische, nichtlineare Vorgänge in der Natur beobachtet – und dies nicht nur in der belebten, sondern bereits in der unbelebten Natur. Diese Vorgänge ließen sich nicht mehr länger durch den Verweis auf unklar definierte Kräfte in ein quasi metaphysisches Abseits abdrängen.

Zum anderen führte die Reflexion auf den Erkenntnisprozess dazu, die seit der Antike herrschende, speziell durch Aristoteles eingeführte Zweiteilung der Welt in eine beobachtete Welt der Objekte (natura naturata) und eine prinzipiell außerhalb der Objektwelt angesiedelte, erzeugende oder bewegende Kraft (natura naturans) aufgeben zu müssen. Das gilt zunehmend auch für die moderne Erkenntnistheorie, welche die Welt in eine beobachtete Welt der Objekte und Kräfte und eine beobachtende, erkennende Seinsweise der Subjekte unterteilt. Auch diese Unterteilung geht auf Aristoteles zurück, der den Begriff „Theorie" geprägt hat. Dessen ursprüngliche Bedeutung „Gott-Schau", oder „Schauen mit den Augen Gottes", spiegelt diese Zweiteilung wider. Aristo-

teles wird zugute gehalten, die Ideen Platons auf den Boden der realen Welt zurückgeholt zu haben. Dafür hat er aber das erkennende und beobachtende Subjekt über die reale Welt hinaus in eine göttliche Außen- oder Überwelt gehoben, von wo aus es die Dinge der Welt scheinbar „um ihrer selbst willen", also absichtslos wahrnimmt. Diese über 2000 Jahre alte Betrachtungsweise geriet spätestens mit Heisenbergs Unschärferelation in Bedrängnis.

## 2.3  Nichtdeterministische Vorgänge in der Natur

### 2.3.1 „Formvermögen" der Materie

Im Jahr 1611 veröffentlichte Johannes Kepler seinen Aufsatz Vom sechseckigen Schnee.[14] In diesem Aufsatz bemühte er sich um eine Erklärung, weshalb Schneeflocken zwar in unendlich vielfältigen Gestalten, aber immer in sechseckigen Kristallen auftreten.

> Dieses scheinbare „Nichts", die Schneeflocke, lässt sich mit den einfachen Gesetzen der Mechanik kaum erklären. Bei der Entstehung des Eiskristalls, also bei der Kondensation von Wasserdampf in der Luft, sind im Hinblick auf Formgebung und Gestaltung offensichtlich andere Gesetzmäßigkeiten wirksam.

Kepler führt eine Reihe von Gründen an, weshalb diese Formgebung nicht in der Struktur der Materie liegen kann, sondern im „Formvermögen" beim Ent-

stehungsprozess dieses Wasserkondensats – wenn man so will, in der Materie selbst enthalten sein muss.

Formungsprozesse ähnlicher und auch ganz anderer Art finden sich in unserer Umwelt zuhauf. Die langsame Kondensation von Molekülen zu Kristallen scheint sich aus der Teilchenstruktur des jeweiligen Materials (Atome oder Moleküle) einfach erklären zu lassen. Kristalle wachsen, indem sich die Teilchen möglichst dicht im Raum zusammenfügen. Doch selbst dieser Prozess ist kein kontinuierlicher. Jeder Kristallisationsprozess scheint sich an einer bestimmten Grenze, die von den in einer Raumstruktur und Zeitstruktur vorgegebenen Rahmenbedingungen abhängig ist, in Versetzungen auszuwachsen. An dieser Grenze treten demnach Instabilitäten auf, welche die kontinuierliche Kristallbildung stören. Je nachdem, ob der

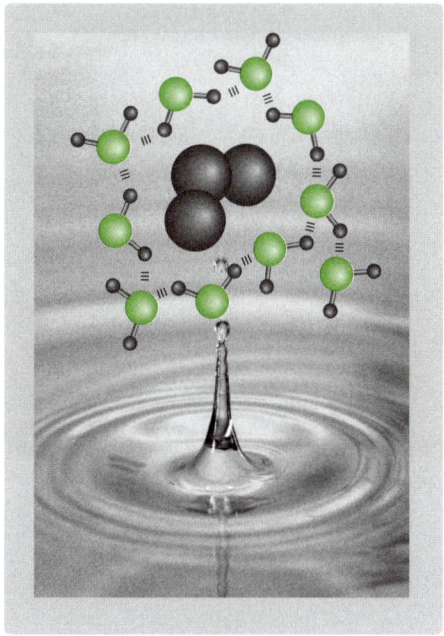

**Bild 2.1:**
Organische und anorganische Moleküle als „Buchstaben" schreiben „Sätze" ins Wasser. Sie bestimmen seine Gestalt und physikalischen Struktureigenschaften.

Kristallisationsprozess schnell oder langsam abläuft, kommt es zu unterschiedlichen Kristallisationsmustern.[15] Die entsprechenden Unterschiede werden in der Materialtechnik, zum Beispiel beim Abschrecken von Eisen, seit dem Altertum genutzt. **Die Instabilität an solchen Grenzen wird in der modernen Physik Bifurkationspunkt genannt.**

Ähnliche Phänomene wie die Versetzungen bei der Kristallbildung tauchen im Strömungsverhalten von Flüssigkeiten auf. Die Grundgleichungen für strömende Flüssigkeiten sind in der Physik seit 150 Jahren bekannt, nur halten sich die tatsächlichen Strömungen in der Regel nicht daran. Schon Leonardo da Vinci versuch-

te, die in den Strömungen auftretenden Turbulenzen zu erklären, und fertigte dazu eindrucksvolle Grafiken an. Immer wieder versuchen Wissenschaftler übertragbare, allgemeingültige Eigenschaften von Turbulenzen zu entdecken. Es gelang jedoch nicht, Ergebnisse, die man im kleinen Maßstab nach Abstraktion aller möglicher Störgrößen gefunden zu haben glaubte, auf Turbulenzen in größerem Maßstab anzuwenden. Sogar unter Laborbedingungen und mit modernen Großrechnern lässt sich nicht einmal der Strömungswiderstand einer glatten Stange in einem turbulenten Flüssigkeitsstrom exakt berechnen. Inzwischen ist eine Forschergruppe zu dem Ergebnis gekommen, dass selbst klein-skalige Turbulenzen keine einfachen, allgemeingültigen Eigenschaften besitzen, das heißt, sich nicht eindeutig reproduzieren lassen, was eine Forderung des klassischen Paradigmas wäre.[16]

## 2.3.2 Morphogenese und Evolution

Noch interessanter sind die Fragen der Formbildung in der belebten Natur. Die Entstehung der bunten Vielfalt der Arten erklärte Darwin durch zufällige Mutationen einzelner Organismen und die Selektion der am besten an die Umwelt angepassten Varianten. Die der ökonomischen Marktideologie nachempfundene Stammesentwicklung würde auf diese Weise zu immer besser an die Umwelt angepassten Exemplaren mit zunehmend differenzierten Merkmalen führen.

Warum aber bilden gleiche Lebewesen mit gleichen Genen unterschiedliche Er-

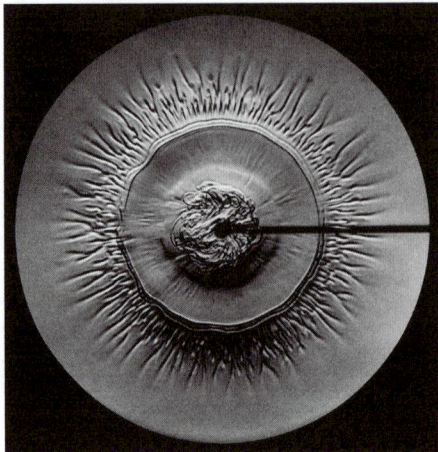 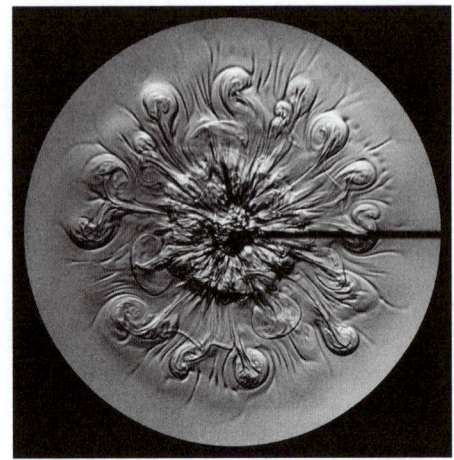

Waschmittelrückstände im Wasser          Gutes Quellwasser

**Bild 2.1.1:**
Variable Gestaltbildung in Wasser bei unterschiedlicher Wasserqualität, Quelle: Institut für Strömungswissenschaften, Herrischried.

scheinungsbilder, so genannte Phänotypen, aus? Die verschiedenen Formen sind überlebensfähig und werden von der Selektion also geduldet oder gar „gefördert". Dazu gedeihen sie in der gleichen Umgebung. Warum sollten sich durch Anpassung an gleiche Lebensumstände unterschiedliche Formen bilden? „Die darwinistischen Standardbegriffe können hier keine befriedigende Erklärung liefern."[17]

Auch die Paläontologie, die Erkundung früherer Erscheinungsweisen der Gattungen, findet selten allmähliche, anpassungsbedingte Übergänge zwischen zusammengehörigen Arten. Vielmehr treten von Fall zu Fall völlig unvermittelt neue Klassen und Ordnungen von Lebewesen auf, mit Bauplänen, die sie einer neuen Klasse oder Ordnung zuteilen, ohne dass man auf irgendwelche Zwischen- oder Bindeglieder stößt, die auf eine Reihe von Mutationen schließen ließen.

Die Entwicklung scheint also in Sprüngen zu erfolgen, die den Singularitätsstellen gleichen, an denen in der bisher kontinuierlichen Kristallbildung plötzlich Versetzungen auftreten. Die Entfaltungswege lassen sich nicht voneinander ableiten. Es scheint, als würden Kräfte von außen oder Keplers „Formvermögen" plötzlich alternativ angelegte Entwicklungsphasen einschalten.

Im Jahre 1917 stieß D'Arcy Thompson auf eine Dynamik der Formveränderung, die er „kartesische Transformation" nannte. Wenn er die Gestalt von Lebewesen in Koordinatenfelder zeichnete und die Koordinaten nach bestimmten mathematischen Regeln verzerrte, entstanden neue Gestalten und Erscheinungsbilder, die Lebewesen entsprachen, die in der Natur vorkamen und mit den Ausgangsformen verwandt waren. Damit deutete er auf die

Möglichkeit hin, Formen- und Artenwandel in der Natur durch Koordinatentransformationen morphogenetischer Felder zu erklären.[18]

Betrachtet man kontinuierlich fortschreitende Stammesentwicklungen über längere Zeiträume, dann zeigt sich, dass Anpassungsspezialisierung eher zur Überspezialisierung und zum Aussterben führt statt zu überlebenstüchtigeren Formen. Der Grund hierfür könnte in mehr oder weniger plötzlich auftretenden Umweltveränderungen liegen. Die weniger spezialisierte und weniger angepasste Variante erweist sich dann als die anpassungsfähigere und damit langfristig als die überlebensfähigere. Darüber hinaus führten Mutationsbeispiele, die man beobachten konnte, in den seltensten Fällen zu Verbesserungen der Überlebensfähigkeit in einem scheinbar konstanten Milieu. In der Regel fallen sie negativ aus und bewirken Entgleisungen, Krankheitssymptome oder Verstümmelungen, also Einschränkungen der Lebensfähigkeit.

Die lineare Einfalt bisheriger Betrachtungen einschließlich der oft kurzsichtig davon abgeleiteten Handlungsstrategien stößt auf die beobachtbare pluripotente Vielfalt der Naturvorgänge.

### 2.3.3 Selbsterschaffung, Selbsterhaltung und Epigenetik

Schon das einzelne Lebewesen wirft Fragen auf, die sich mit der klassischen Naturwissenschaft kaum klären lassen. Von einem Lebewesen sprechen wir, wenn sich ein Wesen durch einen Stoffwechsel zeitweise selbst am Leben erhält, weil es sich die zu seiner ständigen Selbstherstellung benötigten Stoffe und die dazu erforderliche Lebensenergie aus seiner Umwelt beschaffen kann.

Zum Beispiel erneuert sich der gesamte Zellbestand des menschlichen Körpers innerhalb von sieben Jahren völlig und doch bleibt die Struktur des Körpers weitgehend bestehen.

Der Systembiologe und Mediziner Humberto R. Maturana sprach in diesem Zusammenhang von „Autopoiesis"

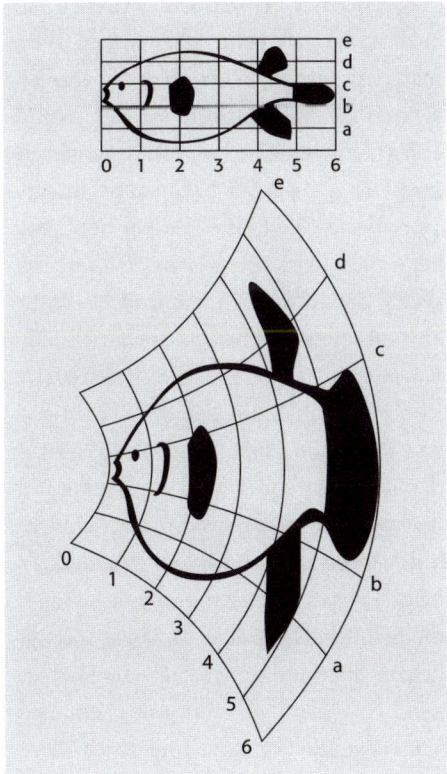

**Bild 2.2:**
Cartesische Transformation durch Variation geometrischer Verhältnisse

(Selbstherstellung), ein anderer von „Autoformation".[19] Für Lebewesen ist ferner die Fortpflanzung wesentlich, die Fähigkeit, von sich aus ein ihm ähnliches Lebewesen hervorzubringen. Erstaunlich ist auch die Tatsache, dass sich aus einer einfachen, befruchteten Eizelle ein hochkomplexer Organismus bilden kann. Hinzu kommt noch die Fähigkeit des Lebewesens zur Anpassung an sich ändernde Rahmenbedingungen, was eine Grundvoraussetzung für das Überleben darstellt und ein gewisses Evolutionspotenzial voraussetzt.

Die lineare Vorstellungsweise des alten Paradigmas erweckt den Anschein, als würde die DNS die Selbstherstellung und die Anpassungsprozesse eines Lebewesens bewirken. Tatsächlich ist dies aber die Tätigkeit des gesamten Organismus, also aller Zellen in ihrer Ganzheit.

> Beobachtbare Veränderungen der Gene eines Lebewesens im Laufe seines Lebens aufgrund veränderter Rahmenbedingungen in seiner Umwelt führten dazu, dass die Vorstellung von der programmartigen Steuerung der Strukturbildung eines Lebenswesens über die Gene, wenn nicht ganz aufgegeben, so zumindest modifiziert werden musste.

Entsprechende Einsichten und wissenschaftliche Bemühungen werden unter dem Begriff der „Epigenetik" zusammengefasst.[20] Auf die Tatsache, dass „mit den Kenntnissen der Bausteine die Ausführung des Bauplans noch nicht vorgegeben ist", weisen aber selbst Experten in öffentlichen Diskussionen zu wenig hin.[21]

Interessante Experimente führte in diesem Zusammenhang der amerikanische Orthopäde Professor Robert O. Becker durch. Bei Salamandern wachsen amputierte Gliedmaßen nach. Dabei lassen sich an der Verletzungsstelle Veränderungen des elektrischen Potenzials feststellen. Das dort unmittelbar nach der Amputation auftretende positive Potenzial wandelt sich nach etwa zwei Tagen in ein negatives und nähert sich nach der Heilung, wenn das Glied nachgewachsen ist, wieder dem Wert Null an. Bei Fröschen wächst ein amputiertes Glied nicht von allein nach. Die an der Wunde gemessenen elektromagnetischen Feldgrößen verhalten sich auch anders als beim Salamander. Wenn man allerdings beim Frosch ähnliche elektrische Spannungen an der Wunde anlegt, wie man sie beim Salamander gemessen hat, dann wächst auch bei ihm das amputierte Glied nach. Becker bezog sich bei seinen Experimenten auf frühere Versuche, die Gordon Marsh und H. W. Beams durchgeführt hatten. Sie hatten Plattwürmer in drei Teile zerschnitten. Der Rumpfteil bildete in der Regel wieder einen Kopf und einen Schwanz. Wobei an der Seite, an der der Kopf abgetrennt worden war, ein negatives, an der Schwanzseite ein positives Potenzial entstand. Die beiden Forscher legten nun von außen an die Schnittstelle genau das jeweils umgekehrte Spannungspotenzial an. Und tatsächlich bildete sich nun am ehemaligen Schwanzende der Kopf und am früheren Kopfende der Schwanz. Solche elektrischen Potenzialfelder scheinen sich neben der Gensteuerung und anderen physiko-chemischen Rahmenbedingungen über die extrazelluläre Matrix bis auf die Ebene der Gene in den Chromosomen auszuwirken und demnach eine Rolle bei der Regeneration von Gliedmaßen oder bei der Autopoiesis von Lebewesen zu spielen.[22]

Eine gewisse Bestätigung erfahren solche Experimente durch „eine neue Form der elektrischen Reizleitung in verschiedenen Pflanzenarten", die Wissenschaftler der Justus-Liebig-Universität Gießen und des Max-Planck-Instituts für chemische Ökologie in Jena kürzlich entdeckt haben. Das von ihnen als „systemisches Potenzial" bezeichnete elektrische Signal kann durch Verwundung ausgelöst oder moduliert werden: Wird ein Blatt der Pflanze verletzt, führt das zu unterschiedlichen elektromagnetischen Reizsignalen, die über längere Distanzen auch in den unverletzten Blättern gemessen werden. Die verletzungsbedingte Aktivierung so

genannter Protonenpumpen soll demnach Spannungsänderungen verursachen, die sich vom Blatt über den Spross bis zum nächsten Blatt fortpflanzen. Dieses „systemische Signal" kann gleichzeitig Träger mehrerer Informationen sein: So kann die Stärke des auslösenden Stimulus (Wundsignal) sowohl den Ausschlag des systemischen Signals (Amplitude) beeinflussen als auch die Wirkung unterschiedlicher Ionen. „Damit sind wir vielleicht einer wichtigen Reizleitung auf der Spur, die auch durch Raupenfraß ausgelöst wird, die gesamte Pflanze alarmiert und ihre Verteidigung gegen den Schädling in Gang setzt, und dies innerhalb weniger Minuten."[23]

Eine ähnliche, den Organismus ganzheitlich übergreifende Wirkung solcher Potenziale oder Schwingungen deuteten Laborexperimente beim Pharmariesen Ciba Geigy (heute Novartis) an. Dort hat-

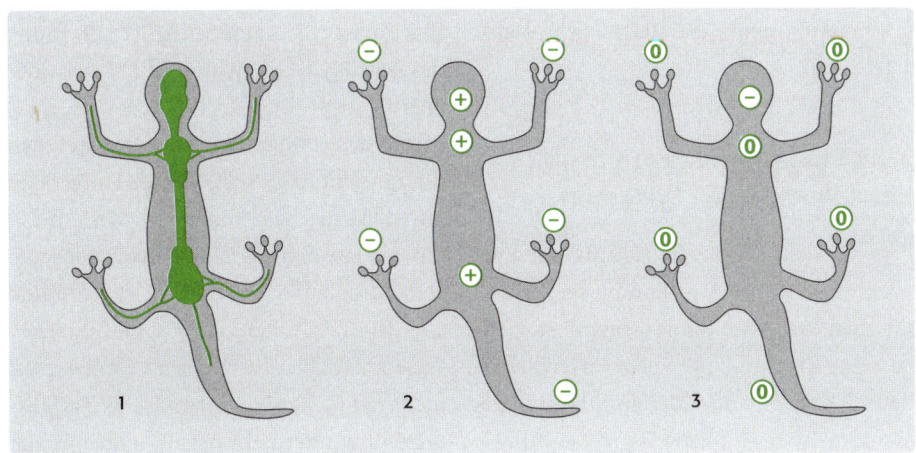

**Bild 2.3:**
1. Hauptteile des Nervensystems beim Salamander
2. Häufungen von Nervenzellen erscheinen positiv geladen, Nervenenden negativ
3. Salamander in Vollnarkose

ten Guido Ebner und Heinz Schürch Getreide und Fischeier einem „elektrostatischen Feld" ausgesetzt – also einem einfachen Hochspannungsfeld, in dem kein Strom fließt. Dadurch ließen sich nicht nur Wachstum und Ertrag deutlich steigern. Es traten dabei – völlig überraschend – auch wieder „Urzeitformen" auf, die als längst ausgestorben galten.[24] Die englische Biochemikerin Mae-Wan Ho hat Fruchtfliegenembryos in der frühen Entwicklungsphase schwachen Magnetfeldern ausgesetzt. Dabei entstanden Missbildungen und Deformationen, ähnlich Gendefekten.[25]

> Diese und vergleichbare Experimente zeigen, dass offensichtlich körpereigene und/oder im Umfeld herrschende Schwingungsfelder beziehungsweise elektromagnetische Spannungsfelder in die genetische Steuerung eingreifen, was nach einer Erklärung verlangt, die das vorherrschende, molekularbiologische Paradigma übersteigt (siehe Kapitel 6.4.3).

## 2.3.4 Strukturbildung in dynamisch komplexen Systemen

Leben scheint ab einer bestimmten Entwicklungsstufe nur in komplexen, dynamischen Systemen (Organismen) möglich zu sein. An ihm sind Vertreter verschiedener Kräfte und Molekülklassen als Struktur- beziehungsweise Gestaltungselemente dieses Systems beteiligt. Das Leben des Organismus wird aber erst durch das aufeinander abgestimmte Zusammenwirken aller Parameter bedingt.

Rein molekularbiologisch gesehen scheint im Sterbeprozess die Struktur eines Organismus unmittelbar vor und nach Eintritt des Todes identisch zu sein. Trotzdem unterscheiden sich beide Zustände in einem wesentlichen Punkt. Was macht also den Unterschied zwischen Leben und Tod aus? Offensichtlich ist mehr oder weniger plötzlich die rhythmische Synchronisation, das raumzeitliche Zusammenwirken zwischen den Teilen unterbrochen und eine Dissoziation auch der Kommunikationswege eingetreten.

Dementsprechend gälte es, die Eigenheit der Dynamik dieses ganzheitlichen Zusammenwirkens zu verstehen, um medizinisch Heilungsprozesse lebensadäquat einleiten oder unterstützen zu können. Die immer weiter gehende Analyse von Teilen und die Anwendung der dabei festgestellten molekularen Mechanismen auf den Körper scheinen zur Erklärung der Eigendynamik raumzeitlicher Ordnung des jeweiligen Organismus nicht auszureichen.[26]

Seit den 1980er Jahren verbreitet sich die Einsicht, dass selbst unser Universum ein dynamisches, komplexes System ist, das als ein Ganzes einen Evolutionsprozess durchläuft. Im Zuge seiner Evolution allerdings könnten sich seine internen Gesetzmäßigkeiten ändern. Gemeint ist nicht der bekannte entropische Zerfallsprozess, sondern ein negativ entropischer Entstehungsprozess. Doch wird hierüber auf hohem mathematischen Niveau erst spekuliert.

Von solchen Überlegungen abgesehen kristallisiert sich heraus, dass sich das Universum und unsere Erde im Wesentlichen aus komplexen, dynamischen Systemen mit irreversiblen Zeitläufen und nicht aus mechanistischen, beliebig vorhersagbaren Elementarprozessen zusammensetzen.[27] Dynamische komplexe Systeme heben sich deutlich von ihrer Umwelt, mit der sie in Wechselwirkung treten, ab. Sie gliedern sich selbst wiederum in eine große Anzahl von Komponenten, die selbst Systeme sind. Mit ihnen, ihrer Umwelt und und mit dem übergeordneten System, dessen Subsysteme sie sind, stehen sie auf unterschiedlichste Weise in Wechselwirkung. In jeder Zelle wirken zum Beispiel eine schier unzählige Anzahl von Proteinen, Lipiden und Nukleinsäuren und beeinflussen sich gegenseitig. Ebenso steht die Zelle, die sich durch die Membran von der Umgebung unterscheidet, mit ihrer Umwelt in Wechselwirkung. Die Umwelt ist im Falle der Organ- oder Körperzelle die extrazelluläre Matrix, über welche die Zelle Stoffe und Informationen erhält und abgibt. Dies ist die Voraussetzung dafür, dass die einzelne Zelle, aber auch der Gesamtorganismus leben und wirken kann. Das Auffällige und Verblüffende an dynamischen komplexen Systemen ist, dass sie zu spontaner Selbstorganisation fähig sind. Solche Systeme finden sich nicht nur in der belebten Natur, sondern auch – wie der Physikochemiker und Nobelpreisträger Professor Manfred Eigen gezeigt hat[28] – in der un- oder vorbelebten Natur.

Im neuen naturwissenschaftlichen Paradigma ist das Studium der Strukturbildung und Selbstorganisation komplexer, dynamischer Systeme das faszinierende Leitthema geworden. Wichtig wäre in diesem Zusammenhang, die Funktionsweise komplexer zellulärer Einheiten und molekularer Netzwerke in ihrer Wechselwirkung zu verstehen, um den wichtigsten Phänomenen lebender Systeme auf den Grund gehen zu können.

## 2.3.5 System und Synergetik

Seit den 1970er Jahren richtet die Naturwissenschaft ihr Interesse vermehrt auf spontane Selbstorganisationsvorgänge, die sich in unbelebten physikalischen Systemen ereignen. So konnte Hermann Haken, Professor für theoretische Physik an der Universität Stuttgart, 1962 eine in sich geschlossene Theorie des Lasers vorstellen. Darin interpretierte er das Prinzip des Lasers als Selbstorganisation der Photonen in einem thermodynamischen Nichtgleichgewichtssystem.

Diese Erkenntnis führte ihn in den 1980er Jahren zum Konzept der Synergetik.[29] Darunter versteht Hermann Haken die Lehre vom Zusammenwirken unterschiedlicher Elemente, die innerhalb eines komplexen dynamischen Systems miteinander in Wechselwirkung treten. Dabei kann es sich um Menschen, Moleküle oder Zellen handeln. Bei dieser Wechselwirkung beeinflussen sich die Elemente in der Weise, dass die Rückwirkung eines Elements auf den ursprünglichen Akteur inhaltlich durch dessen ursprüngliche Wirkung mitgeprägt ist. Wechselwirkung gewinnt dadurch den Charakter von Kommunikation, wodurch eine Gemeinsamkeit, ein System entsteht. Durch Individuen derselben Art (Ameisen, Bienen, Schwarmfische) kann sich eine Schwarmintelligenz durch Kooperation herausbilden. Das heißt, Probleme werden gelöst, indem jedes Mitglied einen Teil zur Lösung beiträgt. Solche Gruppen zeichnen sich durch Selbstorganisation, Anpassungsfähigkeit und Robustheit aus.

Allgemein versteht man unter System ein Gebilde aus Elementen, die wechselweise kommunizierend zusammenwirken. Sie formen dadurch als geordnete Gemeinsamkeit eine Einheit. Dabei müssen die Elemente im System eine bestimmte Aufgabe oder einen bestimmten Zweck im Sinne der kohärenten Einheit erfüllen; sie schaffen dadurch in gewisser Hinsicht eine Distanz zwischen sich und der Umwelt des Systems, mit der das System jedoch wiederum als ein Ganzes kommuniziert. Die Elemente bilden durch ihr Beziehungsgeflecht die Struktur des Systems, durch die es sich erhält und mit seiner Umwelt in Wechselwirkung steht. Die Elemente können selbst Systeme, also Subsysteme eines hierarchisch geordneten Gesamtsystems sein.

Die Synergetik als Wissenschaft erforscht Prinzipien und Gesetzmäßigkeiten solcher Wechselwirkungsprozesse in Systemen der Physik, Chemie, Biologie, im Zusammenleben von Tierpopulationen und auch in menschlichen Gesellschaften und strebt eine mathematische Beschreibung solcher Phänomene an. Die Synergetik ist damit die qualitative Weiterentwicklung der statistischen Physik in Bezug auf Nichtgleichgewichtsysteme.

## 2.3.6 Selbstorganisation im thermodynamischen Nichtgleichgewicht

Den Begriff „Nichtgleichgewichtsystem" hat der Physikochemiker Ilya Prigogine geprägt. Es war ihm klar, dass sich die Untersuchungen der klassischen statistischen Mechanik ausschließlich auf geschlossene Systeme im thermodynamischen Gleichgewicht bezogen. Ab den 1960er Jahren begann er, offene Systeme, die einem ständigen Energiedurchfluss unterliegen, sich also nicht im thermodynamischen Gleichgewicht befinden, zu untersuchen und bekam für seine dabei entwickelte Theorie der Nichtgleichgewichts-Thermodynamik 1977 den Nobelpreis.[30] Prigogine entdeckte, dass sich offene Systeme stufenweise zu einer höheren Ordnung entwickeln können. Die relativ stabilen Ordnungsstrukturen auf solchen Stufen des thermodynamischen Nichtgleichgewichts nannte er „dissipative Strukturen". Ihre Bildung hängt von der inneren Struktur des Systems und von Steuergrößen ab, deren wichtigste der Energieaustausch des Systems mit seiner Umwelt ist. Der Durchfluss von Energie, der ein System vom thermodynamischen Gleichgewichtszustand fernhält, schafft demnach Bedingungen, die relativ stabile Ordnungsformen entstehen lassen. Bereits kleine Variationen können die neue Ordnung beeinflussen und wieder zerstören, wobei das System eine ungeordnete, chaotische Phase durchläuft. Die spontane Bildung von dissipativen Strukturen wird als Selbstorganisation bezeichnet.

Das inzwischen klassische Beispiel für ein einfaches physikalisches System mit spontaner Selbstorganisation sind die Bénard-Zellen, die der Physiker Henri Bénard bereits Anfang des 20. Jahrhunderts beschrieben hat. Er erhitzte bei seinem Experiment von der Unterseite her eine dünne, homogene Flüssigkeitsschicht im Gravitationsfeld, zum Beispiel Öl in einer Pfanne, während an der Oberseite der Flüssigkeit eine deutlich niedrigere Temperatur herrschte. In der Pfanne bildet das Öl unter bestimmten Temperaturbedingungen sechseckige Konvektionszellen, an deren äußerem Rand ein Austausch der unterschiedlich erwärmten Flüssigkeit stattfindet. Die heiße Flüssigkeit steigt von unten nach oben, kühlt dort ab und wird von der nachsteigenden, heißeren Flüssigkeit und der Gravitation wieder nach unten gedrückt. Dabei bilden

sich ringförmige Konvektionsrollen, die sich zu wabenförmigen Mustern zusammendrücken. Wird die Wärmezufuhr erhöht, dann zerfallen auch diese Muster und es kommt in der Flüssigkeit zu chaotischen Turbulenzen.

Beispiele für derartige Selbstorganisationsprozesse hat man mittlerweile überall in der Natur entdeckt. Das Wachstum von Kristallen lässt sich als Selbstorganisation interpretieren, ebenso die Form einer Kerzenflamme.

In der Chemie treten Selbstorganisationsprozesse als so genannte „chemische Uhren" auf. Das sind sehr komplexe, oszillierende Reaktionen mit bestimmten zeitlichen Mustern, einem periodisch strukturierenden Wechsel von Reaktion und Gegenreaktion. Das bekannteste Beispiel ist die Belousov-Zhabotinsky-Reaktion. Um 1950 oxidierte Boris P. Belousov Zitronensäure mit einer schwefelsauren Bromatlösung und benutzte Cerium-Ionen als Katalysator. Dabei beobachtete er in der ursprünglich „chaotischen" Lösung

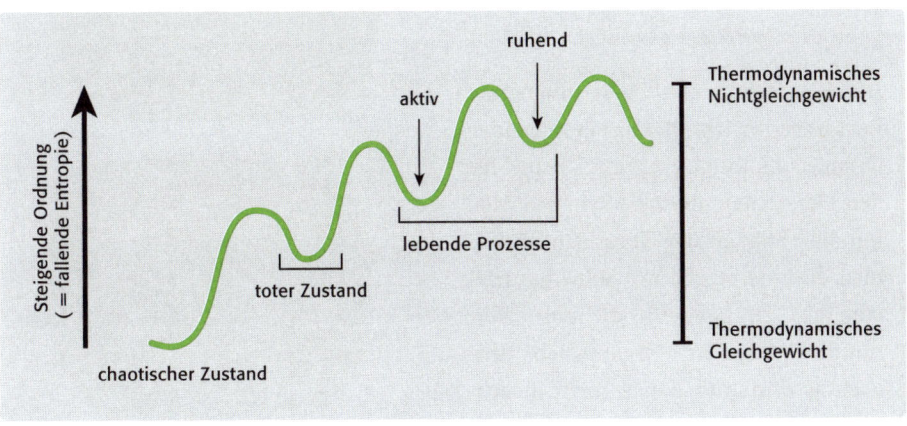

**Bild 2.4:**
Lebensprozesse finden im thermodynamischen Nichtgleichgewicht statt, siehe auch Abb. 6.4.

Die selbstregulierenden Funktionen tragen wesentlich zur Robustheit eines Systems bei und sichern so seinen Fortbestand innerhalb schwankender Umweltbedingungen. Sie schützen es vor Symptome bildenden Entgleisungen, die zu einer vom System nicht mehr beherrschbaren Komplexität und schließlich zu seiner Auflösung (Dissoziation) führen würden. Homöostase und Selbstregulation sind grundlegende Funktionsweisen lebender Organismen. Sie regeln zum Beispiel den Blutdruck, die Herzfrequenz, die Atmung

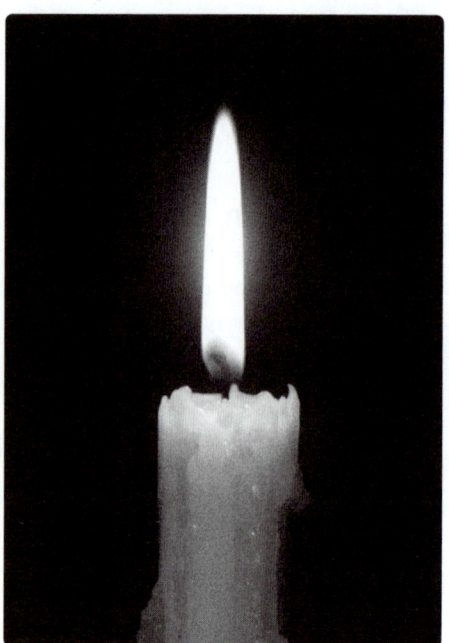

**Bild 2.4.1:**
Das Kerzenlicht ist eine Metapher für lebende Systeme.

einen periodisch auftretenden Farbwechsel zwischen Gelb und Farblos. Da dieses Phänomen der klassischen Thermodynamik zu widersprechen schien, fand es zunächst wenig Beachtung. Das hat sich nun mit dem wachsenden Interesse für Selbstorganisationsprozesse geändert.

Die Periodizität ähnlich oszillierender Reaktionen wirkt häufig in lebenden Organen als Taktgeber, zum Beispiel für den Herzschlag, oder sie synchronisieren die Tätigkeit der Neuronen im Gehirn. Es scheint sich um Schwingungsvorgänge zu handeln, die zum Verständnis lebender Organismen sehr wichtig sind und daher mehr Beachtung finden sollten.

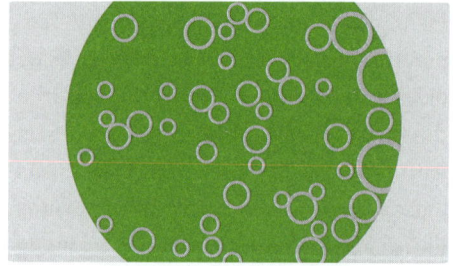

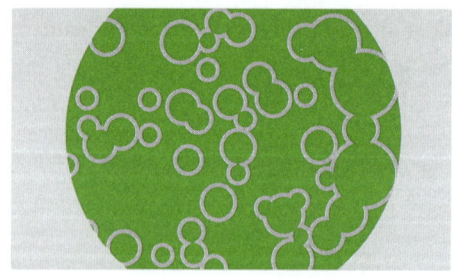

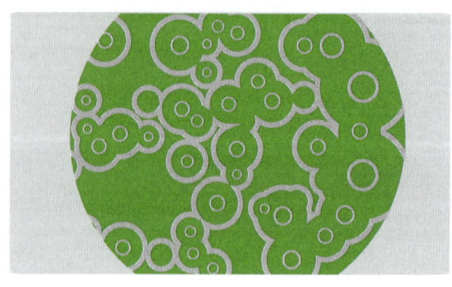

**Bild 2.5:**
Belousov-Zhaboutinsky-Reaktion

und den Blutzucker bei unterschiedlichen Belastungen.

## 2.3.7 Ordnungsparameter und Phasenübergang

Hermann Haken hat in seiner bereits erwähnten Synergetik wesentliche Prinzipien der Selbstorganisation von Systemen fern des thermodynamischen Gleichgewichts herausgearbeitet. Dazu gehört das Konzept der Ordnungsparameter, das ist die Vorstellung, dass in einem System bestimmte „Ordner" für die Formgebung zuständig sind. Seine Fragestellung war: Bekanntlich geben einzelne Atome eines Gases, wenn man eine elektrische Spannung anlegt, Photonen ab (Neonröhre). Wie wird daraus gleichschwingendes Laserlicht? „Wie sich herausstellte, erzeugen die Atome erst durch ihr gemeinsames Ausstrahlungsverhalten den Ordner – in diesem Falle in Form der Laser-Lichtwelle. Wir sprechen deshalb auch von zirkulärer Kausalität: Die Atome erzeugen die Lichtwelle, den Ordner. Der Ordner zwingt aber wiederum die Atome in seinen ordnenden Bann. Diese zirkuläre Kausalität ist typisch für alle Selbstorganisationsvorgänge." Daraus leitete er das so genannte „Versklavungsprinzip" ab. „Die Tatsache, dass der Ordner die einzelnen Teile in seinen Bann zieht, was durch eine mathematisch präzise Beschreibung wiedergegeben werden kann, heißt das Versklavungsprinzip der Synergetik." Positiver formuliert könnte man es auch Motivations- oder Formgebungsprinzip oder schlicht Informationsprinzip (Prinzip der In-Form-

Bringung) nennen. Den Begriff „zirkuläre Kausalität" kann man auf jeden biologischen Rhythmus anwenden.

Hierbei wird denkbar, dass auch Gefühle eines Menschen eine Rolle als Ordner (Motivator) spielen. Wie Hirnforscher entdeckt haben, führen Gefühle zur Ausschüttung von Neuropeptiden aus der Hypophyse. Diese werden über die extrazelluläre Matrix an den Zelloberflächen angespült und können dort Rezeptoren besetzen. Je nachdem, mit welchen Peptiden diese besetzt sind, beeinflussen sie die Proteinsynthese innerhalb der Zellen. Teilen sich die Zellen, werden diese Neuropeptide teilweise an die Folgegeneration weitergegeben.[31]

Eine weitere Bestimmung der Synergetik ist der „Phasenübergang", an dem bestimmte, qualitative Änderungen der Ordnungszustände im makroskopischen Erscheinungsbild eines Materials eintreten. „Zwischen Ordnern findet grundsätzlich eine Art Konkurrenzkampf statt. Nach dem Versklavungsprinzip der Synergetik zwingt dann der überlegenere Ordner das ganze System in seinen Bann." Bei Phasenübergängen kann ein neuer Ordner auftreten, der durch bestimmte Umweltbedingungen wie Temperatur, Druck, Magnetfeld und dergleichen begünstigt wird. Die Stabilitätsbereiche der Phasen werden durch Phasengrenzlinien beschrieben.[32] Mit diesen Konzepten gelang es Haken, die Funktionen von äußeren Bedingungen der verschiedenen Phasen und ihrer Grenzlinien berechenbar zu machen und in Phasendiagrammen mathematisch darzustellen.

## 2.3.8 Der Zeitpfeil

Mit Prigogines Entdeckung bekam die Zeit eine neue Bedeutung in der Naturwissenschaft. In der klassischen Physik noch bis Albert Einstein wird Zeit als absolute Größe verstanden. Zeit war demnach ein Maß, bei dem durch ständig wiederholte, gleich bleibende Bewegungsabläufe, zum Beispiel in einer Uhr, gemessen wird. Die Naturgesetze sollten universal gelten. Vergangenheit und Zukunft können in der Relativitäts- und Quantentheorie nicht mehr unterschieden werden. Dort ist die lokale Zeit, die Zeit des Beobachters, zwar eine subjektive Zeit, doch sie ist in eine allgemeine, reversible Zeit eingebunden, die neben den Raumkoordinaten einen zusätzlichen Parameter darstellt.

> In unserer Alltagserfahrung gibt es allerdings keine reversible Zeit; was einmal geschehen ist, lässt sich nicht mehr ungeschehen machen. Das Gleiche gilt im Grunde auch für Formgebungsprozesse in der Natur, zum Beispiel für die Evolution in der Biologie: Hat einmal an einem Punkt ein Selbstorganisationsprozess stattgefunden, wirkt er auf die Natur zurück und verändert ihr Gesamtgefüge. Die Natur ist danach nicht mehr so, wie sie einmal war.

Eine Information, wenn sie einmal entstanden ist, geht nicht mehr verloren, selbst wenn die Form, in der sie sich manifestiert hat, sich wieder auflösen sollte. Mit dieser Erkenntnis, die sich aus der Untersuchung der Nichtgleichgewichtsprozesse, der Vorgänge der Selbstorgani-

sation oder der Bildung dissipativer Strukturen ergeben hat, gelangte der Zeitpfeil in die Naturwissenschaft und veränderte ihre Sichtweise. Mit der Irreversibilität wird die Geschichtlichkeit der Naturprozesse anerkannt. „Wir sind die Kinder des Zeitpfeils, der Evolution, und nicht seine Urheber."[33] Damit wird für Prigogine selbst der Begriff „Naturgesetz" brüchig, weil er bei der Frage nach dem Neuen und seiner Entstehung nicht weiterhilft. Denn Natur ist nicht gegeben, sie wird und wandelt sich fortwährend und zwar – ähnlich wie die Technologie der Menschheit – zu immer höherer Komplexität.

## 2.3.9 Geschichtlichkeit der Naturprozesse und Chaostheorie

> Aufgrund dieser Erkenntnis musste die Naturwissenschaft, wollte sie Lebensprozesse verstehen, ihr Erkenntnisinstrumentarium so erweitern, dass es dem bislang unberücksichtigten Faktor „Geschichtlichkeit" gerecht werden konnte. Dazu musste sie sich selbst und ihr Beobachten und Erkennen auch als Einwirkung von außen und Rückwirkung des eigenen Handelns verstehen.

Die Erkenntnis, dass Prozesse komplexer Systeme durch bestimmte Einflussgrößen bestimmt werden, der Ablauf dieser Prozesse aber auf die Prozesse und Strukturen des Systems zurückwirkt, führte zur so genannten „Chaostheorie", oder besser zur Theorie nichtlinearer, teildeterminierter Systeme. Um solche handelt es sich, wenn die Elemente eines Systems wechselweise so aufeinander einwirken, dass die Rückwirkung eines Elements auf den ursprünglichen Akteur inhaltlich durch dessen ursprüngliche Wirkung mitgeprägt ist. Chaotische Systeme sind zwar deterministischen Notwendigkeiten unterworfen, jedoch bleibt ihre Gestaltung aufgrund der individuellen sensitiven Abhängigkeit von den Anfangsbedingungen immer zufällig. Die Chaostheorie versucht nun selbstreferenzielle, das heißt, auf sich selbst zurückwirkende iterative Prozesse mathematisch zu erfassen.

Solche Prozesse lassen sich durch Differentialgleichungen beschreiben, in welche die Bestimmungsgrößen des Prozesses als Variable eingehen. Dabei werden die jeweiligen Ergebnisse der Gleichung immer wieder erneut in diese eingegeben, und es wird beobachtet, zu welchem Zustand hin das Ergebnis bei beliebiger Wiederholung des Verfahrens schließlich tendiert. Das so ermittelte Ergebnis heißt „Attraktor". Dies ist in gewisser Weise eine andere Bezeichnung dessen, was der Biologe Hans Driesch mit seinem Begriff „Entelechie" erfassen wollte.[34] Die Ablehnung, auf die Driesch seinerzeit mit dieser Bezeichnung vor allem unter Naturwissenschaftlern stieß, ergab sich daraus, dass der Ausdruck, wenn man ihn über den Rahmen eines eng umgrenzten Systems hinaus verfolgen würde, die Frage nach dem Sinn des Lebens stellt, die Frage nämlich, woraufhin das ganze biologische Geschehen der Evolution denn einmal hinauslaufen wird oder soll. Eine Beantwortung würde ethische und weltanschauliche Folgerungen implizieren. Diese naturwissenschaftlich angeblich unerlaub-

te, „metaphysische" Versuchung vermeidet der Begriff „Attraktor", weil ihn seine mathematische Fassung von vornherein an feste, bestimmbare Größen konkreter Systeme bindet.

In der bisherigen Naturwissenschaft verstand sich der Mensch im Sinne Aristoteles' – wie erwähnt – als Beobachter der Natur. Er trat ihr damit als etwas „ganz Anderes" gegenüber. In der modernen Umweltideologie konnte der Mensch dadurch schließlich sogar zum Widersacher und Feind der Natur erklärt werden. Allerdings ist der Mensch auch als Beobachter und Erklärer von Naturprozessen selbst nur ein Subsystem der Natur. Heisenberg hat mit seiner Unschärferelation berücksichtigt, dass die Mittel, mit denen der Mensch einzelne Naturprozesse vor allem im unanschaulichen Bereich des sehr Kleinen beobachtet, diese beeinflusst und damit verändert. Es war nun konsequent, darüber nachzudenken, inwieweit die biologische Natur des Menschen, die ihn als Subsystem in das Ganze eines Evolutionsprozesses integriert, die Beobachtungs- und Erkenntnisfähigkeit des Menschen grundsätzlich bedingt, der Mensch sich seine Welt „als Wille und Vorstellung" erst schafft.[35]

Das Universum unterliegt mit allen seinen Abläufen der Evolution, es entwickelt sich wie die Lebenswelt des Menschen. Wir Menschen sind wie alle Lebewesen über die Fortpflanzung mit dem Ursprung, dem geschichtlichen Ursprung des Lebens und über die Moleküle und Atome, aus denen wir uns zusammensetzen, mit der Entstehung der Materie in unserem Universum verbunden. Wir bewegen uns in einem Moment der Entfaltung des Universums. Die so genannte Chaostheorie ergab sich aus dem Versuch, den Zeitpfeil in die Beschreibungen einzelner, dynamischer Naturvorgänge einzubeziehen. Parallel dazu gilt es, die Herausbildung unseres Erkenntnisvermögens im Zusammenhang mit der biologischen Evolution selbstreflexiv in die Prozesse einzubeziehen, durch die wir die Natur beobachten und uns Naturvorgänge vergegenwärtigen, um in sie gestaltend einzugreifen.

„Der Mensch erkennt und die Fähigkeit zu erkennen hängt von seiner biologischen Integrität ab" und – könnte man fortfahren – diese biologische Integrität aufrechtzuerhalten ist eine gestaltende Funktion dieser Erkenntnisfähigkeit. Daraus ergibt sich die Forderung nach einer selbstreflexiven Naturwissenschaft, in der Naturwissenschaft und Erkenntnistheorie oder schlichtweg Philosophie wieder zusammenfinden.[36]

## 2.4 Fazit

Sind wir weiter gekommen bei der Suche nach wissenschaftlichen Denkweisen und Modellen, die es erlauben, das Leben lebensnäher zu beschreiben, als dies im klassischen mechanistischen Paradigma der Physik möglich war? Tatsächlich führen uns Momente des neuen naturwissenschaftlichen Denkens näher an das Verständnis biologischer Prozesse heran. Sie sind auf unterschiedliche Theorieansätze aufgeteilt, etwa auf die „Kybernetik" als Lehre von Wirkungsgefügen, der „Synergetik als Lehre der nicht reduzierbaren Komplexität von Ganzheiten, die *nichtlineare Thermodynamik irreversibler Prozesse"*, die Lehre von der *„Kohärenz und Synchronisation"* scheinbar unabhängiger Korpuskeln und die *„Chaostheorie"* zum Erfassen der Entwicklungsrichtung teildeterminierter, selbstreferenzieller Prozesse. Zusammengenommen helfen sie

uns, Heilungsprozesse anders zu sehen, richtiger einzuordnen und zu unterstützen.

Zunächst einmal werden in dem sich anbahnenden, neuen naturwissenschaftlichen Paradigma Strukturen nicht mehr als festgefügte Gegebenheiten angesehen. Strukturen, insbesondere biologische Gewebe haben eine unterschiedliche Zeitbasis „Lebenszeit" und werden nur noch als Prozessschleifen zum Zeitpunkt ihrer Betrachtung verstanden, die in einem fließenden Veränderungsprozess entstehen und vergehen. Es sind Prozessschleifen, die eine stete Wiederholung von Vorgängen ausdrücken und immer wieder zu Rückkoppelungen – das heißt zu Vorgängen, die nach der Transformation zum Input zurückführen – führen. Das

System kann erkennen und permanent Entscheidungen treffen, um sich gegebenenfalls über adaptive Regelungen zu modifizieren.

In ihm bleibt nichts fest und so, wie es war. Wir können tatsächlich nicht, wie Heraklit es vor mehr als 2000 Jahren gesagt hat, zweimal in denselben Fluss steigen. *(siehe Prozessbild 3.1)*

Die Wechselprozesse generieren bestimmte Raum- und Zeitmuster und werden durch diese selbst wieder stabilisiert und reguliert. In diese Wechselprozesse wirken Informationen von außen ein, die Anpassungs- und Gestaltungsvorgänge auslösen und dadurch die Selbstorganisation des Systems und die Anpassung an seine individuelle Umwelt mitgestalten.

Die Selbstregulation des Systems zielt darauf ab, dieses auf dem ihm angemessenen Niveau des thermodynamischen Nichtgleichgewichts zu erhalten und kann Störungen in einer bestimmten Bandbreite ausregulieren. Wird die Bandbreite überschritten, finden Phasenübergänge statt, bei denen sich die ablaufenden Prozesse und die Struktur der betreffenden Systeme verändern. Bis zu einem Schwellenwert können Entgleisungen und damit einhergehende Fehlregulationen durch Zuführung neuer Energie und neuer Information aufgehalten oder rückgängig gemacht werden. Wird der Schwellenwert unter- oder überschritten, ist dies nicht mehr möglich und die Dissoziation, der Zerfall, wird unabwendbar.

Mit solchen Einsichten muss sich die Einstellung des Arztes zum Heilungsprozess weitreichend ändern und nähert sich einer Sichtweise an, die der berühmte islamische Dichter und Mystiker Maulānā Ǧalāl ad-Dīn Rūmī bereits im 13. Jahrhundert in einem seiner ersten Gedichte formuliert hat. Die Worte, die an den Patienten gerichtet sind, bedeuten frei übersetzt: „Du hast alles, dessen Du bedarfst, in Dir. Du bist das Geheimnis, Du seine Offenbarung. Suche Heilung Deiner Beschwerden nicht außerhalb von Dir. Du bist die Medizin, Du bist die Linderung Deiner Sorgen."

Heilung ist demnach nicht von außen zu erwarten, wenn sie nicht der Selbstorganisation und Selbstregulation des Organismus gelingt. Denn Krankheitssymptome selbst sind Ergebnisse von Selbstregulationsprozessen eines Organismus bei suboptimalen Bedingungen, die im ungünstigen Fall seine Dissoziation und seinen endgültigen Zerfall zur Folge haben.

Bis zu einem gewissen Grad können also Symptombildungen und Fehlregulationen durch Verbesserung der Rahmenbedingungen, das heißt der Umwelt des Organismus, insbesondere durch Zuführung neuer Energie wie beispielsweise Sauerstoff aufgehalten, beeinflusst oder sogar wieder rückgängig gemacht werden. Dies geschieht letztlich über die Selbstheilungskapazität des Organismus.

Von außen ist demnach nur die Anregung der Selbstheilungsdynamik eines Organismus zum Beispiel auch nach erfolgreicher Operation möglich, indem man ihm hilft, sich auf dem angemessenen thermodynamischen Nichtgleichgewicht zu halten oder dorthin zurückzukehren und die ursprünglichen Raum-Zeit-Muster wiederzufinden.

Dabei kann die Therapie nicht als „Versklaver" auftreten, wie es eine unglückliche Formulierung in Herman Hakens Synergismus-Theorie vorgibt, sondern als Motivator und Verstärker der Attraktoren einschließlich der Gefühle des Kranken, die mit dem Phasenraum des Lebens und der Offenheit seiner Möglichkeiten durchaus vereinbar sind.

Der Arzt ist also nicht der Heiler und schon gar nicht jemand, der mit Gesundheit handelt oder nur gesundmachende Mittel verschreibt. Vielmehr sollte der Arzt als gut informierter Coach und als Informations- und Prozessmanager dem kranken Menschen helfen, seinen Lebensstil und den Umgang mit seinem Körper so zu regeln, dass Heilung und die Aufrechterhaltung der Gesundheit möglich werden.

Um das angemessen zu verstehen und dementsprechend handeln zu können, ist zu klären, was in dem Verständnishorizont des neuen naturwissenschaftlichen Paradigmas die Begriffe „gesund" und „krank" bedeuten. Sie können sich sicherlich nicht, wie oft geglaubt wird, nur auf körperliche Zustände beziehen, sondern umfassen Rahmenbedingungen, einen Zeitfaktor und im Falle des Menschen auch dessen Subjektivität. Dies soll im nächsten Kapitel geklärt werden.

## Verweise

1. Zitiert nach Paul Vogler, „Disziplinärer Methodenkontext und Menschenbild", in: Hans-Georg Gadamer, Paul Vogler, Biologische Anthropologie, Georg Thieme Verlag Stuttgart, 1972, S. 5.

2. http://www.volkswagenstiftung.de/presse-news/presse03/05122003.htm.

3. Ernst Pöpel in seinen Persönlichen Anmerkungen zum Kongress Ethik und Heuchelei vom 8.–10. Mai 1998 in der Kunst- und Ausstellungshalle Bonn.

4. Seine Philosophiae naturalis principia mathematica des Jahres 1687.

5. Isaac Newton, „Sir Isaac Newton's Mathematical Principles of Natural Philosophy and His System of the World", translat. by Andrew Motte 1729, in: The System of the World, Vol. 2, The University of California Press, Berkeley, Los Angeles 1962, S. 543–547. [Erstausgabe 1686-7]. Siehe Auch Abdulhay Y Zalloum, Das neue Feindbild Islam, Beim Propheten Verlag, München 2003. Hier besonders das Kapitel 17 Kapitalismus oder Islam, Islam als ganz andere Lebensweise. Und Kapitel 18 Die Religion des Islam, Tatbestände statt Vorurteile S. 363ff. Hier geht Zalloum ausführlich auf Newton und die Begrenztheit der „kapitalistischen" Lebensweise ein.

6. René Descartes, „Meditationes de prima philosophia", 1641, in: René Descartes, philosophische Werke, übers. und erläutert von Artur Buchenau, Dürr'sche Verlagsbuchhandlung, Leipzig 1904.

7. Hans-Georg Gadamer, „Theorie, Technik, Praxis – die Aufgaben einer neuen Anthropologie", in: Hans-Georg Gadamer, Paul Vogler, Biologische Anthropologie, Georg Thieme Verlag Stuttgart, 1972 S. XIII.

8. Mit dieser Vorstellung, die er in seinem Buch L'homme machine, 1748 (dt. Der Mensch eine Maschine) entwickelt hat, ist der französische Arzt Julien Offray de La Mettrie (1709–1751) in die Philosophiegeschichte eingegangen.

9. Max Planck, „Zur Theorie des Gesetzes der Energieverteilung im Normalspektrum", vorgetragen am 14. Dezember 1900, abgedruckt in: Verhandlungen der Deutschen physikalischen Gesellschaft 2, Nr. 17, Berlin 1900, S. 237–245.

10. Albert Einstein, „Über einen die Erzeugung und Verwandlung des Lichtes betreffenden heuristischen Gesichtspunkt", in: Annalen der Physik, 17, 1905, S. 133, 143.

11. Hans-Peter Dürr, Unbelebte und belebte Materie: Ordnungsstrukturen immaterieller Beziehungen

– Physikalische Wurzeln des Lebens, Global Challenges Network e.V. München 2007, S. 4.

12. Darauf bezieht sich das Problem der Unschärferelation: Werner Heisenberg, Physikalische Prinzipien der Quantentheorie, S. Hirzel Verlag, Leipzig 1930. Werner Heisenberg, „Über den anschaulichen Inhalt der quantentheoretischen Kinematik und Mechani", in: Zeitschrift für Physik A Hadrons and Nuclei, Bd. 43, Nr. 3, 1927, S.172–198.

13. „Aber mit dem Sinn des Lebens … Was ist der Sinn der Schöpfung? Mit solchen Fragen kann und darf sich Wissenschaft nicht befassen." Friedrich Cramer, Symphonie des Lebendigen, Versuch einer allgemeinen Resonanztheorie, Inseltaschenbuch, Frankfurt am Main 1998, S. 15f.

14. Johannes Kepler, Vom sechseckigen Schnee, übertragen ins Deutsche, kommentiert, mit einem Nachwort versehen und hrsg. von Lothar Dunsch, Hellerau-Verlag, Dresden 2005.

15. D. Shechtman, I. A. Blech, „The microstructure of rapidly solidified Al6Mn", in: Metallurgical Transactions A, Bd. 16, Nr. 6, 1985, S. 1005–1012.

16. Ch. Renner, J. Peinke, R. Friedrich, O. Chanal, B. Chabaud, Universality of Small Scale Turbulence, Physical Review Letters, Bd. 89, Nr. 12, 2002, S. 124502, 1–4, siehe auch unter http://www.physik.uni-oldenburg.de/hydro/unicms Hydro/PDF/166.pdf.

17. Vgl. Reinhard Eichelbeck, „Alle Farben des Regenbogens in einem Wurm oder: Was ist Leben?, in: Hans Peter Dürr, Fritz-Albert Popp, Wolfram Schommers (Hrsg.), Elemente des Lebens, Graue Edition, Zell-Unterentersbach o. J.

18. D'Arcy Thompson, On Growth and Form, 1917, übertragen ins Deutsche: Über Wachstum und Form, Suhrkamp, Frankfurt am Main 1982).

19. Humberto Maturana, Francisco Varela, Autopoiesis and Cognition: the Realization of the Living, D. Reidel Publ. Dortrecht 1980, und scheinbar ganz kritisch dazu, aber in der Sache nicht allzu weit davon entfernt, Gutmanns Begriff der Autoformation in: Wolfgang Friedrich Gutmann, „Evolution von lebendigen Konstruktionen. Warum Erkenntnis unerträglich sein kann", in: Ethik und Wissenschaft, Streitforum für Erwägungskultur 4, Heft 1,1993,

20. Eine allgemeinverständliche Einführung in die Epigenetik bietet Peter Spork, Der zweite Code. Epigenetik – oder wie wir unser Erbgut steuern können, Rowohlt, Reinbek 2009.

21. Ernst Pöppel, Persönlichen Anmerkungen zum Kongress ‚Ethik und Heuchelei' vom 8.–10. Mai 1998 in der Kunst- und Ausstellungshalle Bonn.

22. Robert O. Beckers, Gary Selden, The Body Electric. Electromagnetism and the Foundation of Life, Morrow, New York 1985.

23. M. R. Zimmermann, H. Maischak, A. Mithöfer, W. Boland, H. H. Felle, „System potentials, a novel electrical long-distance apoplastic signal in plants, induced by wounding", in: Plant Physiology 149, 2009, S. 1593–1600.

24. Luc Bürgin, Der Urzeit-Code, Herbig, München 2007. Europäische Patentanmeldung Anmeldenummer 89810461.7 vom 15. Juni 1989 über verbesserte Fischzuchtverfahren: „… Durch die Einfachheit der erfindungsgemässen Verfahrensmassnahmen und die signifikanten Resultate wird die Aufzucht von Fischen geradezu revolutioniert."

25. Mae-Wan Ho u.a., Can weak magnetic fields (or potentials) affect pattern formation?, Open University, Milton Keynes, 1994.

26. Deshalb versucht Rolf Knippers von der Universität Konstanz genetische Prozesse aus einer kybernetisch-systemischen Perspektive zu verstehen und mit Hilfe der Chaostheorie zu beschreiben. Vgl. Rolf Knippers, Molekulare Genetik, Thieme Verlag, Stuttgart/New York 2006.

27. Dazu ausführlicher Friedrich Cramer, Der Zeitbaum – Grundlagen einer allgemeinen Zeittheorie, Insel Verlag, Frankfurt/Leipzig 1993.

28. Eigen entwickelte die Theorie des Hyperzyklus, um die autopoietische oder Selbstreproduktionsprozesse von Lebewesen aus chemischen Reaktionszyklen in nicht belebten, aber auf Leben angelegten, also so genannten präbiotischen Systemen zu erklären. Manfred Eigen, Peter Schuster, The Hypercycle – A Principle of Natural Self-Organization, Springer, Berlin, 1979.

29. Hermann Haken, Synergetik, Springer, Berlin, Heidelberg, New York 1982, oder allgemeinverständlicher: Hermann Haken, Erfolgsgeheimnisse der Natur, Synergetik: die Lehre vom Zusammenwirken, Deutsche Verlags-Anstalt, Stuttgart 1981.

30. Einen zusammenfassenden Überblick über sein Konzept gab Ilya Prigogine in seiner Rede zum Empfang des Nobelpreises am 8. Dezember 1977, Time, Structure and Fluctuations, unter: http://nobelprize.org/nobel_prizes/chemistry/laureates/1977/prigogine-lecture.pdf, oder ausführlicher Grégoire Nicols, Ilya Prigogine, Die Erforschung des Komplexen, auf dem Weg zu einem neuen Verständnis der Naturwissenschaften, Piper Verlag, München 1987.

31. Zum Beispiel bei Gerald Hüther, Die Folgen traumatischer Kindheitserfahrungen für die weitere Hirnentwicklung, Dezember 2002, unter: http://www.agsp.de/UB_Veroffentlichungen/

Aufsatze/Aufsatz_34/hauptteil_aufsatz_34.html

32. Zitiert nach dem deutschen Vorwort Hermann Haken, „Vergangenheit, Gegenwart, Zukunft", in: Hermann Haken (Hrsg.), Synergetics, Cooperative Phenomena in Multicomponent Systems. Proceedings of a Symposium on Synergetics, Elmau 1972, B. G. Teubner Verlag, Stuttgart 1973.

33. Ilya Prigogine, Isabelle Stengers, Das Paradox der Zeit, Piper Verlag, München/Zürich 1993, S. 10.

34. Hans Driesch, Entelechie und Materie, Verlag A. Klein, Leipzig 1931.

35. Hier soll durchaus auf das Hauptwerk Arthur Schopenhauers (1788–1860) angespielt werden, Die Welt als Wille und Vorstellung, 1819.

36. Die Aufgabe, „die biologischen Wurzeln des menschlichen Erkennens" in unseren Erkenntnisprozess selbstreflexiv einzubeziehen, haben die beiden chilenischen Neurobiologen Humberto R. Maturana und Francisco J. Varela in ihrem Buch Der Baum der Erkenntnis, wie wir die Welt durch unsere Wahrnehmung erschaffen, (span. El árbor del conocimiento, 1984), List Verlag, München 1987, neu gestellt und in Angriff genommen. Darauf sei hier nur verwiesen.

# 3 Die Begriffe „Krankheit" und „Gesundheit"

In diesem Kapitel geht es um Konzeptmodelle zum gegenwärtigen Stand des Themas Krankheit und Gesundheit. Ausgehend von einer statischen Blickrichtung zu Beginn des letzten Jahrhunderts hat die Medizin erfolgreich eine umfassendere systemische Sichtweise entwickeln können. Mit Hilfe des technischen Fortschritts können ständige Wandlungen in Echtzeit erfasst werden und Konsequenzen für die Therapie abgeleitet werden. Dies veranlasste selbst die Weltgesundheitsorganisation, den Gesundheitsbegriff zu erweitern. Dadurch wurden naturwissenschaftliche und geisteswissenschaftliche Zusammenhänge wiederhergestellt.

# 3.1 Unser modernes Krankheitsverständnis

Obwohl die Begriffe „gesund" und „krank" für die Medizin von elementarer Bedeutung sind, sind sie alles andere als klar definiert. Fakt ist, dass alle Menschen krank werden können, und die meisten von uns haben diese Erfahrung mehrmals gemacht. Fakt ist auch, dass wir gewisse Vorstellungen davon haben, was es heißt, zu erkranken oder psychisch beziehungsweise physisch krank zu sein. Durch verschiedene Erfahrungen nehmen Menschen eine sich ankündigende Erkrankung unterschiedlich wahr und reagieren darauf unterschiedlich stark. Dabei erscheint ihnen der „gesunde" Zustand als der normale, während sie auf den „kranken" meist mit Besorgnis und Verunsicherung reagieren und Abhilfe durch Heilmittel, meist mit der Hilfe eines ausgebildeten Fachmanns suchen.

Die Vorstellungen von Krankheit und Gesundheit haben schon Signalcharakter, ohne bereits inhaltlich eindeutig definiert zu sein. So gewinnen sie einen immer höheren Stellenwert in der weltanschaulichen und politischen Diskussion unterschiedlichster gesellschaftlicher Gruppen. Das geht so weit, dass allein die gesellschaftliche oder berufliche Stellung Erkrankungsrisiken darstellen kann und dementsprechend auch unterschiedliche Zugangsmöglichkeiten zu Heilungschancen begründen. Der Schweizer Medizinsoziologe Johannes Siegrist führt beispielsweise Erkrankung auf eine Diskrepanz zwischen beruflicher Anforderung und Entlohnung mit Geld, Sicherheit und

vor allem auch Anerkennung zurück.[1] Auf die Definition des Begriffspaares „krank – gesund" nimmt auch das Zivil-, Kranken- und Sozialversicherungsrecht Deutschlands auf unterschiedliche Weise Einfluss, weil sich aus einer festgestellten Krankheit finanzielle und soziale Ansprüche ableiten lassen. Dazu muss besonders die Behandlungsbedürftigkeit einer Erkrankung festgestellt werden, um Ansprüche auf Kostenerstattung, zum Beispiel durch eine Krankenkasse, geltend machen zu können.

> Üblicherweise kann heute ein Mediziner einen Menschen nur krank nennen, wenn ein „pathologischer Befund" vorliegt. Der Befund bezieht sich jedoch weniger auf das Befinden und die Person des Einzelnen. Das subjektiv geäußerte Befinden des Kranken dient dem Mediziner allenfalls als Hinweis auf ein bestimmtes Krankheitsbild. Entscheidend ist die Diagnose erst, wenn sie objektiv in Form von Messwerten darstellbar ist. Besondere persönliche Eigenheiten des einzelnen Kranken werden aber vom vorgegebenen Diagnoseschlüssel häufig nicht mit erfasst. Im medizinischen Krankheitsbild findet das individuelle emotionale Leiden kaum Berücksichtigung, es fällt durch das vor allem von Messwerten bestimmte Raster.

Seit ihrer Gründung im Jahr 1948 bemüht sich die Weltgesundheitsorganisation (WHO), ein internationales Register aller bekannten Krankheitsbilder zu erstellen. Momentan werden in der „Internationalen statistischen Klassifikation der Krankheiten und verwandter Gesundheitsprobleme" (ICD-10) über 40.000 verschiedene Krankheitsbilder aufgeführt. Die Datenbank wächst derzeit täglich um zwei bis drei Neueinträge.[2] Zur mehr oder weniger übersichtlichen Klassifizierung der Krankheiten und Störungen hat man bestimmte Kategorien festgelegt und bestimmte Diagnosegruppen gebildet, zum Beispiel „Posttraumatisches Belastungssyndrom (PTBS)". Mit Hilfe des Diagnoseschlüssels aus dem Register ICD-10 benennen Ärzte, Psychologen und Zahnärzte die Diagnosen ihrer Patienten und wollen so deren Krankheiten einheitlich festlegen.[3] Von „Gebrechen" spricht man erst im Fall einer nicht mehr zu behebenden Störung.[4]

Die medizinischen Krankheitsbilder gehen von spezifischen, feststellbaren, lokalisierbaren beziehungsweise messbaren Schädigungen an Organen, Geweben, Zellen oder Zellorganellen und deren erkennbaren Ursachen aus, die hinunter bis auf die Ebene der Gene untersucht werden.[5] Allgemein gesprochen bezieht sich das in der Medizin vorherrschende Konzept von Gesundheit und Krankheit auf die messbaren physiologischen Abweichungen von statistisch vorgegebenen oder vorgefundenen Normen und Normalwerten. Gesundheit ist in diesem Sinne nur die Abwesenheit messbarer pathophysiologischer Werte und Krankheit, dementsprechend die Abweichung von normierten Organfunktionen zu einem pathologisch einheitlich festgelegten Grad. Was aber ist normal und wie stark

muss eine Abweichung ausfallen, um im Einzelfall als abnormal oder krankhaft gelten zu können? Wie schnell Normwerte verändert werden können, hat sich 2009 bei der so genannten Schweinegrippe gezeigt, die durch Senkung des Grenzwertes zur Pandemie erklärt wurde. In der Folge wurden weltweit von den Regierungen Panikkäufe an Impfstoffen getätigt.

Um die Normwerte festzustellen, orientiert sich die konventionelle Medizin bisher vor allem an den am weitesten verbreiteten, somatischen Strukturen und an den festgestellten, physikalischen sowie biochemischen Werten im Körper. Wenn nun aufgrund veränderter Lebens- und Essgewohnheiten oder wegen Veränderungen bei der Nahrungsmittelherstellung Menschen vermehrt übergewichtig werden, ändern sich natürlich auch Normwerte. Interessanter als Normwerte (leider oft als Normalwerte interpretiert) dürften daher Idealwerte vor einem zellbiologischen, evolutiven Hintergrund sein, also der Zustand, bevor der Mensch Eingriffe in seine Umweltwechselwirkungen, zum Beispiel Veränderung der Nahrungsmittel, vorgenommen hat. Die immer präziser vorangetriebene Analyse der Daten über Normwerte und krankhafte Abweichungen hat dazu geführt, dass die Medizin sich je nach gestörtem Organ- oder Funktionsbereich in über 80 unterschiedliche Fachdisziplinen aufgegliedert hat, um so immer noch spezifischere Befunde zu erheben.[6] Die Diagnose, die Feststellung des jeweils vorliegenden Krankheitsbildes, sowie deren Dokumentation und Verwaltung nehmen heute den größten Teil der Arbeitszeit des Mediziners in Anspruch. „Das naturwissenschaftlich diagnostische Instrumentarium, die in großer Zahl entwickelten psycho-diagnostischen Theorien und Nomenklaturen und ein immer weiter in die Tiefe des menschlichen Körpers und der menschlichen Seele vordringendes szientistisches Interesse haben sich – nun offenkundig – von der therapeutischen Kompetenz abgekoppelt und diese nachgerade ... zum Nachhinken verurteilt."[7]

Erst an zweiter Stelle steht demnach der Entscheidungsprozess hinsichtlich einer dem diagnostizierten Krankheitsbild angemessenen Therapie. „Angemessen" bedeutet dabei, dass eine Therapie sich bewährt hat, deren Wirksamkeit also durch besondere klinische Studien belegt ist. Diese Studien sollte der Arzt kennen beziehungsweise herausfinden können.[8] Die Therapien bestehen in der Regel darin, dass man Verletzungen und Missbildungen durch chirurgische Eingriffe korrigiert, Krankheitserreger pharmakologisch bekämpft, fehlende körpereigene Stoffe zuführt oder vermehrt auftretende Stoffe neutralisiert und abweichendes Organverhalten durch Eingriffe, chemische Substanzen oder Bestrahlungen beeinflusst.

Der korrigierende Eingriff zielt – nach den Gesetzen der Kausalität – in der Regel auf den Ort, an dem die Schädigung sichtbar geworden ist. Im Rahmen dieser Vorgehensweise erzielte die moderne Medizin ihre nicht zu bestreitenden, großartigen Erfolge bei akuten Erkrankungen – allerdings weitgehend nur bei diesen.

Mit der zunehmenden Verbreitung so genannter Zivilisationskrankheiten und chronischer oder degenerativer, altersbedingter Erkrankungen gegen Ende des 20. Jahrhunderts blieben die medizinischen Erfolge zunehmend aus. „Zu Beginn dieses Jahrhunderts starben von 100 Menschen etwa 40 an akuten Krankheiten.1980 machte der entsprechende Anteil nur noch ein Prozent aus. Der Anteil derer, die chronischen Krankheiten erlagen, stieg dagegen im gleichen Zeitraum von 46 auf über 80 Prozent an. Dem Tod geht dabei immer häufiger ein langes Leiden voraus. Von den 9,6 Millionen Bundesbürgern, die 1982 vom Mikrozensus als gesundheitlich beeinträchtigt registriert wurden, waren annähernd 70 Prozent chronisch krank. Eine Heilung im Sinne der ursprünglichen Absicht der Medizin wird im Zuge dieser Entwicklung mehr und mehr zur Ausnahme."[9]

Daher regte sich immer mehr Kritik an dem noch gültigen Erklärungsmodell für Krankheiten. Sie war wohl die Ursache für die zunehmende Verbreitung der Komplementärmedizin, die auf frühere Vorstellungen von Krankheit und Gesundheit zurückgriff. Dazu gehört zum Beispiel auch die „Säftelehre" der antiken und mittelalterlichen Medizin, der Trinkkuren der traditionellen europäischen Medizin und ihres Kurwesens, die sich ähnlich auch in der traditionellen Medizin Indiens und Chinas findet. Sie geht in der Regel von einer Störung der Energie- und Regulationssysteme aus und strebt deren erneute Harmonisierung an.[10]

Aufgrund des derzeit gültigen, reduktionistischen wissenschaftlichen Paradigmas in der westlichen Medizin gehen ganze Kurorte pleite und mit ihnen eine kulturelle, gesellschaftliche Errungenschaft verloren. Jahrzehntelang wurden die Kurortsanatorien und -kliniken durch staatliche Versicherungen ausgebucht. Während dieser Zeit hat ein Teil dieser Sanatorien und Klinken es versäumt, ihre gesundheitsfördernden Alleinstellungsmerkmale (Luftqualität, Thermalwasserqualität, Lichtqualität, Nahrungsqualität, Klimaqualität etc.) darzustellen und die von ihnen angebotenen traditionellen Heilmethoden zu evaluieren. Dass ein großer Bedarf an diesen meist unspezifisch wirksamen Behandlungsmethoden besteht, erkennt man daran, dass in den letzten Jahren ein Gesundheits- und Wellness-Tourismus mitunter bis nach China und Indien einsetzte. Es reicht dem Patienten offensichtlich zu spüren, dass diese systemisch traditionellen Behandlungsmethoden insgesamt „einfach gut tun".

Krankheiten lassen sich so wenig an einzelnen „defekten" Körperstellen erfassen, wie man bei einem Kuchen die einzelnen Bestandteile wie Mehl, Backpulver, Zucker etc. herausschmecken kann. Das Ganze ist eben verschieden von der Summe seiner Teile.[11]

## 3.2  Stress und die psychosomatische Erweiterung des Krankheitsbildes

Aufgrund spezifischer Unzulänglichkeiten des herrschenden Erklärungsmodells für Krankheiten forderte unter vielen anderen Ludolf von Krehl (1861–1937), der Arzt solle nicht verschiedene Krankheiten behandeln, sondern müsse den Kranken als Person in den Vordergrund rücken. Dazu hatte ihn die Arbeit an seiner *Pathologischen Physiologie*[12] angeregt. Die dabei gewonnenen Erkenntnisse drängten ihn dazu, über die Struktur-Pathologie der Organe (Giovanni Battista Morgagni) und einzelner Zellen (Rudolf Virchow) hinauszugehen. Denn er hatte Leistungsstörungen – besonders am Herzen – gefunden, für die er keine pathologisch-anatomischen Schädigungen oder Veränderungen als Ursache entdecken konnte. Ähnliches beobachtete er bei Verdauungsstörungen (Dyspepsien) und im Fall von Hysterie. Da nicht alle Menschen an den gleichen Infektionen auf die gleiche Weise erkrankten, meinte von Krehl, neben akuten Organkrankheiten auch allgemeine Rahmenbedingungen anerkennen zu müssen, die den Ausbruch und Verlauf einer Krankheit beeinflussen.[13] Krehl wollte damit nicht das naturwissenschaftliche Paradigma der Medizin seiner Zeit aufgeben. Er erkannte aber in den Krankheitssymptomen    „Ausdrucksgemeinschaften" des Körperlichen, des Seelischen und des Unbewussten. Er unter stützte dadurch Bestrebungen der damals einsetzenden ganzheitlichen und psychosomatischen Medizin. Diese Ansätze wollten – wenn man von mancher Überbetonung des Psychischen, um dem noch vorherrschenden Übergewicht des organo-pathologischen Denkens in der Medizin entgegenzutreten, absieht – „nicht dem Körperlichen weniger, sondern dem Seelischen mehr Aufmerksamkeit schenken".[14]

Einen anderen Ansatz fand Hans Selye, der Begründer der Stressforschung. Er „konnte nicht verstehen, warum sich die Ärzte darauf beschränkt haben, individuelle Krankheiten zu erkennen und spezifische Heilmittel für sie zu finden, ohne dem ‚Syndrom des Krankseins schlechthin' auch nur die geringste Aufmerksamkeit zu schenken". In gewisser Weise hat er systemische Sichtweisen von heute vorweggenommen. Er führte dieses Syndrom nach langen Untersuchungen schließlich auf einen „Zustand unspezifischer Spannung in der lebenden Substanz" zurück, „der sich durch nachweisbare morphologische Veränderungen in verschiedenen Organen und besonders in den von der Hypophyse kontrollierten innersekretorischen Drüsen manifestiert".

Er nannte es das „allgemeine Adaptionssyndrom", weil er beobachten konnte, wie sich ein Organismus in seiner Reaktion an eine starke oder plötzliche Veränderung in seinem Umfeld anpasste. In dem Syndrom unterschied Selye drei Stadien: die „Alarmreaktion", das „Stadium des Widerstandes" und das „Stadium der Erschöpfung".

Diese sollten später in der Gesundheitsforschung eine bedeutende Rolle spielen. Später nannte er das Syndrom „Stress" und seine Auslöser allgemein „Stressoren".[15] Er löste damit nicht nur gewaltige Wellen in der medizinischen Forschung aus, sondern zeigte auch einen Weg, wie das Zusammenwirken von psychischen und somatischen Reaktionen zu verstehen sein könnte. Das bloße, plötzliche Auftauchen einer schrecklichen Erscheinung lässt nicht nur bei ängstlichen Gemütern den Atem stocken; das soll heißen, eine psychische Affektion vermag in jedem Fall eine somatische Reaktion auszulösen.

Auch die psychosomatischen Erklärungen bauen noch auf die Ursache-Wirkung-Beziehung des bisherigen medizinischen Paradigmas auf. Sie erweiterten die Einwirkung von außen oder die körpereigene Regulationsstörung um die somatischen Auswirkungen psychischer Konflikte oder unbewältigter Traumata. Erfolge sprachlicher Psychotherapieformen treten allerdings vorwiegend bei Personen der Mittelklasse auf und sind oft aufwändig, zeitintensiv und nur schwer zu kontrollieren. Daher wurde die psychosomatische Konzeption durch Bewältigungsstrategien ergänzt. Bei diesen werden im Hinblick auf den organischen Krankheitsverlauf neben den psychischen auch soziale, umweltbezogene und sonstige anhaltende Belastungen, die sich aus dem Lebensstil des Einzelnen ergeben und Stress erzeugen, in Betracht gezogen. Allerdings bleibt es schwierig, den physiologischen Zusammenhang zwischen psychischer und sozialer Situation einerseits und der Krankheit andererseits methodisch genau nachzuweisen, sodass sich Öffnungen für viele ideologische oder interessenorientierte Interpretationsmöglichkeiten ergeben.

Aufgrund der zunehmenden Bedeutung so genannter Zivilisationskrankheiten erstreckte sich die Suche nach möglichen Krankheitsauslösern auch auf zivilisatorische Risikofaktoren. Dazu gehören – neben den früher üblicheren körperlichen Überlastungen am Arbeitsplatz – heute immer mehr auch die vielen Erleichterungen, die zu vermehrter körperlicher Immobilität geführt haben. Die medizinischen Forschungen stellten einen signifikanten Zusammenhang her zwischen zivilisationstypischen, bedenklichen Lebensgewohnheiten wie Alkohol- und Nikotingenuss, Bewegungsmangel, Über- oder Fehlernährung sowie vermehrtem Stress am Arbeitsplatz oder im Verkehr auf der einen Seite und spezifischen Erkrankungen wie Herz- und Gefäßkrankheiten, Diabetes, Bluthochdruck, manchen Allergien, bestimmten Krebsarten und Hautkrankheiten oder bestimmten psychiatrischen Erkrankungen auf der anderen Seite. Die Beziehungen sind aber immer nur statistisch nachweisbar; sie sind somit für den Einzelfall kaum überzeugend und taugen daher wenig, um Betroffene zu Verhaltensänderungen zu bewegen. Allerdings werden Erkenntnisse über Gesundheitsrisiken durch ungesunde Lebensweisen in den letzten Jahren zunehmend berücksichtigt und führten sogar – wie zum Beispiel im Falle des Nichtraucherschutzes – zu gesetzlichen Regelungen.

Die kontinuierliche Aufklärung über gesundheitliche Risiken in den Medien hat zwar in den letzten Jahren zu mehr Gesundheitsbewusstsein bei den Menschen geführt, die Häufigkeit entsprechender Erkrankungen bisher jedoch kaum beeinflusst. **Das Problem hier ist, dass Informationsangebote allein nichts nützen, sondern angemessene Verarbeitung benötigt, damit sie zur Neuorientierung und geändertem Verhalten führen kann.** Wie sonst könnten sich veraltete Glaubenshaltungen ändern? Doch wirkt sich das Bewusstsein über Risikofaktoren, die zur Krankheit führen, auf das Bild aus, das sich der Kranke und seine Umgebung vom Kranksein machen.

> Das bisherige Konzept der Krankheit hat den Patienten weitgehend von seinen normalen Verpflichtungen in Familie und Beruf entlastet. Er wurde für seine Krankheit nicht verantwortlich gemacht, sondern eher noch bedauert. Im Rahmen des sich anbahnenden Paradigmenwechsels werden vorwiegend er selbst, seine „Verhaltensrisiken" oder die Stressoren seiner Lebenssituation, in die er sich begeben hat oder in die er gedrängt wurde, als Ursache seiner Erkrankung gesehen. Damit wird der Rückzug des Kranken aus der Verpflichtung zu seiner Gesunderhaltung nicht mehr ohne Weiteres hingenommen.

Der Patient kann damit nicht mehr, wie häufig zu beobachten, die Verantwortung für seine Genesung einseitig dem Arzt zuweisen, sondern wird verpflichtet, seinen eigenen Beitrag durch Veränderung seiner Lebensgewohnheiten, spezieller Übungen und sonstiger Maßnahmen zur eigenen Gesundung zu leisten. Denn jeder betreibt sein eigenes „Lebensexperiment", bei dem er die Prozesse zu einem erheblichen Grad steuern kann.

Lebensprozesse lassen sich in drei Kategorien unterteilen: Informations-, Formations- und Formprozesse. Unter Informationsprozessen können alle Prozesse verstanden werden, die sich unbewusst und bewusst abspielen. Der jeweilige Bewusstseinsgrad ist abhängig von den Sinnen. Ohne diese sinnliche Wahrnehmung wäre ein Leben „sinnlos". Umso sinnvoller ist es, Sinne zu trainieren, um daraus resultierende Erkenntnisse praktisch zu nutzen. Auf diese Weise prägt sich unser Bewusstsein individuell und aus vielen Möglichkeiten ergeben sich tatsächliche Handlungen, die davon abhängen, worauf wir unsere größte Aufmerksamkeit lenken. So bilden sich die täglichen kreativen Formationsprozesse, aus denen schlussendlich die materiellen Formen und Strukturen entstehen. Als zirkuläre Kausalität beeinflussen die Endresultate wiederum rückwirkend die Informationsprozesse. (siehe Kapitel 2.3.7) In diesem Kontext scheint wichtig, dass Formen und Strukturen, solange sie lebendig sind, allesamt änderbar sind. Darin begründet sich die Potenzialität jeglicher Heilung.

Im Rahmen dieser grundsätzlich offenen Selbstorganisationsprozesse ist es für

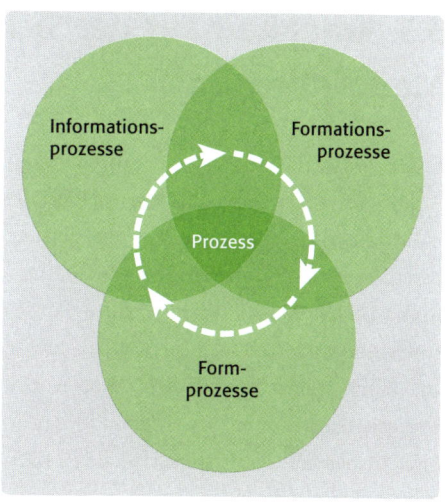

**Bild 3.1:**
Leben besteht aus Prozessen. Selbst Formen und Strukturen sind, solange sie lebendig sind, änderbar. Darauf begründet sich die Potenzialität jeder Heilung.

jeden Patienten lohnenswert, durch Sensitivierung der Selbstwahrnehmung, seine Formations- und Formprozesse selbst mitzugestalten, um die Heilungsprozesse zu beschleunigen.

Damit wird die eng auf lokale Organfunktionen abgestimmte Sichtweise der Medizin überwunden. Der Blick weitet sich auf das Gesamtverhalten des erkrankten Organismus und auf einen Menschen in seinem besonderen Lebenszusammenhang. Den individuellen Bedingungen, muss er im Hinblick auf seine eigenen Bedürfnisse und denen seiner Umwelt gerecht werden. Diesen Anspruch kann die bisherige Praxis der Medizin nicht mehr erfüllen.

# 3.3 Krankheit aus der Sicht einer systemischen Medizintheorie

Einen wesentlichen Beitrag zur weiteren Abkopplung der Medizin vom bisherigen naturwissenschaftlichen Paradigma leistete bereits der Medizintheoretiker Karl Eduard Rothschuh (1908–1984) mit seiner Forderung, eine wissenschaftliche Medizin müsse auf einer widerspruchsfreien Theorie des Organismus beruhen. Ein belebter Organismus, insbesondere der menschliche Körper, ist mit den aufeinander abgestimmten unterschiedlichen Organen, Zellen und deren Organellen und den verschiedenen pulsierenden Kreisläufen offensichtlich ein höchst komplexes, dynamisches System[16]. Eine Theorie des Organismus – insbesondere des menschlichen – liege, so Rothschuh, bisher noch nicht vor und sei mit den Begriffen und theoretischen Mitteln der vorherrschenden naturwissenschaftlichen Sichtweise bisher nicht gelungen. Leider hat Rothschuh's Forderung nach einer angemessenen Theorie in der Medizin lange Zeit kaum Beachtung gefunden und zunächst kaum entsprechende Bemühungen ausgelöst.

Seiner Meinung nach könne der Organismus nur als ganzheitlich wirkender Systemzusammenhang lebendig sein. Gleichzeitig gewähre dieser seinen einzelnen Komponenten einen relativ großen Spielraum im jeweils eigenen Anpassungsverhalten und im Austausch mit anderen Komponenten. Dadurch verfügen Organismen über ein hohes Maß an sich selbst regulierenden Fähigkeiten, die es ermögli-

chen, sich innerhalb einer relativ großen Spannbreite von Veränderungen in ihrer Umgebung zu erhalten und sich solchen Veränderungen anzupassen. Dies gelingt dem Organismus durch innere Zustandsänderungen bei Aufrechterhaltung seines Strukturgefüges. Andererseits stößt der Organismus oft bei Störungen auf klare Grenzen seiner Regelungskapazität, bei deren Überschreitung er mit kompensierbaren Krankheitssymptomen reagiert oder bei Überhandnehmen der Störung schließlich in seiner Struktur zerfällt.[17] Mit dieser Argumentationskette näherte sich Rothschuh Vorstellungen, die auch in anderen naturwissenschaftlichen Bereichen zur Forderung nach einer zusammenhängenden Systemtheorie geführt haben.

Sein Ergebnis war eindeutig: Wir müssen erkennen, dass die Krankheit „mit dem Wesen des Lebendigen zutiefst verbunden sein muss ... So muss jede Behandlung der Grundprobleme der Medizin es als ihre maßgebliche Aufgabe ansehen, eine Lebenslehre zu entwickeln, welche für das zentrale Phänomen der Heilkunde, die Krankheit, ein zureichendes Verständnis vermittelt."[18] Auf die einzelnen Funktionen des Systems zu achten, „war im Bewusstsein der Forscher eine so ausgeprägte Dominante, dass bis heute oftmals die Aufmerksamkeit der Biologen, Mediziner und Psychologen lediglich der kausalen Analyse zugewandt wird, die Klärung der Systemverbindungen und ihrer Gesetze aber weiterhin außerhalb der Sphäre der wissenschaftlichen Aufmerksamkeit verbleibt".[19] Man tendierte also dazu, Phänomene, die sich nicht linear verhalten, zu linearisieren, indem man sich auf einen bestimmten Bereich ihrer „Normalität", den kausalen Geltungsbereich, beschränkt. Damit konnte man weiterhin die Vorstellung pflegen, dass ähnliche Ursachen auch ähnliche Wirkungen haben, was heute in dieser Form nicht mehr zu halten ist.[20]

Streng kausale Vorstellungen gelten nicht mehr, wenn man komplexe Systeme beobachtet, die fern eines thermodynamischen Gleichgewichts liegen. In einem Grenzbereich zwischen Ordnung und Chaos, halten sie auf Dauer eine gewisse Stabilität (ein Fließgleichgewicht) aufrecht und kippen erst bei einem hinreichenden Anstoß aus diesem Grenzbereich heraus. Beispielhaft für ein System in einem solchen Grenzbereich ist ein lebender Organismus (siehe Kapitel 2). Die Erforschung von Systemen fern des thermodynamischen Gleichgewichts wird langsam auch in der wissenschaftlichen Medizin zur Kenntnis genommen.[21]

Das Interessante an Systemen mit einer Hierarchie von Subsystemen und Subkomponenten ist, dass sie sich nur eingeschränkt aus dem Verhalten der Komponenten auf der Mikroebene erklären lassen. Weil hier Ursachen und Wirkungen nicht mehr in einem eindeutig nachweisbaren Verhältnis zueinander stehen, spricht man von einer nichtlinearen Kopplung. In solchen Systemen sind Rückkopplungen von Be-

deutung, weil sich das Verhalten des Gesamtsystems formgebend auf das Prozessverhalten seiner Komponenten auswirkt, wie umgekehrt das Verhalten der Komponenten das des Gesamtsystems konstituiert.

Der Nobelpreisträger Albert Szent-Györgyi (1893–1986) brachte den Sachverhalt auf den Punkt: „Wenn die Natur zwei Dinge zusammenführt, erzeugt sie etwas Neues mit neuen Qualitäten, etwas, das sich nicht mit den Qualitäten der Komponenten ausdrücken lässt. Wenn man vom Elektron und Proton zum Atom übergeht, von hier zu Molekülen, dann zu Molekülaggregaten und so weiter bis zur Zelle oder dem ganzen Tier, finden wir auf jeder Ebene etwas Neues, eine neue atemberaubende Sicht. Wenn immer wir zwei Dinge trennen, verlieren wir etwas, möglicherweise das wichtigste Charakteristikum."[22] Weniger wissenschaftlich, aber treffend hat es einmal ein Witzbold in Worte gefasst: „Sie können alle Komponenten eines Schweines im Kühlschrank haben, aber nicht erwarten, dass es grunzt!"

Ein System kann sich nur dadurch in einem nicht-thermodynamischen Gleichgewicht erhalten, indem es aus seiner Umgebung (Umwelt) Stoffe, Energie und Informationen aufnimmt und diese in entropisch ausgezehrter Form wieder an die Umgebung abgibt. Diese Fähigkeit macht ein System zu einem offenen. Seit man dies erkannt hat, erscheint es mir notwendig, Lebewesen auf der Ebene dieser thermodynamischen Systembetrachtung in aller Grundsätzlichkeit zu erforschen.

Einer der Väter der Quantenphysik, der Physiker, Wissenschaftstheoretiker und Nobelpreisträger Erwin Schrödinger (1887–1961), nannte diese Fähigkeit „Negentropie-Import". Er hatte sich dem Problem gewidmet, wie sich komplexe biologische Gestalten entgegen dem physikalischen Zerfallsdruck der allgemeinen Entropie, die der Zweite Hauptsatz der Thermodynamik vorschreibt, aufrecht erhalten und sogar von Generation zu Generation fortpflanzen können.[23] **Im neuen Paradigma lassen sich lebende Organismen als offene, hochkomplexe Systeme beschreiben, die sich selbst organisieren, selbst regenerieren und regulieren und in einem dynamischen Fließgleichgewicht mit ihrer Umgebung halten.**

Was bedeutet nun Krankheit in der systemischen Sichtweise? Das lebende System strebt nach Selbsterhaltung und Selbstförderung und interagiert dazu mit seiner Umwelt. Krankheit wäre demnach eine den Zusammenhalt, die Kohärenz gefährdende Prozess-Störung. Dabei wirken Informationen, Stoffe und Energie bei dem einen mehr, bei dem anderen weniger bewusst von außen in die Prozesse des Systems ein. Der menschliche Organismus ist als Evolutionsergebnis optimal an die Lebensbedingungen seiner Biosphäre in die Gemeinschaft mit anderen Menschen angepasst. Er lebt in einer Komplexität, durch die er sich in Wechselwirkung mit seiner Umwelt selbst erhält. Als Organismus muss er sich nach dem Prinzip der Selbstregulation auf Veränderungen in seiner Umwelt, auf so genannte natürliche

Veränderungen (zum Beispiel durch Krankheitserreger), aber auch auf solche, die sich aus der gesellschaftlichen Kooperation ergeben können, fortlaufend neu einstellen, zum Beispiel: Unfälle, Vergiftungen, Unterversorgung, körperliche Überanstrengungen oder psychische Belastungen.

Ein ähnliches Prinzip gilt bereits im Bereich der Chemie: „Übt man auf ein chemisches System im Gleichgewicht einen Zwang aus, so reagiert es so, dass die Wirkung des Zwanges minimal wird." Dies wurde von Josiah Willard Gibbs beziehungsweise von Henry Le Chatelier beschrieben.[24] **Alle Veränderungen im Strukturgeflecht Gesellschaft-Umwelt, die einen bestimmten Schwellenwert übersteigen und zu einer Störung im Eingebundensein des Organismus führen oder seine Anpassungsfähigkeiten überfordern, lösen Krankheiten aus.** Auch in diesem Zusammenhang gilt der viel zitierte Satz des legendär erfolgreichen Arztes, Alchemisten und Philosophen Paracelsus (1493–1541): „Erst die Dosis macht das Gift."

Die Symptome der Krankheiten können demnach sowohl ein Signal (zum Beispiel Schmerzen) für die Störung des dynamischen Gleichgewichts zwischen Organismus und Umwelt sein oder Ausdruck des dynamischen Suchprozesses, durch den der Organismus versucht, eine neue Einstellung seines Fließgleichgewichts zu finden. **„Hieraus geht hervor, dass ein krankhafter Zustand nicht ein stabiler Zustand von irgendeiner neuen Qualität ist, sondern ein dynamischer Pro-**

zess, der darauf ausgerichtet ist, den alten oder einen neuen Stand der Homöostase (Fließgleichgewicht) zu suchen." Der von Maturana gewählte Begriff der Homöodynamik scheint dafür präziser zu sein.[25]

Man kann sich die komplex ineinander verwobenen Regelsysteme wie die gegenseitig sich austarierenden, hierarchischen Etagen eines Mobiles vorstellen.

Treten im lebenden Organismus akute Prozessstörungen aufgrund einer Verletzung, Vergiftung, Infektion und dergleichen auf, führen rasche Eingriffe zum Ziel. Denn selbstregulierende Zustandsänderungen verhalten sich zunächst weitgehend linear. Daraus erklären sich, wie schon gesagt, die großen Erfolge der bisherigen Medizin bei akuten Erkrankungen.[26]

Wird den Veränderungen nicht unmittelbar mit geeigneten Maßnahmen begegnet, etwa weil sich kaum Symptome bemerkbar gemacht haben, dann führt die Suche nach Anpassung der betroffenen Organkomponenten zu nachhaltigen und weitreichenden Zustandsänderungen. Dabei bilden sich Kompensationsketten und -muster, die erst dann zu Änderungen führen, wenn Schwellenwerte überschritten sind. Mit der Zeit treten chronische Krankheitsbilder, Zivilisationserkrankungen oder psychosomatische Krankheitskomplexe in Erscheinung.

Störsignale oder Anpassungsprozesse, die in einzelnen Teilsystemen auftreten, erlauben nicht mehr, auf den Auslöser und eine spezifische Ursache zu schließen.

Chronische Erkrankungen sind daher multifaktoriell, das heißt, es hat sich ein Zustand netzwerkartig interagierender Kompensationsketten gebildet. Das systemische Medizinmodell kann so zwar die Zusammenhänge zwischen auftretenden Krankheitssymptomen und ihnen vorangegangenen Regulations-, Anpassungs- und Kompensationsvorgängen im Prinzip erklären. Damit hat es aber noch nicht den konkreten Ansatzpunkt gefunden, um gezielt eine spezielle Therapie einleiten zu können. Hierfür wären nach bisheriger Vorstellung umfangreiche Beobachtungen und Untersuchungen vieler Spezialisten nötig, die sinnvollerweise im Verbund kooperieren sollten. Da nach Erkenntnissen der Nichtgleichgewichtsthermodynamik das System aus systemimmanenten Gründen den ihm entsprechenden Nichtgleichgewichtszustand anstrebt, stellt sich die Frage, inwieweit es notwendig ist, für eine Therapie chronisch persistierende Symptome zu zergliedern.

Möglicherweise genügt es, die Störgrößen von außen durch unspezifisch regulierende Maßnahmen zu beseitigen, um Kompensationsprozesse insgesamt zu entlasten. In der Folge pendelt das System wieder in seinen Ausgangszustand zurück. Ein einfaches Beispiel ist die Wärmflasche auf dem Bauch, durch die schon so mancher Schmerz geheilt wurde, oder auch die Anwendung von Wadenwickeln bei Fieber. Dadurch würden sich therapeutische Ansätze ergeben, die allein über Optimierung der

Rahmenbedingungen erfolgen. Eine solche systemtherapeutische Vorgehensweise erinnert an traditionelle europäische und außereuropäische Heilmethoden.

Auch die Kritiker der systemischen Medizin beobachten eine teilweise vorhandene Analogie zur so genannten vorwissenschaftlichen Medizin. Sie versuchen allerdings, die systemische Medizin mit dieser gleichzusetzen und begründen so ihre Behauptung, es gäbe „keinen wissenschaftlichen Nachweis der angenommenen energetischen und feinstofflichen Bereiche des menschlichen Organismus und seiner

Steuerungsfunktion für die körperlichen Prozesse".[27] Dabei werden die intuitiv erfassten Zusammenhänge vergangener Medizinmodelle vorgeschoben, um sich nicht mit den Bestandteilen des Systemverhaltens des Organismus und seiner komplexen Selbstregulationsprozesse auseinandersetzen zu müssen, die nach dem neuen wissenschaftlichen Paradigma aber plausibel sind und auch erkennbar werden.[28] Gerade hierin liegt die Chance, über den systemtheoretischen Ansatz eine Verbindung zwischen den Sichtweisen der Erfahrungsmedizin und den wissenschaftlich anerkannten Heilverfahren herzustellen.[29]

## 3.4 Und wann wäre man „gesund"?

Aufgrund seiner soziologischen Kritik an verschiedenen Aspekten der modernen Medizin kam der Soziologe Ulrich Beck zu dem Schluss: „Krankheit wird als Produkt auch des diagnostischen Fortschritts generiert. Alles und jedes ist oder macht aktuell oder potentiell krank." Aber ist es wirklich eine Kunst, „hochtechnisch diagnostizieren" zu können,[30] was Menschen krank macht? Zumindest erkannte Beck wohl die Gefahr, dass mit dem zunehmenden Vermögen, Abweichungen von Normwerten festzustellen, Menschen mit solchen Abweichungen stigmatisiert werden. Aufgrund der mitgeteilten Messwerte im Sinne einer sich selbst erfüllenden Prophezeiung könnten sie sich auch bald „krank fühlen".

Anstatt sich aber darüber zu sorgen, „was alles krank machen könnte", wäre im Sinne der Systemmedizin mit ihrem Bestreben, die Rahmenbedingungen zu optimieren, zu ergründen: „Was macht oder hält gesund?" Diesen Denkansatz verfolgt derzeit auch Martin Seligman mit seiner Positiven Psychotherapie.[31]

### 3.4.1 Das Bemühen der WHO um die Definition von Gesundheit

Die Frage, was Gesundsein bedeutet, hatte sich die Weltgesundheitsorganisation (WHO) schon bei ihrer Gründung 1948 gestellt. Ihre Akteure schrieben damals in die Präambel des WHO-Grundsatzpapiers: „Gesundheit ist ein Zustand vollständigen, körperlichen, geistigen und sozialen Wohlseins und nicht nur die Abwesenheit von Krankheiten oder Beschwerden."[32] Damit war sie der bisherigen landläufigen Meinung in gewisser Weise voraus, die sich unter Gesundheit nur das Fehlen von medizinischen Krankheitsbefunden vorstellen konnte. Solche Befunde lassen sich mithilfe der hochentwickelten Diagnosetechniken allerdings noch im gesündesten Menschen finden.

Vielen nationalen Delegierten bei der WHO – insbesondere aus der islamischen Welt – genügte diese weitgehende Definition von Gesundheit nicht. Auch der Delegierte Norwegens, Fredrik Mellbye, wies unter anderem auf Krankheitsphänomene und -ursachen hin, die sich in der modernen norwegischen Gesellschaft, aber nicht nur dort, ausbreiteten und sich nicht so recht in die drei angegebenen Bereiche „körperlich, geistig und sozial" eingliedern ließen. Insbesondere hob er den sich ausbreitenden Alkoholismus, die Drogensucht, Kriminalität, soziale Fehlanpassung, das weit verbreitete Gefühl eines diffusen Unglücklichseins und zunehmende Zukunftsängste hervor und forderte, entsprechende Verhaltensweisen als mögliche Krankheitsursachen und „Bestimmungsgrößen für Gesundheit" zu erforschen und zu berücksichtigen.[33]

Mit anderen Worten bezog sich der Präsident der islamischen Organisation für Medizinische Wissenschaften (IOMS), Abdulrahman Al Awadi aus Kuwait[34], auf die gleichen Phänomene: „Der materielle Fortschritt hat in der heutigen Welt ein Niveau erreicht wie nie zuvor in der Geschichte und in früheren Zivilisationen.

Und doch finden wir, dass in dieser Welt Angst und Besorgnis vorherrschen und zwar so sehr, dass man sagen könnte, der bestimmende Zug dieses Zeitalters ist das Gefühl von Verlust und Unsicherheit. Wir haben dem Menschen in den letzten Jahrzehnten seine spirituellen Werte genommen. Der Materialismus beherrscht jetzt alle Aspekte des Lebens in einem Maße, dass sich der Mensch verloren und gehetzt fühlt und verzweifelt nach Ruhe und geistigem Frieden sehnt … Gleichgültig, was wir für die Gesundheitsvorsorge für Körper und Geist tun, der Mensch wird verloren und ruhelos bleiben, solange wir nicht für die spirituellen Aspekte des Lebens vorsorgen."[35] Damit war das Stichwort gefallen, das nach langen Diskussionen auf der 36. Generalversammlung der WHO im Mai 1983 Eingang in die allgemeine Definition von Gesundheit in der Präambel des Grundsatzpapiers der WHO fand: **„Gesundheit ist ein dynamischer Zustand des vollständigen körperlichen, geistigen, _spirituellen_ und sozialen Wohlbefindens und nicht nur die Abwesenheit von Krankheiten und Beschwerden."[36]**

Natürlich war damit noch nicht klar, was man unter der „spirituellen" Dimension des Gesundseins zu verstehen hatte. Jedenfalls sollte es etwas Immaterielles sein, das dem „Reich der Ideen, des Glaubens, der Werte der Schöpfung und der Ethiken" angehört, insbesondere handelte es sich um „erhabene" Ideen, die „das Gesundheitsideal angehoben" und „zu einer praktischen Strategie der ‚Gesundheit für alle' geführt haben". „Die spirituelle Dimension spielt eine bedeutende Rolle bei der Motivation von Menschen in allen Aspekten des Lebens."[37]

Was aber war diese „spirituelle Dimension" und wie ließ sie sich aktiv für die Gesundung der Menschen einsetzen? Die erweiterte Definition von Gesundheit der WHO bot einen recht unklaren und wegen der unterschiedlichsten Weltanschauungen, die sie zusammenbringen sollte, verschwommenen Hinweis darauf, was Menschen seelisch und körperlich krank machen konnte. Allerdings dehnte sie den Begriff der Heilung und Genesung aus. Heilung sollte nicht mehr in erster Linie als Bekämpfung von Krankheiten und der kaum auslotbaren Krankheitsursachen gelten, sondern als das, was das Wort „Heilung" ursprünglich sagt, nämlich als ein Heil-, Ganz- oder Gesund-Machen. Es blieb die Frage offen, was man konkret unter Heil, Ganzheit und Gesundheit inhaltlich verstehen wollte. Diesem Thema widmet sich der folgende Abschnitt.

### 3.4.2 Das Konzept der Salutogenese

Die Hintergründe von Heilung hatte schon der Medizinsoziologe Aaron Antonovsky (1923–1994) in den Mittelpunkt seiner Überlegungen gestellt. Er hatte in Beerscheba in Palästina mit Frauen aus Deutschland gearbeitet, welche die Schrecken der Konzentrationslager er- und überlebt hatten. Während ein Teil der Frauen dieses Erlebnis in relativ guter mentaler, psychischer und körperlicher Verfassung überstand, trugen zwei Drittel der Frauen schwere körperliche

Schäden und psychische Traumata davon. Antonovsky fragte sich nun, was wohl den Unterschied ausgemacht haben könnte, dass die einen den schweren Belastungen deutlich besser standhalten konnten als die anderen. In diesem Zusammenhang entwickelte er das Konzept der Salutogenese, bei dem es vor allem um die Entdeckung und Stärkung der Bedingungen für Gesundheit und Gesunderhaltung geht. Solche Bedingungen zu diagnostizieren, sei wichtiger und förderlicher als die Identifizierung von Krankheiten und die medizinische Feststellung ihrer möglichen Ursachen. Die Förderung von Gesundungsprozessen bilden entsprechend der Wortbedeutung, (saluto = Gesundheit, genese = Entwicklung) den Kern in Antonovskys Salutogenese-Konzept.[38]

Ausgangspunkt war für Antonovsky ein anderes Verständnis von „krank" und „gesund" als das bisher vorherrschende. Er trennte nicht mehr gesund und krank in Gegensätze, sondern verstand darunter Bewegungsrichtungen, quasi Pole. Er sah den Lebensweg des Menschen in einem Strom, der sich ständig zwischen einem besseren und einem schlechteren körperlichen Befinden dahinbewegt. Für einen Organismus gibt es, solange er lebt, weder völlige Gesundheit noch völlige Krankheit. In jedem Menschen mischen sich kranke und gesunde Bereiche. Daher stellte sich ihm die Frage nach dem Grad des Gesund- beziehungsweise Krankseins und danach, was zu tun sei, um den Zustand eines Menschen in Richtung Gesundsein zu verschieben.

Für diese Verschiebung stehen dem Einzelnen unterschiedliche Ressourcen zur Verfügung sowie unterschiedliche Fähigkeiten, diese Mittel auch zu nutzen. Antonovsky unterschied im Allgemeinen individuelle Widerstandsressourcen, wie körperliche Faktoren, Intelligenz, Bewältigungsstrategien, und soziokulturelle Faktoren wie soziale Unterstützung, finanzielle Möglichkeiten sowie kulturelles, religiöses Eingebettetsein. Diese Faktoren können die Widerstandsfähigkeit einer Person erhöhen. Die Widerstandsressourcen haben zweierlei Funktionen. Zum einen prägen sie kontinuierlich die Lebenserfahrungen durch bedeutsame und kohärente Ereignisse weiter, die wiederum insgesamt das „Kohärenzgefühl" (siehe die nächsten Abschnitte) des Einzelnen formen. Zum anderen wirken sie als Potenzial, das aktiviert werden kann, wenn es für die Bewältigung eines Spannungszustandes erforderlich ist. Damit bietet Antonovsky eine Erklärung für die unterschiedliche Reaktion der erwähnten Frauengruppe in Palästina.

Entscheidend waren für Antonovsky die mentalen Einflussgrößen, die den Einzelnen prägen, insbesondere seine Grundeinstellung zur Welt und zum eigenen Leben. Er prägte dafür den Begriff „Sense of Coherence" oder „Kohärenzgefühl".[39] Von diesem Empfinden hängt maßgeblich ab, wie gut Menschen vorhandene Ressourcen zum Erhalt ihrer Gesundheit und ihres Wohlbefindens zu nutzen verstehen und mit besonderen Belastungen und Stressoren umgehen können. Je ausgeprägter das Kohärenzgefühl einer Person

ist, desto gesünder ist sie, beziehungsweise desto schneller wird sie im Krankheitsfall wieder gesund.

Er beschrieb das Kohärenzgefühl als „grundlegende Lebenseinstellung, die ausdrückt, in welchem Ausmaß jemand ein alles durchdringendes, überdauerndes und zugleich dynamisches Gefühl der Zuversicht hat, dass seine innere und äußere Erfahrungswelt vorhersagbar ist und eine hohe Wahrscheinlichkeit besteht, dass sich die Angelegenheiten so gut entwickeln, wie man dies vernünftigerweise erwarten kann." Es handelt sich dabei nicht um eine vorgegebene Grundeinstellung zum Leben. Das Kohärenzgefühl bildet sich vielmehr unter dem Einfluss des sozialen Umfeldes in der Jugendzeit bis zum Alter von etwa 30 Jahren aus. Es wird zwar auch später noch von tiefgreifenden Erfahrungen und Erlebnissen beeinflusst, lässt sich aber nur durch harte und beständige Arbeit an sich selbst, zum Beispiel in einer psychologischen Therapie, grundlegend verändern. Das Kohärenzgefühl besteht nach Antonovsky aus drei Momenten:

▌ das „Gefühl der Verstehbarkeit" meint eine Fähigkeit, Umweltreize als bedeutsame Informationen verarbeiten zu können;

▌ das „Gefühl der Bewältigbarkeit" bezieht sich auf die Überzeugung, den Anforderungen durch geeignete Maßnahmen, darunter auch die Inanspruchnahme der Hilfe von Fachleuten oder von „transzendentalen Mächten", gerecht werden zu können;

▌ das „Gefühl der Sinnhaftigkeit" des eigenen Lebens impliziert die Annahme, dass es sich lohnt, die Belastungen, die das Leben mit sich bringt, auch unter Anstrengungen zu bewältigen, oder – besser noch – dass sie als Herausforderungen empfunden werden können, an denen man wächst und sich entwickelt.

Das Gefühl der Sinnhaftigkeit hielt Antonovsky für den wichtigsten Bestandteil des Kohärenzgefühls. Ohne dieses neigen Menschen dazu, ihr Leben und alle sich ihnen in den Weg stellenden Herausforderungen als Zumutung, Last oder gar Qual zu empfinden. Ein stark ausgeprägtes Kohärenzgefühl gibt dem Menschen das Vertrauen, den Anforderungen des Lebens, die sein Inneres oder seine Umwelt an ihn stellen, gewachsen zu sein. Herausforderungen können als eine Chance für die eigene Entwicklung gesehen werden. In diesem Vertrauen kann der Einzelne auf bedrohliche Situationen gelassener und vielseitiger reagieren, die der spezifischen Situation entsprechenden Ressourcen und Energien aktivieren und eine der Herausforderung angemessene Verarbeitungsweise (Coping Strategy) einleiten.

Die „von innen oder außen kommenden Anforderungen an den Organismus, die das Gleichgewicht stören und die zur Wiederherstellung des Gleichgewichts eine nicht-automatische und nicht unmittelbar verfügbare, energieverbrauchende Handlung erfordern", nannte Antonovsky wie der oben zitierte Begründer der Stressforschung, Hans Selye, Stressoren beziehungsweise Faktoren, die Stressreaktionen auslösen.

Ein Übermaß an länger anhaltendem oder wiederholt erlebtem Stress beeinträchtigt den Gesundheitszustand. Dies ist vor allem dann der Fall, wenn es nicht zu einer gelungenen Entspannung kommt. Erholung bedeutet, dass die bei der Anspannung verbrauchte Energie regeneriert wird. Die Salutogenese empfiehlt daher, Spannungen, die zur Bewältigung einer Stresssituation nötig sind und sich meist muskulär äußern, möglichst umgehend abzubauen, um zu verhindern, dass sie zu körperlichen oder gar psychischen Irritationen und Störungen führen (siehe Kapitel 6.6). Dabei kann nach Antonovsky das Kohärenzgefühl eines Individuums grundsätzlich auf alle Systeme des Organismus einwirken, je nachdem, ob es eine Situation als gefährlich, harmlos oder als willkommene Herausforderung einschätzt. Schädigungen entstehen, wenn die ausgelöste Spannung die selbstregulierenden Prozesse des Organismus nachhaltig stört.[40] Außerdem scheinen sich Menschen mit einem hohen Kohärenzgefühl – nach Antonovskys Erfahrung – leichter für eine gesundheitsfördernde Lebensweise zu entscheiden und gesundheitsgefährdende Verhaltensweisen eher zu vermeiden.

### 3.4.3 Gesundheit und Glücklichsein

Das Konzept der Salutogenese wurde im Gefolge Antonovskys weiter ausgearbeitet. So sieht der amerikanische Glücksforscher Csikszentmihalyi"[41] das von allen Menschen angestrebte Glücksgefühl nicht dort, wo es die meisten Menschen auf Anfrage zunächst vermuten, nämlich im Bereich eines spannungslosen, von Freizeit, Spiel und Spaß bestimmten Zustandes.

Das Glücksgefühl stellt sich nach Csikszentmihalyis eingehenden Untersuchungen vor allem bei einer interessanten Arbeit, einer echten Herausforderung oder einem anspruchsvollen Hobby ein. Die frei und gerne übernommene Aufgabe nimmt uns voll in Anspruch, fordert unsere volle Konzentration und unser gesamtes Wissen und Können heraus. Wichtig ist auch, dass dabei Fortschritte erzielt werden und schließlich etwas Wertvolles herauskommt. Er nennt diesen einer Ekstase ähnlichen Zustand „Flow".

Jeder Mensch hat demnach das Bedürfnis, Werte zu schaffen. Kann er jedoch dieses Bedürfnis auch zum Beispiel aufgrund von Unter- oder Überforderung nicht befriedigen, stellt sich ebenfalls Spannung (Stress) ein. Im Vollzug der gelingenden Wertschöpfung kommt es kontinuierlich zum „Flow", zur produktiven Verarbeitung der Spannung, die als Glückszustand empfunden wird. Ist das Ziel erreicht, geht die Spannung in einen zunächst als angenehm empfundenen Zustand des Entspanntseins über. Der Mensch kommt wieder zur Ruhe, erholt sich und genießt zufrieden das Erreichte. Dieser Zustand hält eine Weile an, bis sich das Bedürfnis nach Wertschöpfung erst allmählich als Langeweile und dann immer stärker als Sinnsuche wieder stresshaft meldet. Demnach sind selbstgewählte und zu bewältigende „Herausforderungen der Hochgenuss des Lebens".[42]

Der entscheidende Punkt ist dabei die Sinnsuche mit Sinnfindung. Diese kann nicht in einer beliebigen Auswahl zwischen Angeboten bestehen. Wie bei der Liebe zu einer Person oder Aufgabe muss auch der Sinn „aus dem Herzen" kommen. Eine sinnvolle Aufgabe muss im Inneren des Menschen auf eine „Resonanz" stoßen oder eine solche auslösen. Erst dann vermag sie das Interesse und den eigentlichen Wert für den Einzelnen darzustellen. Dies könnte unter „spiritueller Dimension" verstanden werden, welche die Weltgesundheitsorganisation als eine zunehmend wichtiger werdende „Bestimmung für Gesundheit" definiert hat.

Neben der „spirituellen Dimension" dürfen natürlich die anderen Dimensionen, die körperlichen, geistigen und sozialen Einflussfaktoren nicht außer Acht gelassen werden. Es gilt, die richtige Balance zwischen einer krankheitsvermeidenden und einer gesundheitsfördernden Lebensführung mit dem angemessenen Rhythmus zwischen sinnvoller Anspannung und Erholung zu finden. Dazu gehören unter anderem Lebensfreude, die richtige Ernährung, ein ausreichendes Maß an Bewegung und die Vermeidung unverantwortlicher Risiken. Dies verlangt vom Einzelnen Einsichtsfähigkeit, Dankbarkeit für das Leben sowie ein selbstverantwortliches Lebens- oder Gesundheitsmanagement. Ärzte und in Heilberufen Tätige können dem Einzelnen die Verantwortung beim Umgang mit diesen individuell bewerteten und individuell wahrgenommenen Einzelfaktoren nicht abnehmen. Denn, wie der Nobelpreisträger Albert Szent-Györgyi zu Recht feststellt: „Leben setzt die Funktion des Ganzen voraus. Dieses Zusammenwirken aller Teile als eine Einheit ist unvorstellbar komplex und daher das schwierigste Forschungsgebiet."[43]

Oft hat Krankheit die Funktion, den einzelnen Menschen, aber auch sein gesellschaftliches Umfeld darauf aufmerksam zu machen, dass in der Lebensführung – als Kompromiss aus Eigen- und Fremdbestimmung – etwas Grundlegendes nicht stimmt. Sehr beredt hat das Harvey Leroy Atwater (1951–1991), der für seine verlogenen Tricks berühmte Wahlkampfstratege der US-Präsidenten Ronald Reagan und George H. W. Bush, am Ende seines Lebens im Februar 1991 in der Zeitschrift Life reuevoll beschrieben: „In den 80er Jahren war es mir nur um Erwerb, den Erwerb von Reichtum, Macht und Prestige gegangen. Ich habe mehr an Reichtum, Macht und Prestige zusammengerafft als die meisten anderen und weiß nun, man kann alles erwerben, was man will, und bleibt doch innerlich leer. Eine tödliche Krankheit war nötig, damit sich mir diese Wahrheit hautnah stellte. Es ist eine Wahrheit, die das Land (USA) in seinem schonungslosen Ehrgeiz und moralischen Verfall von mir lernen könnte. Ich weiß nicht, wer uns durch die 90er Jahre führen wird. Die das tun, müssen diese geistige Leere im Herzen der amerikanischen (westlichen) Gesellschaft, dieses Krebsgeschwür der Seele, ansprechen können. ‚Die Seele des Kapitalismus und seines Materialismus ist an Krebs (als Symbol für chronischen Verfall) erkrankt' und es ist nur konsequent, wenn ihr die Leiber in dieser Gesellschaft folgen. Immer mehr Menschen wenden sich ab, um eine ‚Spiritualität' zu suchen, die die Leere in ihrem Inneren wieder mit Leben erfüllt."[44]

## 3.5. Fazit

Welches Bild der Profession „Mediziner" oder „Arzt" ergibt sich nun aufgrund des von der Weltgesundheitsorganisation erweiterten Begriffs des Krank- beziehungsweise Gesundseins und aus den Erkenntnissen der Salutogenese? Gleicht es nicht allzu sehr dem eines Seelsorgers, Priesters oder geistlichen Führers, von dem jedoch das Bild des heutigen Mediziners sehr weit entfernt ist?

Das Fehlen der „spirituellen Dimension" und die Schwächung des „Kohärenz- gefühls" unter modernen kulturellen und sozialen Bedingungen mag vielleicht tatsächlich einer der wichtigsten krankmachenden Faktoren sein, die heutzutage zu körperlichem Leiden führen. **Im Grunde fehlt den meisten Menschen eine „Bedienungsanleitung" für ihre Existenz, die einfachste Wechselwirkungen zwischen internen und externen körperlichen, seelischen und geistigen interagierenden Prozessen plausibel machen.**

Körperliche Leiden können aus medizinisch-systemischer Sicht ihre Ursache in Strukturveränderungen der Gewebe, in physiko-chemischen Prozessentgleisungen und in Regulations- und Informationsverzerrungen der organischen Abläufe haben. In jedem Fall versetzen sie den Kranken – bei aller Eigenverantwortung für sein mögliches, meist unbewusstes gesundheitliches Fehlverhalten – in einen hilfsbedürftigen Zustand. Und kranken Menschen musste und konnte zu allen Zeiten mehr oder minder erfolgreich geholfen werden. Diese Hilfe muss auch heute noch geleistet werden, was gewissenhafte medizinische Behandlungen und wissenschaftlich gesicherte Therapieformen voraussetzt, aber auch Mitgefühl für das leidende Wesen.

Vor dem nicht-gleichgewichtsdynamischen Hintergrund (siehe Kapitel 2) dürfen Organe nicht mehr stationär betrachtet werden, sondern in ihrem rhythmisch schwingenden, sich selbst regulierenden Zusammenspiel. Das dynamisch-systemische Medizinmodell kann damit zwar die Zusammenhänge zwischen auftretenden Krankheitssymptomen und ihnen vorangegangenen Regulations-, Anpassungs- und Kompensationsvorgängen im Prinzip erklären. Es fehlt jedoch die grundlegende Schnittstelle, an welcher die Regulationen zellübergreifend, das heißt systemisch, stattfinden. Wo ist der Ort des systemischen „Resets", an dem aus dem Takt geratene, rhythmisch schwingende Regulationsprozesse wieder aufeinander eingestimmt werden können? An diesem Punkt hat bereits Rudolf Virchow im vorletzten

Jahrhundert mit seiner Erkenntnis, dass „die Zelle gemeinsam mit ihrem Territorium" die kleinste und die wichtigste lebensfähige Einheit ist und eine Veränderung sich noch vor der Zelle in ihrem Milieu bemerkbar machen müsste, einen entscheidenden Hinweis gegeben.

Tatsächlich gehen Strukturveränderungen in allen Organen und Geweben auf Verhaltensänderungen ihrer Zellen zurück. Diese ver- und entsorgen sich über ihr „Territorium", die extrazelluläre Matrix, in der die Zellen ähnlich wie Fische im Wasser leben. Tatsächlich verlieren auf zellbiologischer Ebene die verschiedenen Organkrankheiten ihre individuelle Bedeutung, denn die Veränderungen des Zellverhaltens und seiner Regulation scheinen in erster Linie auf Probleme in der Ent- und Versorgung der Zelle zurückzugehen, deren Ursachen in der Logistik des Zellmilieus zu suchen sind. Über das Zellmilieu werden auch die Wechselwirkungen der Zelle mit anderen Zellen, Organen und mit dem Gesamtorganismus vermittelt. Insofern sind die Zelle und ihre extrazelluläre Matrix wichtigster funktioneller Ansatzpunkt für ein systemisches „Reset".

Die Optimierung der zellulären Rahmenbedingungen, die die Selbstheilungskräfte im Zusammenspiel des gesamten Organismus aktivieren, sollte hier ihren Ausgang nehmen, mit der Einsicht, dass es keine anderen Heilungsmechanismen geben kann als diese. Dazu war es für mich wichtig, das Verhalten der lebenden (nicht gefärbten) Zelle in ihrem Milieu näher zu untersuchen. Das machen die jüngsten Fortschritte in der Beobachtungstechnologie durch die Kombination von Lichtmikroskop, Videokamera und Computer, als inzwischen standardisierte Methode der Grundlagenforschung, möglich.

## Verweise

1. Johannes Siegrist, *Soziale Ungleichheit und Gesundheit: Erklärungsansätze und gesundheitspolitische Folgerungen, Huber Verlag, Bern 2008.*

2. Ärzte Zeitung, 25.8.2006.

3. Bettina Busse, „ICD-10 und OPs: Strukturierte Einführung mit Übungen in die Diagnosen- und Prozedurenverschlüsselung", in: GFMD, Schriftenreihe zur Förderung Medizinischer Dokumentation, 2005.

4. http://www.dwds.de/?qu=Krankheit&woerterbuch=1.

5. Seit der gelungenen Strukturanalyse der DNA durch James Watson und Francis Crick 1953 ging man zunehmend davon aus, dass die DNA der Gene eine Art Blaupause liefert, nach der über die RNA jedes Protein der Zelle erzeugt wird. Man glaubte nun, dass die Struktur und das Verhalten der Zelle und damit auch des jeweiligen Organismus in seinen Genen festgelegt seien und die Gene im Zellkern das Verhalten der Zelle wie des Organismus steuere. Beschädigte oder veränderte Gene führen zu Organfehlverhalten und lösen Krankheiten aus. Mit dem gewaltigen Humangenom-Projekt hat man alle menschlichen Gene kartografisch erfasst, in der Hoffnung, an Hand dieser Vorlage „beschädigte" oder veränderte Gene reparieren oder ersetzen zu können. Man hat allerdings feststellen müssen, dass es deutlich weniger Gene als Proteine gibt (etwa nur ein Drittel, siehe Science, Nr. 291, 2001, S. 5507). Außerdem fand der Biologe H. Frederik Nijhout heraus, dass sich Gene nicht selbst steuern, sondern auf Umweltsignale reagieren. Er schrieb: „Die einfachste und auch einzig korrekte Ansicht von der Funktion der Gene ist die, dass sie die Zellen und damit letztlich die Organismen mit chemischen Materialien versorgen." H. Frederik Nijhout, „Metaphors and the role of genes in development", in: BioEssays, 12 (9), 1990, S. 444. Damit kam der Glaube an den genetischen Determinismus ins Wanken und fanden epigenetische Vorstellungen zunehmend Verbreitung.

6. Klaus Jork, Frankfurt, zitiert nach: Martin Mitwede, Der Ayurveda, von den Wurzeln zur Medizin heute, K. F. Haug Verlag, Heidelberg 1998, S. 7.

7. P. Gross, R. Hitzler, A. Honer, „Zwei Kulturen? Diagnostische und therapeutische Kompetenz im Wandel", in: Österr. Zeitschrift für Soziologie, Sonderheft Medizinsoziologie, 1985, S. 6.

8. Auf allgemeine und spezifisch deutsche Probleme mit der klinischen Forschung hat der Leiter der Abteilung klinische Biochemie am Zentrum für Innere Medizin in Göttingen, Professor Dr. Hans Dieter Söling, in seinem Beitrag „Klinische Forschung in Deutschland", in: Medizinische Klinik, Standorte, Jg. 94, 1999, S. 282–289, ausführlich hingewiesen.

9. Ulrich Beck, Risikogesellschaft, auf dem Weg in eine andere Moderne, Edition Suhrkamp, Frankfurt 1986, S. 330f.

10. Vgl. Marco Bischof, „Flüssigkeits- und Feldorganismus und seine Rhythmik", in: Erfahrungsheilkunde (EHK), Bd. 54, 2005, S. 321f.

11. Wolfgang Köhler, Die Aufgaben der Gestaltpsychologie, De Gruyter 1971, S. 7: „Das Ganze ist verschieden von der Summe seiner Teile und nicht wie meist fälschlich zitiert, … ist mehr als die Summe seiner Teile."

12. Ludolf von Krehl, Pathologische Physiologie, F. C. W. Vogel Verlag, 14. Aufl., Berlin 1932.

13. Ludolf von Krehl, Krankheitsform und Persönlichkeit, G. Thieme Verlag, Leipzig 1929.

14. Edward Weiss, O. Spurgeon English, Psychosomatic Medicine. The Clinical Application of Psychopathology to General Problems, Saunders, Philadelphia/London 1943.

15. Hans Selye, Supramolekulare Biologie, die Wissenschaft vom Lebendigen, F. K. Schattauer Verlag, Stuttgart/New York 1971, S. 12ff.

16. System = gr. das Gebilde, Zusammengestellte, Verbundene. Gesamtheit von Elementen, die so wechselwirken, dass sie als eine aufgaben-, sinn- oder zweckgebundene Einheit angesehen werden können und sich in dieser Hinsicht gegenüber der sie umgebenden Umwelt abgrenzen. Systeme organisieren und erhalten sich durch Prozesse. Durch Systemelemente und ihre Beziehungsgeflechte entsteht, funktioniert und erhält sich ein System. Eine strukturlose Zusammenstellung mehrerer Elemente wird hingegen als Aggregat bezeichnet. Mikroebene und Makroebene stehen in Wechselwirkung.

17. Karl Eduard Rothschuh, Theorie des Organismus,

Urban & Schwarzenberg, München/Berlin 1963.

18.  Karl Eduard Rothschuh a.a.O. S. 43.

19.  W. F. Sershantow, P. A. Makkawejski, W. A. Martschenko, Organismus – Persönlichkeit – Krankheit, ein Beitrag zu den philosophischen und biologischen Grundlagen der Medizin, VEB Gustav Fischer Verlag, Jena 1980, S. 27.

20.  Darauf bezieht sich die in der Chaos-Theorie berühmte Metapher vom „Flügelschlag eines Schmetterlings", der einen Hurrikan auszulösen vermag.

21.  Eines unter vielen Beispielen hierfür ist der Kongress der naturwissenschaftlichen Vereinigung Leopoldina: Molecular Biology in the 21st Century, From molecules to systems – a quantum jump in complexity, vom 11.–13. Oktober 2007 in Berlin.

22.  Alber Szent-Györgyi, Lost in the 20th Century, Annual Review of Biochemistry, Heft 32, 1963.

23.  Erwin Schrödinger, Was ist Leben? Die lebende Zelle mit den Augen des Physikers betrachtet, aus dem Engl. 1943 übers. von L. Mazurczak, Francke Verlag, Sammlung Dalp 1, Bern 1946.

24.  Josiah Willard Gibbs u.a., The Collected Works of J. Willard Gibbs, Longmans, Green and Co, New York 1928. Henry le Chatelier, „Henry Le Chatelier (1850–1936) Sa vie, son œuvre", in: Revue de Metallurgie, Sondernummer, Januar 1937. Siehe auch unter: http://www.annales.org/archives/x/lc.html.

25.  Sershantow/Makkawejski/Martschenko 1980 (vgl. Anm. 19), S. 72, Der Begriff „Homöostase" entspricht dem des „Fließgleichgewichts". Humberto R. Maturana möchte statt des eingeführten Begriffs Homöostase, der eine „stasis", einen Stillstand suggeriert, lieber von Homöodynamik sprechen, weil es sich dabei um einen wechselseitigen Rückkopplungsprozess handelt.

26.  Vgl. dazu Erich Wühr, Kraniofaziale Orthopädie, ein interdisziplinäres Konzept zur Diagnostik und Therapie von Patienten mit Muskel- und Gelenkschmerzen innerhalb und außerhalb des kraniomandibulären Systems, Verlag für ganzheitliche Medizin Dr. Erich Wühr GmbH, Bad Kötzting 2008, S. 38.

27.  Vgl. den Beitrag „Das Modell systemischer Selbstregulation" im Artikel „Krankheitsmodell" in der freien Enzyklopädie Wikipedia unter: http://de.wikipedia.org/wiki/Krankheitsmodell#Das_Modell_systemischer_Selbregulation

28.  Alfred Pischinger, Hartmut Heine, Das System der Grundregulation, Grundlagen einer ganzheitlichen Medizin, Haug Verlag, Heidelberg 1998 und Hartmut Heine, Lehrbuch der biologischen Medizin, Grundregulation und Extrazelluläre Matrix, Hippokrates Verlag, Stuttgart 1997.

29.  Erich Wühr, Systemische Medizin, Verlag Systemische Medizin, 2. Aufl., München 2011.

30.  Ulrich Beck, Risikogesellschaft, auf dem Weg in eine andere Moderne, Edition Suhrkamp, Frankfurt am Main 1986, S. 331.

31.  Martin Seligman, „Flourish – Wie Menschen aufblühen: Die Positive Psychologie des gelingenden Lebens", Kösel-Verlag / Randomhouse, 2012.

32.  WHO, Constitution of the World Health Organization, in: Basic Documents, WHO, Genf 1996, S. 1.

33.  Fredrik Mellbye, in: The delegates speak, Chronicle of the World Health Organization, Bd. 37, Genf 1983, S. 133.

34.  Al Awadi war auch ehemaliger Gesundheitsminister Kuwaits sowie Leiter der Umweltorganisation ROPME der Golfanrainerstaaten (http://www.ropme.org ), zur IOMS siehe http://www.islamset.com

35.  Abdul Rahman Al Awadi, in: The delegates speak, Chronicle of the World Health Organization, Bd. 37, Genf 1983, S. 131.

36.  World Health Organization, Executive Board 101, Session, Resolutions and Decisions, EB101.1998/REC/l, WHO, Genf 1998, S. 52f.

37.  M. H. al Khayat, Spirituality in the Definition of Health, the World Health Organisation's Point of View, unter: http://www.medizin-ethik.ch/publik/spirituality_definition_health.htm

38.  Antonovskys beide Hauptwerke sind Health, stress and coping: New perspectives on mental and physical well-being, 1979, und Unraveling the mystery of health. How people manage stress and stay well, 1987. Hier aber: Aaron Antonovsky, A. Franke, Salutogenese. Zur Entmystifizierung der Gesundheit. Erweiterte deutsche Ausgabe, Deutsche Gesellschaft für Verhaltenstherapie, Tübingen 1997.

39.  Gemeint ist das positive Gefühl, in die Welt eingebunden zu sein, mit ihr in Einklang zu stehen. Das entspricht durchaus dem Begriff der „Kohärenz", den der Physiker Herbert Fröhlich als einen makroskopischen Quanteneffekt entdeckt und später auch in belebten Systemen wiedergefunden hat. Vgl. Herbert Fröhlich, Biological Coherence & Response to External Stimuli, Springer, Berlin 1988.

40.  Bessel van der Kolk u.a., Traumatic Stress: Grundlagen und Behandlungsansätze. Theorie, Praxis, Forschung zu posttraumatischem Stress und Traumatherapie, Junfermann-Verlag,

Paderborn 2000.

41. Mihaly Csikszentmihalyi, Flow- das Geheimnis des Glücks, Klett Cotta, Stuttgart 2000.

42. Erich Wühr, Systemische Medizin, Verlag Systemische Medizin, 2. Aufl., München 2011.

43. Albert Szent-Györgyi in seinem Vorwort zu Hans Selye, Supramolekulare Biologie, die Wissenschaft vom Lebendigen, F. K. Schattauer Verlag, Stuttgart/New York 1971, S. XIf.

44. Lee Atwater und der mit dem Zitat verbundene Gedanke siehe Abdulhay Y Zalloum, Das neue Feindbild Islam, Globalisierung und Kapitalismus in der Krise, Beim Propheten Verlag, München 2003. Nach Zalloum ist es vor allem die gesellschaftliche, Wirtschaft und Politik umfassende Spiritualität des Islams, die ihn nach dem Kommunismus zum neuen Feindbild des Westens werden lässt.

# 4 Zellbiologische Grundlagen des Lebens

Eine wichtige Basis für das zellbiologische Verständnis sind die naturwissenschaftlichen Grundlagen im Wandel der Zeit. Diese beginnen im Wesentlichen bei der Zellularpathologie Rudolf Virchows. Er hat unter anderem, Zellen in Abhängigkeit von den Zellterritorien (extrazelluläre Matrix) untersucht. Neuerdings stellten Zellforscher wieder fest, dass die Genetik zur Steuerung der Zelle nicht ausreicht, sondern durch die Epigenetik ergänzt werden muss.

Statische Modellvorstellungen über Zellmembranen ändern sich. Überlebenswichtig sind Dynamische Gel-Sol-Phasenübergänge sowohl innerhalb als auch außerhalb der Zelle. Sie sind notwendig zur Aufrechterhaltung normaler Zellfunktion und unterliegen Einflüssen aller Art, insbesondere Stressoren. Die elektrische Ladungsdichte bestimmt nicht nur die Entropie, sondern wirkt auch auf grundlegende Zellfunktionen ein. Bereits lebende Zellen bestehen gleichsam als Symphonie unterschiedlichster Prozesse, die sich rhythmisch äußern. Das Quantenfeld verbindet alles. Teilchen und Welle sind dabei zwei verschiedene Betrachtungsweisen des gleichen schöpferischen Vorgangs. Kohärent strukturierte Wellen formieren sich von Moment zu Moment als quasi stabile Strukturen aus einem Meer von Möglichkeiten. Diese Metastabilität gilt es aufrechtzuerhalten, um gesund zu bleiben. (siehe Abbildung. 4.9)

# 4.1 Die lebende Zelle

„Wenn wir eine grundsätzliche Definition des Lebens suchen, dann müssen wir unsere Aufmerksamkeit auf die lebende Zelle richten. Sie ist die Grundeinheit allen Lebens."[1] Mit dieser Aussage beginnt Gilbert Lings Werk über die „*Revolution in der Physiologie der lebenden Zelle*" aus dem Jahr 1992. Damit hat er sicherlich Recht, denn er befindet sich in der Tradition des Berliner Arztes Rudolf Virchow, der viel früher die Zelle als kleinste lebende Grundeinheit die Medizin eingeführt hatte. Seine 1858 veröffentlichte Theorie der Zellularpathologie wurde bereits in den vorhergehenden Kapiteln dargestellt.

Alle lebenden Organismen bestehen aus einer oder mehreren Zellen. Im Fall des menschlichen Körpers handelt es sich um ein wohl organisiertes Gefüge von rund 70 Billionen Zellen. Die Größe der Zellen variiert stark. Eine typische menschliche Körperzelle ist circa 10 µm groß und besitzt im Durchschnitt eine Masse von etwa 2,5 ng. Die größte Zelle, die wir kennen, die Eizelle des Vogel Strauß, hat dagegen einen Durchmesser von über 7 cm.

Alle lebenswichtigen Funktionen eines Organismus finden in der Zelle **und** in ihrem Umfeld statt. Der Metabolismus zur Energiegewinnung geschieht innerhalb der Zellen. Zellen bilden daher die fundamentale Grundeinheit für die Struktur und Funktion der Organismen. Zellen entstehen nicht spontan, sondern ausschließlich durch Teilung bereits vorhandener Zellen. Sie enthalten im genetischen Material die Erbinformationen, die für die Art und Weise der Zellfunktionen lebensnotwendig sind. Daher müssen sie bei der Zellteilung unbedingt auf die beiden Folgezellen übertragen werden. Die meisten Zellen sind in ihrem Grundbauplan und in ihrer chemischen Zusammensetzung ähnlich aufgebaut. Im Durchschnitt setzen sie sich zu rund 80 Gewichtsprozent aus Wasser zusammen – je nach Zellfunktion und Alter kann der Wasseranteil zwischen 50 und 90 Prozent schwanken. Der strukturelle Anteil der Zelle besteht zum größten Teil aus großen, teils fadenartigen Proteinmolekülen, welche die Charakteristik der Zellen bestimmen. Sie werden nach einem Bauplan (re-)produziert, der auf den DNA-Strängen der Gene, die sich in den Chromosomen des Zellkerns befinden, festgehalten ist. Diese machen gemeinsam mit den RNA-Strukturen einen kleineren Teil der Zelle aus. Schließlich befinden sich in der Zelle noch Kohlenhydratmoleküle und Proteoglykane sowie verschiedene Ionen und weitere Metaboliten.

Das Leben auf der Erde beginnt mit der Entstehung einer Zelle. Wie es dazu kam, ist allerdings noch ungeklärt, denn bereits Zellen sind höchst komplexe Gebilde, die sich über einen langen Zeitraum entwickelt haben. In den Zellen wirken verschiedene Organellen zusammen. Das sind kleine, funktionsfähige Kompartimente, die im Zytoplasma neben dem Zellkern vorhanden sind. Möglicherweise waren sie ursprünglich vereinzelt primitivere Vorformen des Lebens, wie zum Beispiel die Mitochondrien, die Energiekraftwerke der Zellen.

Es gibt trotz ihrer grundsätzlich ähnlichen biochemischen Funktionsweise die unterschiedlichsten Formen und Funktionen von Zellen. Allein der menschliche Körper besteht aus etwa 220 verschiedenen Zell- und Gewebetypen mit etwa 100.000 unterschiedlichen Proteinen. Besonders zu beachten ist ihre allgemeine Lebensfunktion, denn sie arbeiten alle auf eine prinzipiell gleiche Art und Weise.

In der Regel sind Körperzellen, wenn man sie aus dem Organzusammenhang löst, allein nicht mehr überlebensfähig. Sie dennoch am Leben zu erhalten, gelingt nur mithilfe von speziellen Nährlösungen, einem möglichst körperidentischen Umfeld, in einem entsprechend hohen thermodynamischen Nichtgleichgewicht (siehe Kapitel 2.3.6). Im Organismus nennt man das spezielle Umfeld der einzelnen Zellen die „extrazelluläre Matrix" (EZM). Bei Züchtungen außerhalb des Organverbundes degenerieren Körperzellen in der Regel, wenn man das für den Zellverband spezifische thermodynamische Nichtgleichgewicht nicht ausreichend berücksichtigt. Bei unseren Zellversuchen beispielsweise haben sich differenzierte Nervenzellproben rasch zu gewöhnlichen Fibroblasten rückgebildet.[2] Um diesen Dedifferenzierungsprozessen entgegenzuwirken, mussten wir den Sauerstoffgehalt in den Zellkulturschränken erhöhen.

Die gewonnene Erkenntnis ist: Zellen sind von einem speziellen Umfeld, in dem sie sich angesiedelt und auf das sie sich eingestellt haben, abhängig. Das gilt für Einzeller ebenso wie für Organzellen.

Die Zelle muss, um zu überleben, Nahrung finden, aufnehmen, diese in energiereiche Moleküle umwandeln, um mit dieser Art „Energie" dann bestimmte Funktionen ausführen zu können. Das Überleben der Zelle hängt von ihrer Fähigkeit ab, chemische und physikalische Energie zu nutzen. Diese ist in organischen Molekülen in Form von Atomverknüpfungen oder durch die elektrischen Ladungen der Ionen gespeichert. Sie sind sowohl innerhalb der Zelle als auch außerhalb in der EZM gelöst und unterhalten ein elektrisches Potenzial. Zellen schütten Stoffe aus, die in anderen Zellen bestimmte Reaktionen auslösen. Über solche Signalstoffe können Zellen miteinander kommunizieren.

Die EZM erhält demnach ihre besondere Bedeutung – worauf bereits Virchow hingewiesen hat – dadurch, dass der gesamte Stoffwechsel einschließlich des Signalaustauschs über sie stattfindet. Es gibt keine andere Möglichkeit, selbst für elektrische Signale nicht, an die Zelle heranzukommen als über diese Wegstrecke.

Die terminalen Strombahnen (das Kapillarbett) verlaufen im extrazellulären Raum und sorgen gemeinsam mit den hier beginnenden Lymphgefäßen für die Homöodynamik.

Im Rahmen der Gordon-Konferenz für Proteoglykane von 1998 wurde eine treffende Charakterisierung der Eigenschaf-

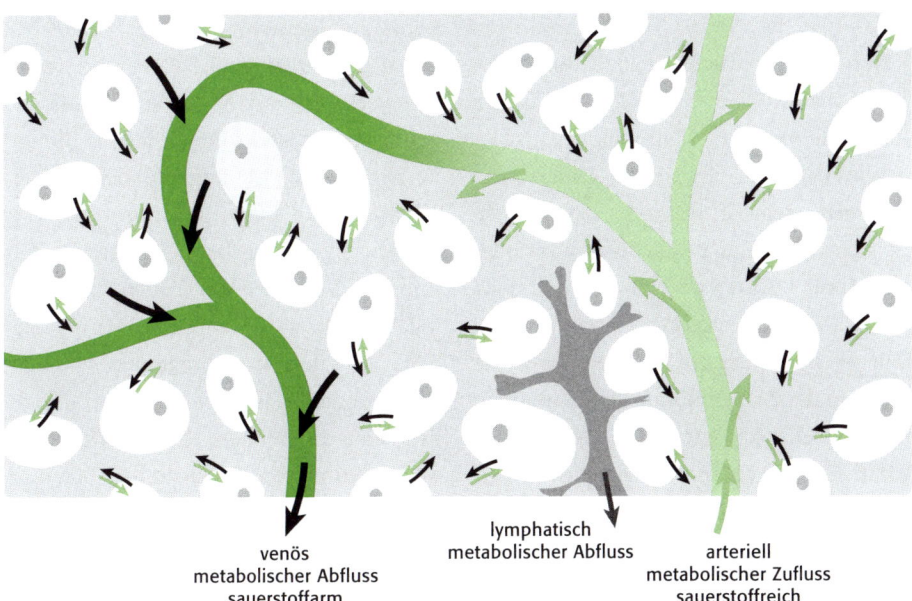

venös
metabolischer Abfluss
sauerstoffarm

lymphatisch
metabolischer Abfluss

arteriell
metabolischer Zufluss
sauerstoffreich

**Bild 1.1:**
Gerichtete, intakte Austauschprozesse innerhalb der terminalen Strombahn (extrazelluläre Matrix). Die Qualität der Prozesse bestimmt, ob Symptome entstehen oder vergehen, siehe auch Abb. 1.2 und 1.3.

ten von Extrazellulären Matrix-Komponenten geprägt. Sie wurden als Demiurg bezeichnet.[3]

Die verschiedenen Komponenten der Zelle wurden im letzten Jahrhundert mithilfe der damals entwickelten immer leistungsfähigeren Mikroskope entdeckt und in ihrer Struktur, nicht jedoch in ihrer Funktion, immer genauer beschrieben. Und dabei soll es, wie Gilbert Ling 1992 feststellte, zu der „Revolution der Physiologie der lebenden Zelle" gekommen sein. Worin aber bestand die qualitativ neue Erkenntnis, die sich als „Revolution" charakterisieren ließ?

Gleich zu Beginn seines eingangs zitierten Werkes fragt Ling nach dem Unterschied zwischen einer lebenden und einer toten Zelle und antwortet überraschend einfach: Dieser Unterschied lässt sich leicht feststellen, wenn man versucht, Zellen einzufärben, zum Beispiel mit Trypanblau und ähnlichen Farbstoffen. Während eine tote Zelle die Farbe durch und durch aufnimmt, „tun das lebende Zellen nicht". Ling zieht daraus den wichtigen Schluss: „Lebende Zellen haben die Fähigkeit, mit ihrer Umwelt sowohl eine Kontinuität wie auch eine Diskontinuität, eine Abtrennung von ihr, aufrechtzuerhalten."[4] Das setzt voraus, dass die lebende Zelle sich gegen ihre Umwelt abgrenzen kann. Sie baut um sich herum eine Grenzschicht auf, die jedoch für Austausch fähig bleibt.

Lebende Zellen können in bestimmten Bereichen unterscheiden, was ihnen zuträglich ist und was nicht, während die abgestorbene Zelle dazu nicht mehr in der Lage ist. Solche Unterscheidungen treffen zu können, macht demnach einen wesentlichen Unterschied zwischen lebender und toter Zelle aus.

Wie kann es zu diesem Unterschied kommen, wenn in der rein molekularen Zusammensetzung der Zelle kurz vor oder nach ihrem Absterben sich materiell noch nichts verändert hat? Die Unterscheidung fällt offensichtlich am äußeren Rand der Zelle, an der Zellmembran. Deren momentane Struktureigenschaften entscheiden letztlich darüber, wie die Zelle zum Beispiel äußere Reize wahrnimmt und darauf reagiert. Entscheidend ist hierfür der thermodynamische Zustand der Zelle (siehe Kapitel 2.3.6). Lebende Zellen bilden erst aufgrund eines gewissen Ladungspotenzials an ihrer Membran eine sich abgrenzende Einheit, ein Kompartiment, das sich selbst durch ebensolche geladenen Grenzflächen zum Beispiel der Vakuolen und Mitochondrien in weitere Kompartimente unterteilt. Die Zellmembranen stellen also so etwas wie einen Hohlraumkondensator dar. Die wechselnde Potenzialstärke der Grenzflächen hängt vom Metabolismus der Zelle ab.

Der einzellige Organismus nimmt unter anderem über das Ladungspotenzial an der Membran Veränderungen seiner Umwelt wahr und reguliert seinen Stoffwechsel, indem er als Nahrung identifizierte Stoffe aufnimmt, andere dagegen abwehrt und Stoffwechselprodukte ausscheidet. Auf diese Weise findet über die Membran auch die Signalübertragung statt. Die Zelle wird im Verbund der Organe und des Körpers gesteuert und trägt selbst zur Steuerung anderer Zellen bei. Denn der Organismus bildet ein Signalnetzwerk, das relativ selbstständige, lebende Zellen koordiniert. Dieses Signalnetzwerk passt sich aufgrund der Reizverarbeitung des Organismus mit der Zeit den jeweiligen Gegebenheiten an und mit ihm das Verhalten der Zellen, die ebenfalls ständig unter Anpassungsdruck stehen. An den innerorganischen Steuerungsprozessen ist auch eine Vielzahl von Enzymen, Hormonen, Neurotransmittern und sekundären Botenstoffen beteiligt, die zwischen den Zellen vermitteln. Aus meiner Sicht entscheidet das Ladungspotenzial an der Zellmembran auch über die Infizierbarkeit der Zelle durch Viren oder toxische Partikel, also darüber, ob (allgegenwärtige) Krankheitserreger in sie eindringen können oder nicht. Dies erklärt auch, weshalb allein durch Wetteränderungen (Temperatur, Luftdruck, Luftelektrizität, Sferics), die mit den Ladungsfeldern des Körpers interagieren, ganze Grippewellen praktisch aus dem Nichts ausgelöst werden können.

Um die chemische oder elektromagnetische Signalübertragung zu verstehen, richtete man die Aufmerksamkeit zunächst ausschließlich auf die **Membran** und achtete kaum auf die Zusammensetzung des Zytoplasmas oder der EZM. Auch die Fähigkeit und Funktion, Unterscheidungen zu treffen (was geht rein oder raus und was nicht), wurde demnach in der Zellmembran gesucht. Diese verfügt über Kanäle, Schleusen und Pumpen, mit deren Hilfe Ionen, Moleküle und Stoffe aufgenommen und ausgeschieden werden können. Auf diese Weise erklären sich die auffälligen Unterschiede der Ionen-Konzentrationen, insbesondere der Natrium-, Kalium- und Kalzium-Ionen innerhalb und außerhalb der Zellen. Um solche Pumpen und Schleusen zu betätigen, bedarf es allerdings auch einer berechenbaren Menge an Energie und auch eines bestimmten „Wahrnehmungs- und Steuerungsmechanismus", der in der Zelle gesucht wurde.

Weitere Beobachtungen von Bruce Alberts und Kollegen regten schließlich zum Weiterdenken über die Rolle der Membran sowohl einzeln als auch im Organverbund an. Sie hatten beobachtet, wie eine sich bewegende Zelle an dem Untergrund, über den sie kroch, hängen blieb. Ihre Vorderseite drängte weiter, bis schließlich ihr festsitzendes Hinterteil abriss. Das Vorderteil setzte seine Reise trotzdem scheinbar unbekümmert fort.[5] Bei diesem Vorgang wurde die für so entscheidend gehaltene Zellmembran weitgehend zerrissen, ohne dass die Zelle darunter zu leiden schien. Das bedeutet, die Membran wurde von der Zelle zunächst nicht einmal wiederhergestellt.

Weitere, vor allem von Bruce Lipton durchgeführte Experimente erschütterten schließlich das bisherige zellbiologische Dogma. Als wichtigstes Steuerungsorgan der Zelltätigkeiten galt neben der Membran bisher der **Zellkern**, der in den Chromosomen die **Gene** als die – wie man dachte – eigentliche biologische Schalt- und Steuerungszentrale, enthielt. Als Lipton den Zellkern mit den Genen und Chromosomen aus einer lebenden Zelle

entfernte, starb die Zelle jedoch nicht notwendigerweise ab. Manche kern-amputierten Zellen konnten zwei oder mehr Monate überleben, ohne noch über Chromosomen und Gene zu verfügen. Lipton schrieb dazu: „Obwohl der Zellkern fehlt, halten diese Zellen ihren Stoffwechsel aufrecht, sie verdauen Nahrung und scheiden Abfallprodukte aus, sie atmen, sie bewegen sich in ihrer Umgebung und erkennen dabei andere Zellen, Angreifer oder Toxine, auf die sie angemessen reagieren. Letztendlich sterben diese kernlosen Zellen aber, weil sie ohne Kern nicht in der Lage sind, die abgenutzten oder fehlerhaften Proteine, die sie für ihre Lebensfunktionen brauchen, zu ersetzen."[6] Damit änderte sich das vorherrschende Bild, das sich Biologen von der Zelle machten.

Die offene Frage ist, woher die Steuerungsprozesse der Zellen kommen und wo ihr Auslöser sitzt. Dazu schauen wir in die Forschungsgeschichte.

## 4.1.1 Geschichtliches zur Zelltheorie

Das bisherige Bild von der Zelle wurde durch die Geschichte ihrer Entdeckung geprägt. Theodor Schwann (1810–1882) untersuchte vorwiegend Pflanzenzellen und entdeckte unter seinem Mikroskop kleine Kammern in den Zellen. Sie waren im Wesentlichen mit einer homogenen, transparenten Flüssigkeit, in der Ionen und Moleküle schwammen, angefüllt. Er hielt die Zellwand, die seiner Meinung nach aus einem gelatineartigen Material bestand, für wesentlich wichtiger als den übrigen Zellinhalt. Max Johann Sigismund Schultze (1825-1874) hat um 1861 herausgefunden, dass die tierische Zelle im Wesentlichen nicht, wie Schwann glaubte, Flüssigkeit beinhaltete, sondern sich aus einem gelartigen Protoplasmaklümpchen zusammensetzte. Diese Klümpchen, so Schultze, würden prinzipiell – unabhängig von der Art der Zelle in den verschiedenen Organen – nahezu die gleichen physikalischen Eigenschaften besitzen. Darüber hinaus hatte er den Zellkern entdeckt, dem er nun die entscheidend wichtige Steuerungsfunktion zuschrieb.[7]

Die Bedeutung des Zellkerns wuchs in den Augen der Forscher, als man die Vorgänge der Zellteilung näher untersuchte. Man nahm nun an, dass der Zellkern die Strukturbildung und die Funktionen der Zelle auf ähnliche Weise zentral steuert wie das Gehirn den menschlichen Körper. Doch das kann nicht der Fall sein, wenn, wie gezeigt, Zellen, aus denen der Zellkern entfernt wurde, eine beträchtliche Zeit lang weiterleben können und die meisten ihrer wesentlichen Funktionen aufrechterhalten bleiben.

Frederik Nijhout, Biologe an der Duke-Universität, fand etwa 1990 heraus, weshalb Gene das Leben der Zelle nicht „steuern" können. Der Hauptgrund dafür liegt in ihrer Unfähigkeit, von sich aus tätig zu werden. Gene müssen aktiviert werden – und das geschieht durch Signale aus dem Umfeld der Zelle.[8] **Demnach wäre die Steuerung der Zelle im Umfeld, in der EZM zu suchen.** Die Frage, ob dies auch

für die Tendenz der Zelle gilt, ein gewisses energetisches Niveau – im thermodynamischen Nichtgleichgewicht – homöostatisch aufrechterhalten „zu wollen", ist allerdings noch ungeklärt. Näher liegt die Annahme, dass sich die Steuerung aus einem Zusammenspiel zwischen Innen und Außen ergibt, durch eine Kohärenz, auf die noch gesondert einzugehen ist.

Die Betonung der lebenswichtigen Funktionen der Zellmembran behielt man noch bei, als man schon tiefer in die komplexe Struktur der Zelle hineinsehen konnte. Man machte die Membran für die erst in späteren Jahren beobachtete Fähigkeit der lebendigen Zelle verantwortlich, eine deutlich andere Molekülkonzentration im Zellinneren aufrechtzuerhalten als in ihrem Umfeld herrschte. Tote Zellen können dies nicht mehr. Beim Zelltod nähern sich die Molekülkonzentrationen von Zellinnerem und ihrem Umfeld rasch einander an. Dadurch erklärt sich die Beobachtung von Gilbert Ling. Wie oben erwähnt, hat er darauf verwiesen, dass man an der unterschiedlichen Einfärbung von Zellen erkennen kann, ob sie noch leben oder bereits tot sind: Ein Eindringen des Farbstoffs in das Zellinnere weist auf veränderte Redoxpotenziale und eine gleichmäßige Molekülkonzentration hin und somit darauf, dass eine Zelle abgestorben ist.

Die lebensentscheidende Herstellung und Aufrechterhaltung unterschiedlicher Ionenkonzentrationen betrifft vor allem drei Arten von Ionen. Auf fünf bis 15 Natriumionen pro Masseneinheit innerhalb der Körperzelle kommen 145 in ihrem unmittelbaren Umfeld. Bei Chlorid ist der Konzentrationsunterschied etwas geringer, nämlich fünf bis 15 zu 110. Bei Kalium gestaltet er sich genau umgekehrt, hier kommen auf 140 Ionen in der Zelle nur fünf in ihrem Umfeld. Man nahm daher an, in der Zellmembran müsse es Pumpschleusen geben, die bei der lebenden Zelle den Konzentrationsunterschied bewirken.

Das bereits erwähnte Phänomen der sich fortbewegenden Zelle von Alberts, die dabei einen Teil ihrer Masse und damit auch ihrer Membran verlor, zeigt, dass der Zellmembran nicht die lebensentscheidende Bedeutung zukommen kann, wie noch immer weitgehend geglaubt wird. Auch wurde die Existenz solcher Pumpschleusen trotz hoch auflösender Mikroskope nie nachgewiesen,[9] mangels geeigneter Testverfahren aber auch nicht widerlegt.

Als man die Zellmembran näher untersuchte, stellte man fest, dass sie vor allem aus Phospholipiden besteht, die an einem Ende Wasser abstoßen, am anderen Wasser anziehen. Diese Lipide sind so angeordnet, dass je eine hydrophile Seite nach außen gegen das Zellumfeld und ins Innere der Zelle zeigt, während die hydrophoben Seiten zwischen den hydrophilen Schichten liegen.[10] Als solche Lipiddoppelschicht ist die biologische Membran für geladene Moleküle, also auch für Ionen, undurchlässig. Bei vielen Tierzellen befindet sich auf der Lipidschicht noch eine Glykokalyx-Schicht aus Polysacchariden, die ebenfalls den Ionenaustausch behindert. Die Annahme eines Transports

über so genannte Ionenpumpen erschien daher nahe liegend. Ein derartiger Mechanismus könnte den regulierten Austausch von Ionen durch die Membran ermöglichen und die Konzentrationsunterschiede der Ionen zwischen den beiden Seiten der Membran aufrechterhalten. Allerdings ließ sich keine befriedigende Antwort auf die Frage finden, woher diese Pumpen die für ihren Betrieb benötigte Energie nehmen. Die Bilanzierung der Energie, die der Zelle aus dem Stoffwechsel zur Verfügung stand, wies jedenfalls nicht die Energie aus, die der Betrieb solcher Pumpen benötigen würde.[11]

Die Doppelschicht der Membran ist auch keineswegs so starr, wie zunächst angenommen wurde. Sie ist vielmehr mit einem Ölfilm auf einer Wasseroberfläche vergleichbar. Wenn sie von irgendeinem Teilchen durchdrungen wird, schließt sie sich dahinter wieder. Sie kann durch spezielle (Fett-)Lösemittel zerstört werden. Mit besseren Mikroskopen entdeckte man, dass zahlreiche Proteinfäden die fettige Zellmembran nach innen und außen durchdringen oder in dieser „schwammen". Schließlich fand man heraus, dass die Membran zu 50 bis 80 Prozent aus Proteinen bestand und die Phospholipide nur einen kleinen Anteil ausmachten. Waren also die Proteine die besagten Ionenpumpen, und wenn ja, wie funktionierten sie?

Die Hypothese von der Schutz- und Pumpfunktion der Membran versuchte man bei begründeten Einwänden durch immer neue Abänderungen der Hypothese stets neu zu festigen. Schließlich gelang

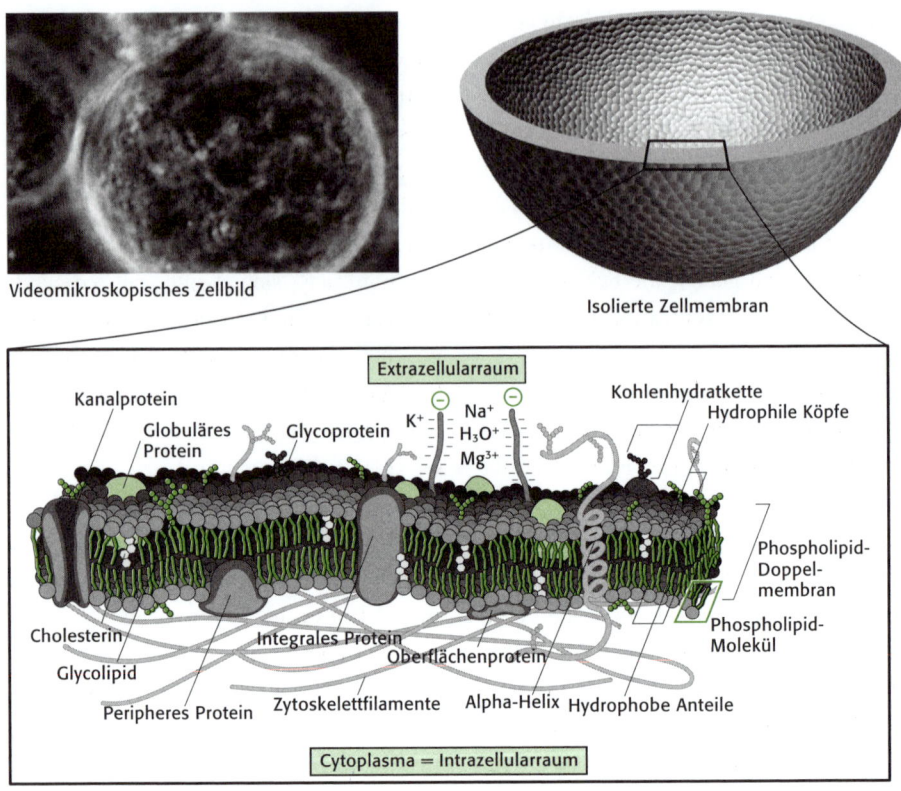

Videomikroskopisches Zellbild

Isolierte Zellmembran

Membranausschnitt

**Bild 4.2:**
Selbstorganisierende Prozesse auch auf der Ebene von Zellmembranen sind lebensentscheidend.

in den 1950er Jahren dem schon erwähnten Gilbert Ling, sie gegen den anfänglich enormen Widerstand der Fachwelt experimentell zu widerlegen. Er konnte experimentell und rechnerisch nachweisen, dass

▌ die Zelle nicht über genug Energie verfügt, um ein entsprechendes Pumpschleusensystem zu betreiben, dass
▌ eine intakte, gesunde Zellmembran an sich die Natriumionen nicht vom Zellinneren fernhalten konnte, sondern dass dies vor allem ihr Zellinhalt, das Zytoplasma besorgte.

▌ eine Zelle, auch wenn man ihr die Membran teilweise entfernte, die unterschiedliche Ionenkonzentration nahezu gleich stark aufrechterhalten konnte.[12]

## 4.1.2 Veränderungen der Zelltheorie hinsichtlich der Gensteuerung

Gemeinhin geht man davon aus, dass die in den Chromosomen des Zellkerns gespeicherten Gene die Aktivität einer Zelle steuern. Diese Steuerung wurde mittlerweile jedoch – wie bereits erwähnt – relativiert, unter anderem durch die von Bruce Lipton beobachtete

Tatsache, dass Zellen in gewisser Weise eine beschränkte Zeit lang weiterleben, nachdem man ihnen den Zellkern entnommen hat. Allerdings war die Zelle nun nicht mehr in der Lage, Proteine zu bilden. Und dadurch wird sie als Körperzelle eines mehrzelligen Organismus zum Sterben verurteilt, auch wenn der Rest des Zellkörpers auf einem geeigneten Nährboden noch eine gewisse Zeit überdauern kann.

Um die Steuerung und Interaktion einer Zelle im Zellverbund eines Organismus zu verstehen, sind zunächst einige Grundlagen der Genetik kurz darzustellen:[13] Alle Körperzellen des Organismus, die aus derselben befruchteten Eizelle entstanden sind, enthalten in ihrem Zellkern jeweils alle Gene (DNA-Ketten). Im Laufe der Entwicklung des Organismus bilden sich jedoch Unterschiede heraus. Die Zellen der verschiedenen Organe unterscheiden sich dann hinsichtlich ihres Aussehens sowie ihrer jeweiligen Funktionen. Bei dieser Ausdifferenzierung wird die Expression bestimmter Genorte, welche die Bildung bestimmter Proteine in der Zelle erlauben, organ- oder gewebespezifisch abgeschaltet und entsprechende andere Segmente freigegeben. Die entwicklungsbedingte Aktivierung oder Deaktivierung einzelner Gene wird während der gesamten Lebenszeit der differenzierten Zelle beibehalten. Tatsächlich sind in jeder Zelle die meisten Gensegmente abgeschaltet und nur wenige ihrer Gene (circa drei Prozent) sind in der Lage, über einen komplementären RNA-Strang die benötigten Proteine zu codieren. Sie werden

dazu durch bestimmte Botenstoffe beziehungsweise neuronale Impulse aktiviert.

Fazit: Würde dieses Modell stimmen, dann wären lebende Organismen aufgrund der entwicklungsbedingten An- und Abschaltung bestimmter Gensegmente auf eine vorgeschriebene größere oder kleinere Anzahl von Verhaltensprogrammen festgelegt. Die jeweiligen Verhaltensprogramme würden durch bestimmte äußere Reize stimuliert oder abgerufen. Zu Änderungen könnte es durch mehr oder weniger zufällige Mutationen der DNA-Ketten kommen. Dadurch entstünden neue, veränderte Zellen, die nach einem neuen Verhaltensprogramm funktionieren und sich damit der Umwelt, also den evolutiven Rahmenbedingungen, mehr oder weniger gut anpassen und sich somit bewähren oder scheitern. Offensichtlich wäre unter solchen Voraussetzungen die Entstehung eines freien Willens in biologischen Individuen unvorstellbar, aber ebenso unvorstellbar wären Anpassungs- und Lernleistungen solcher Organismen.

Inzwischen wird in einer neuen Disziplin, der „Epigenetik" untersucht, wie Umwelteinflüsse sich auf das An- und Abschalten genetischer Codes auswirken können. In diesem Zusammenhang sind besonders die Untersuchungen von Eric R. Kandel interessant, der dafür im Jahr 2000 den Nobelpreis für Medizin und Physiologie erhielt.

Kandel hatte nach einer neurobiologischen Begründung für Heilerfolge der

Psychiatrie, insbesondere der Psychoanalyse gesucht, in der Überzeugung, dass alle geistigen und psychischen Ereignisse auf molekularbiologisch nachweisbaren Vorgängen im Gehirn beruhen. Um solche Vorgänge erkennen zu können, wollte er elementare Informationsverarbeitungsprozesse im Gehirn verstehen. In der Annahme, dass geistige Prozesse in neuronalen Netzwerken, das heißt in der Zusammenarbeit zwischen Gehirnzellen, ablaufen, konzentrierte er sich auf das Geschehen an den Synapsen, den Verbindungen zwischen den Nervenzellen.[14]

Er vertritt einen methodischen Reduktionismus und geht von **Habituation und Sensitivierung** als Grundformen der Bedeutungserzeugung durch Lernen aus: Hat ein bestimmtes auffälliges Ereignis (ein lauter Knall, ein schnell herannahendes Objekt), auf das der Organismus anfänglich stark reagiert (Abwehr, Flucht usw.), keine für das Leben beziehungsweise Überleben des Organismus relevante Bedeutung, wird sich die Reaktion entsprechend abschwächen, sie habituiert. Umgekehrt, wenn ein Organismus registriert, dass ein scheinbar unwichtiges Ereignis (leiser Ton, Rascheln) eine große Bedeutung hat, wird eine anfänglich geringe Reaktion verstärkt (sensitiviert).[15]

Solche Lernvorgänge entsprechen dem Anpassungsverhalten der Tiere an sich verändernde Umweltgegebenheiten. Da das menschliche Gehirn ein höchst kompliziertes Organ ist, wollte Kandel Lernvorgänge im Gehirnäquivalent möglichst einfacher Tiere beobachten, die sich als lernfähig erweisen. Er und sein Team wählten dazu die Meeresschnecke Aplysia Californica und sie versuchten, durch Einfluss von außen die Lernprozesse und damit den Kiemenrückzugsreflex zu verändern. In dem Fall der Schnecke konnten sie sich auf die Beobachtung von nur 24 Neuronen beschränken, die sich wegen ihrer relativen Größe noch dazu leicht verfolgen ließen.[16]

Bei der neuronalen Untersuchung entdeckten Kandel und seine Mitarbeiter tatsächlich Veränderungen an den „präsynaptischen Endigungen". „Der Ausdruck von Angst beinhaltet die Erhöhung der Transmitter-Ausschüttung. Wir fanden heraus, dass der molekulare Mechanismus dieser Erhöhung in der Proteinphosphorylierung besteht, welche zu einer Verlängerung des Aktionspotenzials führt." Genauere Untersuchungen der Neuronen unter dem Elektronenmikroskop zeigten, dass sich aufgrund des (Ver-)Lernens die Anzahl und Verteilung der Vesikel an den tatsächlichen und möglichen Kontaktstellen zwischen Neuronen ändert.[17] Diese strukturellen Änderungen werden dadurch erreicht, dass Körperzellen unter bestimmten Umweltbedingungen, zu denen auch geistige und soziale Ereignisse zählen, die Expressionen einzelner Gene zu einem gewissen Grad verändern können. „Beispielsweise kann die Aktivitätsrate (bezogen auf die Transkription von mRNA) eines Gens durch verschiedene Moleküle vorübergehend erhöht oder gedrückt werden, etwa durch Hormone, die direkt auf die Gene oder auf Proteine wirken, die ihrerseits die Gene regulieren." Die Modulationen der Genexpression können kurzfristig und ohne weiteres umkehrbar sein oder sich auch dauerhaft festsetzen.[18] Erfahrungen aus dem Umfeld eines Organismus wirken demnach auf die Steuerung der Gentätigkeit ein, sodass veränderte mRNA-Moleküle und schließlich veränderte Proteine zustande kommen.

Ähnliche Beobachtungen gelangen auch dem Physiologen, Professor Manfred Paerisch (1921-2008), in der Skelettmuskulatur. Er stellte fest, dass sich in den Muskelzellen bei einer intensiven und länger andauernden Betätigung der Muskeln (angemessenes Training) die Anzahl der Mitochondrien, also der Organellen, die für die Energieversorgung der Zellen verantwortlich sind, vermehrt. Dadurch verbessert sich die Energiezufuhr in die Zelle.[19]

Fazit: Offensichtlich können nicht nur äußere Umwelteinflüsse, sondern interne geistige Anstrengungen und Willensakte (der Glaube an etwas) unter Umständen zu materiellen Veränderungen der Organzellen führen.

Wie dies im Einzelnen geschieht, ist allerdings noch unbekannt. Eine vorläufige Bestätigung solcher Annahmen ergibt sich jedoch aus der oft erstaunlichen Placebo-Wirkung von Scheinmedikamenten, die eigentlich keine Heilwirkung haben sollten, aber aufgrund der gläubigen Annahme des Patienten tatsächlich doch heilen. Vielleicht ist so auch die Wirkung so mancher Dopingmittel zu erklären.

Aufgrund der Erkenntnisse Kandels und Paerischs stellt sich die Frage: Wie lassen sich derartige Beeinflussungen der Genregulation aus dem biologischen Substrat verstehen? Aus neurochemischen Forschungen ist bekannt, dass die Hypophyse entsprechend unserer Gefühle und Wahrnehmungen Neuropeptide produziert.[20] Diese gelangen über das Blut in die Peripherie des Körpers, umspülen über die EZM die Membranoberfläche der Körperzellen und können an den dortigen Rezeptoren andocken. Haben sie angedockt, können die Neuropeptide den Prozess der Proteinsynthese in den Zellen beeinflussen.

Fazit: Offensichtlich können so Empfindungen je nach individueller Laune ihr morphologisches Endresultat gestalten, das bei der Zellteilung auf beiden Zellen der Folgegeneration als gleiche Rezeptor-Oberflächen weitergegeben wird. Damit ist die eigentliche, die Metaphysik tangierende Frage, wie Emotionen und geistige Vorgänge „biologische Strukturen in die Zeit weben", in gewisser Weise beantwortet. Dies geschieht möglicherweise auch auf der Ebene physikalischer Quantenfelder.

Als Quantenfelder bezeichnet man den feinsten Bereich des Geschehens, in dem der Welle-Teilchen-Dualismus (siehe Kapitel 2.1) für uns ununterscheidbar wird. In diesem Raum des permanenten Werdens und Vergehens ist die Entstehung einzelner Raumzeitmuster denkbar. Über den Weg der Kooperation, des Entrainments, der Kohärenz und des Synchronismus (siehe Kapitel 5.2) können Phasenräume entstehen, welche Materie über eine gewisse Zeit (die jeweilige Lebenszeit eines Individuums) dynamisch zusammenhalten. **Zumindest Entrainment und Synchronismus scheinen Grundvoraussetzungen für Leben zu sein.**

Die Vorgänge im Quantenfeld führen ohne irgendeinen Ordner nur mit höchst geringer Wahrscheinlichkeit zu identischen Raumzeitmustern. Daraus könnte sich die erstaunliche Formenvielfalt selbst in vom biologischen Prinzip her gleich gebauten Endprodukten ableiten lassen. Tatsächlich gleicht ja auch keines der unzähligen Pflanzenblätter einem anderen, nicht einmal eine Schneeflocke ist mit einer anderen völlig identisch. Und so ist auch kein Mensch wie der andere, obwohl alle Menschen biologisch prinzipiell gleich funktionieren. Daraus ergeben sich Fragen wie jene: Wie können Quantenprozesse allein zu Lebensprozessen werden und ab welchem Entwicklungsstadi-

um zeigt sich Individualität? Diese Fragen, die manche Menschen tief bewegen, werden wissenschaftlich kaum gestellt, geschweige denn beantwortet. Allerdings deuten sich erste Versuche in diese Richtung an.

Forscher um Luc Montainier, Nobelpreisträger und Entdecker des als HI-Virus bekannten Erregers der Immunschwächekrankheit AIDS, sind mit ihren Experimenten immer weiter in die Quantenwelt vorgedrungen und messen heute bereits elektromagnetische Signale an DNA-Molekülen aus Zellbiopsien und können diese eindeutig Krankheiten wie beispielsweise Alzheimer, rheumatoide Arthritis oder Parkinson zuordnen. Besondere Bedeutung haben bei den Experimenten die kohärenzbildenden Schumannfelder (siehe Kapitel 5.4). Eine neue medizinische Welt tut sich hier auf.[21]

## 4.2 Das Verhalten der Zelle im Gel-Sol-Spannungsfeld

Seit Schultze (siehe Kapitel 4.1.1) weiß man, dass tierische Zellen aus gelartigen Protoplasmaklümpchen bestehen. Ihr Gel ist allerdings nicht gleichförmig, sondern in sich strukturiert. Daher spricht man von einem Kolloid, weil in den eher flüssigen Bestandteilen des Zellinhalts dichtere und steifere Bestandteile enthalten sind. Durch diese Bestandteile erhält der Zellinhalt seine charakteristische Plastizität und Elastizität. Sie bilden die Basis des für

lebende Zellen typischen Schwingungsverhaltens. Ist das Schwingungsverhalten ausgeprägt, kann es als Trägerfrequenz dienen und andere Frequenzen lassen sich darauf aufmodulieren: Sie üben dann bestimmte Signalfunktionen aus. Darauf ist noch gesondert einzugehen. Hier soll zunächst die Struktur des Protoplasmas beschrieben werden.

## 4.2.1 Filament-Strukturen

Innerhalb der äußeren Zellmembran befindet sich im **Zytoplasma** ein Netz von dichteren Proteinen, das früher vermutlich nicht so recht von der Membran unterschieden wurde. Es handelt sich um das so genannte **Zytoskelett**. Der Name ist allerdings missverständlich, weil es sich dabei nicht um ein steifes Skelett oder Gerüst handelt, sondern um ein außerordentlich flexibles Geflecht aus mehreren Arten dünner, fadenförmiger Proteinstrukturen, den so genannten Filamenten. Man unterscheidet so genannte Mikrotubuli, Aktin-Filamente und intermediäre Filamente, die aus unterschiedlichen Proteinen gebildet werden.

Das Zytoskelettnetz durchzieht zwar die ganze Zelle, konzentriert sich aber in gewisser Weise unter der Zellmembran. Es stabilisiert die Zelle und ist für die aktiven Bewegungen der Zelle und ihre internen Transportvorgänge zuständig. Außerdem scheint es für Signalübertragungen von außen nach innen und von innen nach außen zu anderen Zellen wichtig zu sein.

Das eigentliche mechanische Stützgerüst der Zelle liefern die **Intermediarfilamente** aus Glykoprotein. Darunter fasst man eine Reihe verschiedener Proteinfasern mit ähnlichen Eigenschaften zusammen. Sie sind stabiler als die beiden anderen Fasertypen und können mechanische Zugkräfte aufnehmen. Im Inneren der Zelle bilden sie durchgängige Netzwerke, die Zellkern und Organellen verankern. Solche Glykoproteinfasern durchdringen

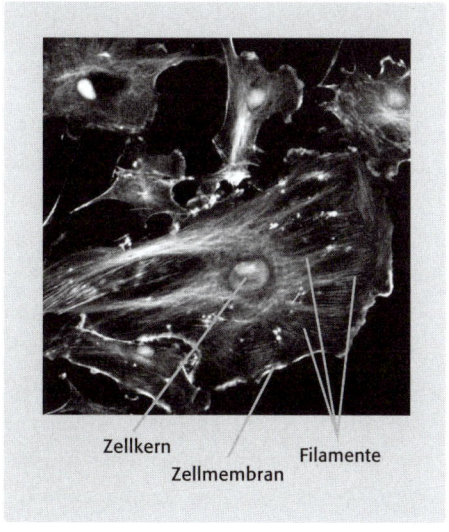

Zellkern  Filamente
Zellmembran

**Bild 4.3:**
Das zellübergreifende System der Zytofilamente. Sie haben viele lebensnotwendige Aufgaben innerhalb einer Zelle und zwischen ihnen.

als so genannte Transmembranproteine die Membran und reichen in die EZM hinein und zum Teil an benachbarte Zellen heran. Als Zelladhäsionsmoleküle geben sie dem tierischen Gewebe einen gewissen Zusammenhalt[22] und ermöglichen der Zelle, über bestimmte Bindungsstellen mit anderen Zellen in Wechselwirkung zu treten und mit ihnen zu einem gewissen Grad zu kommunizieren.[23]

Auffälligste Bestandteile des Zytoskeletts sind die **Mikrotubuli**, winzige Röhren mit einem Durchmesser von 25 nm. Sie kommen nicht nur im Zytoskelettnetz in Membrannähe vor, sondern auch im Inneren der Zelle, wo sie Transportvorgänge zwischen Membran und Kern regeln und wie die Intermediärfilamente die Organellen in der Zellflüssigkeit einbinden. Mikrotubuli sind die wichtigsten Leiter gewisser Trägerfrequenzen des Protoplasmakolloids, auf die Signalfrequenzen aufmoduliert werden können. Sie sind außerdem an der Zellteilung beteiligt.

Die **Aktinfilamente** sind sehr dünne Fasern aus dem Protein Aktin, dem Hauptbestandteil der Muskelzellen. Auch sie stabilisieren die äußere Form der Zelle, halten bestimmte Proteine in der Membran fest und stellen durch die Membran hindurch Verbindungen zu anderen Zellen her. Aktinfilamente besorgen in der Zelle Kurzstreckentransporte, indem sie etwa Vesikel zur Plasmamembran hin bewegen. Zytoskelett und Transmembranproteine sind für den Zusammenhalt der Zelle und die Signalübertragung zuständig, Funktionen, die man bisher allein der Zellmembran zugewiesen hat.[24]

### 4.2.2 Steuerung der Ionenkonzentration

Einen weiteren Anstoß zum Umdenken in der Zellbiologie gab in den 1950er Jahren der Russe Afanasy S. Troschin mit seiner Sorptionstheorie. In der Einleitung seines Buches *Das Problem der Zellpermeabilität* schrieb er: „Die größere oder geringere Durchlässigkeit der Zelle für beliebige Substanzen lässt sich nicht durch die größere oder geringere Fähigkeit der Substanz, die Zellmembran zu durchdringen, erklären, sondern durch Unterschiede der Löslichkeit der Substanz im Protoplasma und dem es umgebenden wässrigen Medium und durch die Absorption oder chemische Bindung der Substanz, die die Membran durchdringt, seitens der Kolloide der Zelle."[25] Nach Troschin waren lebende Zellen im Grunde **Koazervate**, also tröpfchenförmige Gebilde, die entstehen, wenn in wässrigen Lösungen unterschiedliche Makromoleküle miteinander verklumpen und sich an ihrer Oberfläche membranartige Strukturen bilden.[26] Damit lenkte Troschin die Aufmerksamkeit von der Zellmembran weg auf die Zusammensetzung und die kolloidchemischen Eigenschaften des Zytoplasmas, also des gesamten Zellinhaltes. Nach seiner Theorie ist die Membran an den Austauschprozessen der Zelle mit ihrer Umwelt nur bedingt beteiligt, vielmehr wird die Aufnahme und Abstoßung der Ionen und Moleküle direkt vom Zytoplasma vorgenommen. Troschin stellte fest, dass der Energiegehalt der Zelle, der aufgrund ihres Metabolismus schwankt, die Löslichkeit bestimmter Moleküle im Protoplas-

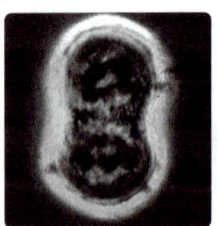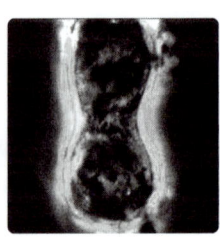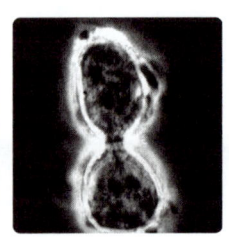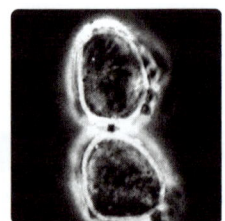

**Bild 4.4:**
Zellkern- und Zellteilung online im hochauflösenden Videomikroskop (Quelle: Ergonom 400; videomikroskopische Aufnahme Randoll/Olbrich 1992)

ma verändert. Er erklärt diesen Vorgang allerdings nicht näher.

> Fazit: Zur Erklärung des gerade erwähnten Vorgangs ist es nötig, den Hauptbestandteil der Zelle, das Wasser, besser zu verstehen. Wasser – genauer gesagt: Wasser im flüssigen Zustand – ist das Lebenselixier schlechthin. Das gilt nicht nur für die Biosphäre im Allgemeinen, sondern besonders für das Zellwasser.

Würde das Wasser in einer Zelle zu Eiskristall gefrieren, würde das die Proteinmatrix sofort zerstören und die Zelle abtöten. Mit bestimmten Salzionen, die im Wasser gelöst werden, lässt sich die Gefriertemperatur etwas absenken. Doch haben Charles Knight und Arthur DeVries anhand von Fischen im Eismeer gezeigt, dass sich auf diese Weise die Gefriertemperatur nur um etwa 1,5 °C unter den Gefrierpunkt von Wasser senken lässt.[27] Wie ist es dann aber möglich, dass Pflanzen und Tiere wesentlich tiefere Temperaturen überstehen können – zum Beispiel Insekten in der Arktis?[28] Was verhindert die tödliche Eiskristallbildung des Wassers in ihren Zellen bei Temperaturen bis unter minus 50 °C?

**Obwohl die Zelle durchschnittlich zu 80 Prozent aus Wasser besteht und nur durch ein Proteinnetz und eine dünne, Lipidschicht zusammengehalten wird, ist es kaum möglich, Wasser aus den Zellen herauszupressen.** Ein ähnliches Phänomen beobachtet man, wenn man Wasser zwischen zwei polierten Glasplatten herauspressen will. Dies geht zunächst leicht, doch je dünner der verbliebene Wasserfilm zwischen den Glasplatten wird, desto höherer Druck muss dazu aufgewendet werden. Der erforderliche Druck steigt dabei nicht kontinuierlich an, sondern in immer größeren Sprüngen mit kurzen Druckabfallmomenten dazwischen. Dies deutet darauf hin, dass das Wasser zwischen den Platten geschichtet ist, wobei beim Herauspressen der jeweils nächsten Schicht ein jeweils höherer Druck erforderlich wird.[29]

Dies hat offensichtlich mit der besonderen Anordnung der Wassermoleküle zu tun, die auch für die Oberflächenspannung von Wasser verantwortlich ist. In der Schichtenstruktur nahe der Grenzfläche bilden die Moleküle relativ feste, elastische Verbindungen, deren Stärke mit Zunahme der Anzahl der untereinander liegenden Schichten abnimmt.

Neben einigen anderen untersuchte besonders der Kolloidchemiker Professor Heinrich Thiele (1902-1990), Universität Kiel, den kolloidalen Charakter des Protoplasmas näher, nachdem er festgestellt hatte, dass „alle biologischen Gewebe Gele sind", die „aus wohlgeordneten Fadenmolekülen aufgebaut" sind. „Hier gibt es kaum etwas, was diese Ordnung der Fäden nicht zeigte und amorph wäre." Für die Ordnung beziehungsweise Verwirrung der Fadenmoleküle sorgt die „Ionendiffusion".[30] Das heißt, die Anwesenheit und Verteilung bestimmter Ionenladungen ermöglicht Phasenübergänge zwischen einem zähen elastischen **Gel** wie in Gelatine, in dem die teilpolarisierten Ladungsträger weitmaschig angeordnet sind und das Wasser zwischen ihnen strukturiert eingebunden ist, und einem **Sol**, einer Flüssigkeit, bei dem die Ladungsträger unstrukturiert in der wässrigen Lösung treiben.

Beschäftigt man sich eingehend mit den Proteinsträngen, erkennt man, dass sie zusätzlich negativ geladene Carbonyl- und positiv geladene Aminogruppen enthalten, von denen es jeweils unterschiedliche Formen gibt. Wenn die Proteinstränge gestreckt sind, dann sorgt die wechselnde Ladung durch induktive Polarisation dafür, die bipolaren Wassermoleküle so anzuordnen, dass sich an ihrer Oberfläche strukturierte Wasserschichten bilden. Dies ist vor allem dann der Fall, wenn die Ausdehnung der unterschiedlichen Ladungsbereiche ein bestimmtes ganzes Vielfaches der Ausdehnung eines Wassermoleküls ist. Hat ein Wassermolekül an eine Ladungsstelle angedockt, legt sich sofort ein anderes entsprechend geordnet daneben und darüber. Bei Teilentladungen entstehen andere Formen. Verknäulen sich beispielsweise die Proteinmoleküle, dann dadurch, weil sie ihre eigenen unterschiedlichen Ladungsabschnitte aufeinander beziehen und „anziehen". Dabei löst sich die an die Proteinfäden angeordnete Wasserstruktur auf und wird ins Sol abgedrängt.

Die Entscheidung darüber, welche Form die Molekülfäden einnehmen, hängt von der physikalischen Wärmebewegung und der elektrischen Ladung ab, die den jewei-

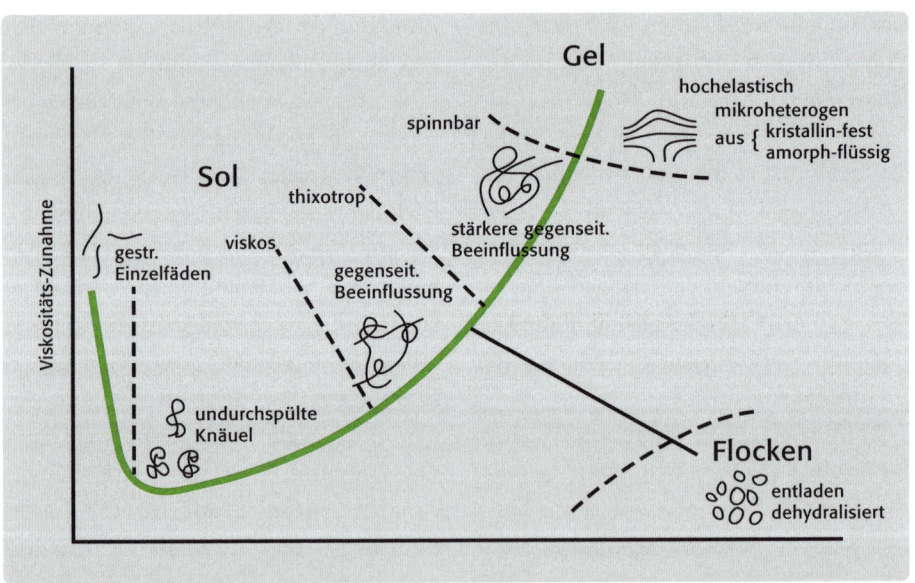

**Bild 4.5:**
Gel zwischen Sol- und Flockungszustand: Mehrwertige Ionen koagulieren ein Sol und flocken die Koloidteilchen aus. Sie entladen und dehydratisieren die Partikel fast vollständig; bei einem Gel hingegen sind die Koloidteilchen nur teilentladen und teildehydratisiert. (Quelle: *Heinrich Thiele, Histolyse und Histogenese, Gewebe und ionotrope Gele, Prinzip einer Strukturbildung*, Akademische Verlagsgesellschaft 1967), siehe auch Abb. 4.6.

ligen Proteinstrang insgesamt durchzieht. Entscheidend hierfür ist der pH-Wert des Mediums. Hierbei wirken vor allem die Ladungsstärke als stabilisierendes Feld und die Wärmebewegung gegeneinander.[31] Auch Druckunterschiede spielen in diesem Zusammenhang eine gewisse Rolle. Sie sind eng mit den Ladungszuständen verbunden. Im Plasma treten nämlich intra- und extrazellulär piezoelektrische Effekte auf. Unterschiedliche Druckverhältnisse verändern durch die Verschiebung der Dipole in den Schichten des strukturierten Wassers die Ladungssituation um die Molekülfäden.[32]

Fazit: Das Zellplasma stellt demnach eine elektrorheologische Flüssigkeit[33] dar, deren Viskosität sich aufgrund bestimmter elektrischer Ladungen und deren Anordnung ändert und von außen ändern lässt. Seine Elastizität und Plastizität sind Ausdruck des thermodynamischen Nichtgleichgewichts, in dem sich die Zelle befindet. Es entscheidet auch über die Unterschiede zwischen der Ionenkonzentration im Zellinneren und derjenigen in der EZM sowie über das elektrische Potenzial der Zellmembran.

Im Bereich der Ladungsfelder an der Oberfläche der Proteine konkurrieren Wassermoleküle mit Ionen um die jeweilige Bindungsstelle. Dabei kommt innerhalb der Zelle auf etwa 500 Wassermoleküle nur ein Kalium-Ion. Der Grund für dieses Verhältnis ist der gleiche wie für die oben erwähnten Unterschiede der Ionenkonzentration zwischen dem Gel des Zellinneren und dem Sol/Gel ihres Umfeldes. Ionen bauen über ihre Ladung ebenfalls strukturierte Wasserschichten auf und bilden somit so genannte Hydrate. Zwischen den von strukturiertem Wasser umgebenen Fäden entstehen unterschiedlich große Poren, durch die Ionen vordringen können. Das so an Molekülfäden strukturierte Wasser hat eine hohe Viskosität – man denke an die so genannte „Götterspeise", die nur zu einem ganz geringen Teil aus Kollagenfäden und zum überwiegenden Teil aus strukturiertem Wasser besteht. Je nachdem, wie der Hydrathof ausgeprägt ist, beeinflusst die unterschiedliche Viskosität analog zur Gelelektrophorese[34] Ionen, in das Gel des Zellinneren einzudringen und sich dort zu bewegen. Das gilt zum Beispiel auch für Farbstoffpartikel, mit denen Rezeptormoleküle an der Membran dargestellt werden sollen. Deshalb kommen Ionen im Zellinneren fast nur in unmittelbarer Anbindung an das entsprechende Ladungsfeld des Proteins vor. Um durch die Poren der Wasserstruktur vorzudringen und an die Ladungsträger des Proteinstranges zu gelangen, müssen die Ionen ihre Hydrathülle wechseln. Dies verlangt im Fall von Natrium und Calcium deutlich mehr Ladungsenergie (etwa das Zwanzigfache) als im Fall von Kalium. Hierin liegen die wichtigsten Gründe für den erwähnten Konzentrationsunterschied zwischen Zellinnerem und -äußerem, ohne dass zum Aufrechterhalten des Unterschieds eine besondere Energie verbrauchende Pumparbeit erforderlich wäre.[35]

Fazit: Aufgrund der unterschiedlichen Ladungen und der Struktur, die diese Ladungen mit den Wassermolekülen der Zelle erzeugen, ergibt sich in der Zelle ein engstrukturiertes Protein-Wasser-Ionen-Gefüge. Es befindet sich aufgrund seiner überwiegend negativen Ladung auf einem hohen energetischen Niveau im thermodynamischen Nichtgleichgewicht. Dieses wiederum ermöglicht, dass zwischen den Bestandteilen der Zelle und ihrer EZM eine durch Elektronen vermittelte intensive Wechselwirkung stattfinden kann, um so ihr Fließgleichgewicht in einem sich ständig wandelnden Umfeld aufrechtzuerhalten.[36]

### 4.2.3 Die Zellaktivität

Die Zellen bleiben daher nicht ruhig. Sie bewegen sich, nehmen Moleküle auf, geben solche ab, sie wachsen, vermehren sich usw. Wie kommt es zu diesen Aktionen? Bei seinem Vortrag anlässlich der Verleihung des Nobelpreises 1937 für seine Arbeiten über die Chemie der Muskelkontraktion äußerte der Biochemiker Szent-Györgyi „die Überzeugung, dass die ursprünglichen und grundlegenden Funktionen der lebenden Substanz durch Ionen hervorgebracht werden. Ionen sind die mächtigsten Werkzeuge, die das Leben fand."[37] Was Ionen für das Leben so interessant macht, sind ihre negativen oder positiven Ladungen. Entscheidend sind die Ionen hierbei aber nicht an sich, sondern die Phasenübergänge und die damit verknüpften Strukturänderungen, die sie zusammen mit anderen Signalen aus dem Umfeld in den Proteinfäden auslösen können.

Schon in den 1920er Jahren, als man den Kolloidcharakter biologischer Gewebe zu untersuchen begann, schrieb einer der medizinischen Väter dieser Forschung, der Arzt Heinrich Schade (1876–1935): „Ebenso interessant versprechen die Forschungen über die Besonderheiten bei der Umbildung der reinen kolloiden Lösungen zu Gelen zu werden. Je nach der Art der Bedingungen ist hier die mikroskopische Struktur eine andere: Bald entstehen homogene Gallerte, bald tropfenförmige, bald netzförmige Strukturen, bald faserig gewachsene Gebilde und bald auch häutige, spezifisch durchlässige Membranen – kurz, es scheint hier ein Weg sich zu öffnen, … zu einer im eigentlichen Sinne experimentellen Morphogenese der Zell- und Gewebsstrukturen gelangen zu können."[38]

Diese Aussage hatte Schade schon 1923 veröffentlicht. Unerklärlich bleibt, weshalb die Einsichten der Kolloidforschung in der Medizin so lange keine Beachtung fanden.[39] Das hat sich neuerdings geändert. Die Auslöser der Phasenübergänge zwischen den unterschiedlichen kolloidalen Zuständen in der Zelle werden näher untersucht, nämlich zwischen den Extremen eines Sols, einer Flüssigkeit, in der mehr oder weniger kompakt verknäulte Proteinmoleküle schwimmen, und eines Gels, in dem die Wassermoleküle zwischen den geordneten Molekülen eine klare Struktur bilden.[40]

Für die Phasenübergänge können unterschiedliche Auslöser allein oder gemeinsam verantwortlich sein. Einer der Auslöser ist – wie erwähnt – die Verteilung der positiven und negativen Ladungen auf Wasser- und Proteinmoleküle. Ein anderer Auslöser ist die Wärmebewegung der Teilchen. Hinzu kommt die Diffusion von Ionen beziehungsweise Gegenionen mit entgegengesetzter elektrischer Ladung, aber auch mechanische oder elektromagnetische Schwingungen und äußere elektrostatische Felder oder elektromagnetische Strahlung als Auslöser eines Phasenübergangs. Hierdurch können sich die Festigkeit und Elastizität des Gels, seine Form, seine Oberfläche, seine Durchlässigkeit, seine Färbung und Lichtdurchlässigkeit sowie seine elektrochemische Reaktivität bis hin zur Umwandlung in ein Sol ändern. Entscheidend ist, dass Phasenübergänge zwar sehr lokal einsetzen, sich dann aber rasch ausbreiten (zum Beispiel Gänsehaut), sodass schließlich viele Proteinstränge mit den sie umgebenden Ionen an diesen Prozessen beteiligt sind.[41]

Phasenübergänge des Kolloids spielen in der Biologie der Zelle eine entscheidende Rolle. Sie führen nicht nur zu Konzentrationsunterschieden zwischen innerem und äußerem Milieu der Zelle oder innerhalb des Gels, indem sie Ionen verdrängen oder anziehen und den Charakter eines Gels verändern. Sie können auch die Bewegungen, zum Beispiel der Muskelzelle, erklären. Nehmen wir das obige Beispiel eines gestreckten Proteinmoleküls mit seinen abwechselnd positiv und negativ geladenen Bereichen, an die Wassermoleküle oder sonstige Ionen andocken können, wodurch die gestreckte Form aufrechterhalten wird. Die unterschiedlichen Anlegestellen können statt der Wasserdi-

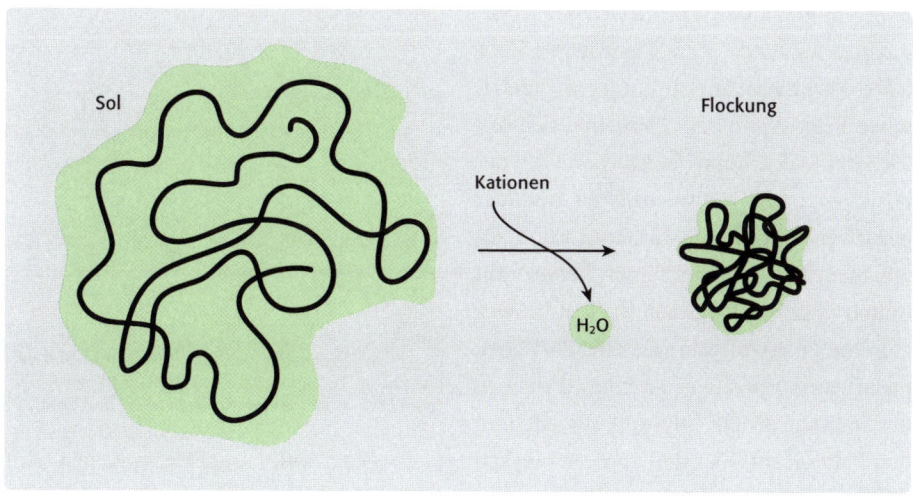

**Bild 4.6:**
Kationen verdrängen das an die elektrisch negativ geladenen Proteinstränge gebundene Wasser und führen zur Kondensation bzw. Ausflockung, siehe auch Abb. 4.5.

pole auch selbst aneinander docken. Dadurch würde sich das Molekül verknäulen und die strukturierten Wassermoleküle freisetzen. Der Proteinfaden würde sich auf diese Weise falten, zusammenziehen und verkürzen.

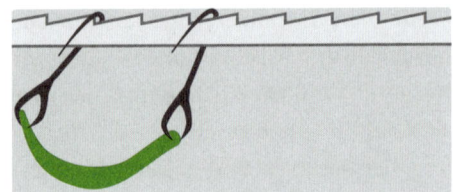

> Fazit: Die gestreckte Struktur drückt zwar einen Zustand des Entspanntseins aus, ist aber der energetisch höhere Zustand.

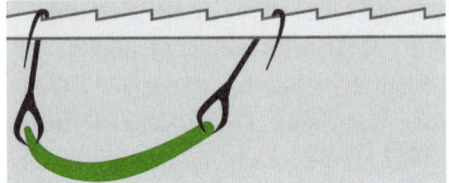

In Analogie zur Funktion der Muskelfasern bedeutet dies, dass die kontrollierte räumliche und zeitliche Teilentladung der Kontraktion bei koordinierten Bewegungen entspräche, eine Totalentladung beim Muskelkrampf bis hin zur Totenstarre.

Durch den Wechsel zwischen gestrecktem und verknäultem Zustand können Proteinstränge Arbeit verrichten. Das haben Okuzaki und Osada mit ihrem „Gel-Looper" eindrucksvoll veranschaulicht: An einer Sperrhakenschiene hängt an zwei Leiterdrähten ein Gelstreifen. Zwischen den Zacken der Schiene liegen Kontakte zu einem jeweils anderen elektrischen Feld. Wenn der Gelstreifen sich unter dem Einfluss beispielsweise der positiven Ladung am vorderen und der negativen Ladung am hinteren Ende zusammenzieht, zieht er seinen Leiterdraht hinten über den schrägen Zacken hinweg auf eine positive Ladungsstelle. Zwischen positiver und positiver Ladung dehnt sich der Streifen erneut aus und schiebt nun den Leiterdraht über den vorderen Haken weiter. Dort stößt der Leiterdraht wieder auf eine negative Ladung und der dadurch bewirkte Ladungsabfluss veranlasst den

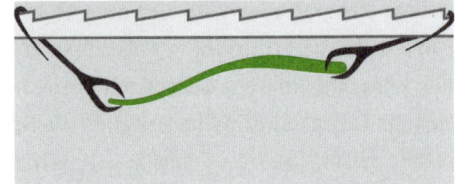

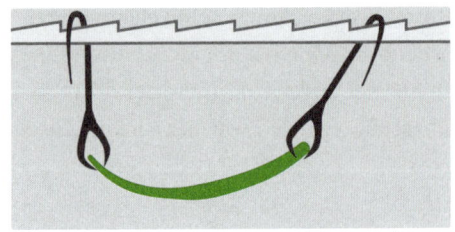

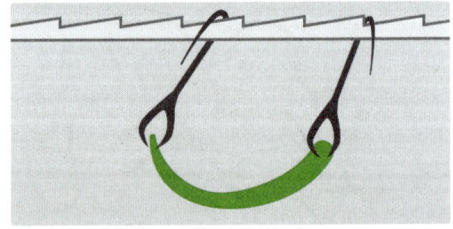

**Bild 4.7:**
Durch den Wechsel zwischen gestrecktem und verknäueltem Zustand verrichten Proteinstränge Arbeit. („Gel Looper"-Experiment von Okusaki und Osada)

Gelstreifen, sich zusammenzuziehen. Auf diese Weise kann sich ein Gelstreifen aus toter Materie die Schiene entlang vorwärts bewegen.[42]

Für den Übergang eines Gels von einer in eine andere Form sind nur geringe Kräfte nötig, da sich die Moleküle selbst in einem oszillierenden Spannungszustand zwischen zwei oder mehreren Kräften befinden.

Wie beim Esel des Buridan,[43] der im Spannungszustand ist, weil er sich nicht zwischen zwei gleich großen und gleich weit entfernten Heuhaufen entscheiden kann, genügt auch hier schon eine winzige Veränderung, um den Phasenübergang, das heißt eine Entscheidung auszulösen. In einem solchen Spannungsfall genügen geringe Signale aus dem Umfeld, um eine deutliche Reaktion zu verursachen.

Das ist der Grund, weshalb in der lebenden Zelle Phasenübergange nicht vollständig ablaufen dürfen. Nur dann können sie gegebenenfalls mit einem ebenso geringen Energieaufwand wieder rück-

gängig gemacht werden.[44] Die Temperaturerhöhung beim Fieber beispielsweise erhöht die molekularen Freiheitsgrade, erniedrigt so die Viskosität, wäre jedoch ab einer gewissen Höhe tödlich, würde es keine Gegenreaktion geben. Bei diesem Beispiel erfolgt die Gegenreaktion durch Schweißproduktion mit nachfolgender Verdunstungskälte.

Dieser wichtige Zusammenhang soll hier noch etwas umfassender erläutert werden. **Leben findet nur in dem sehr labilen Bereich zwischen Phasenübergängen auf einem energiereichen Niveau weit über dem thermodynamischen Gleichgewicht statt. Es ist geprägt von der Schwierigkeit, sich in dieser metastabilen Situation zu erhalten.** Manfred Paerisch beschrieb diesen labilen Zustand so: Die Zelle befindet sich in einem stationären thermodynamischen Nichtgleichgewichtszustand. In ihm be-

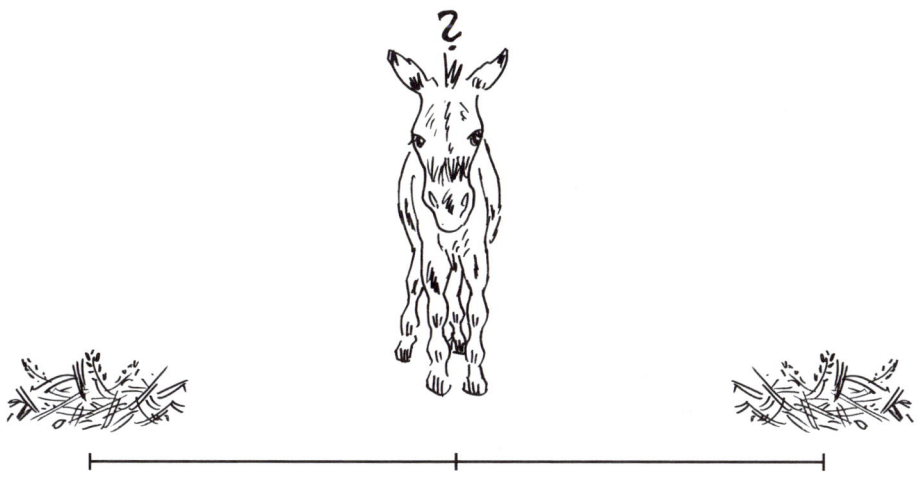

**Bild 4.8:**
Das Gleichnis von Buridans Esel veranschaulicht, dass bereits kleinste Einflüsse Veränderungen herbeiführen können.

schränken sich Ladungsbewegungen – wie auch im Gleichgewichtszustand – auf thermische Fluktuationen. Durch Zufuhr freier Energie aus der Umgebung nehmen die Amplituden der Fluktuationsbewegungen zu. Überschreiten sie einen kritischen Wert, verlässt das betreffende System, zum Beispiel aus von Grenzschichten eingehüllten Zellen bestehend, seinen bisherigen Zustand und geht in einen neuen über. Dieser ist weiter vom thermodynamischen Gleichgewichtszustand entfernt, also energiereicher, wenn das System in der Lage war, die zugeführte Energie in irgendeiner Form in sich aufzunehmen und zu speichern.[45] Dies sind typische Eigenschaften von so genannten Nichtnewton'schen Flüssigkeiten, zu denen die Körperflüssigkeiten zählen.[46] Der neue Systemzustand kann so lange beibehalten werden, wie dem System weiterhin die dafür benötigte freie Energie zufließt. Setzt die Zufuhr von freier Energie aus, fällt das System in den weniger energiereichen Zustand zurück und bewegt sich dadurch auf das thermodynamische Gleichgewicht, das heißt irgendwann auf die Leblosigkeit zu, siehe auch Abb. 2.4.

Jeder Nichtgleichgewichtszustand eines biologischen Systems, das von der Zufuhr freier Energie abhängt, setzt einer Störung von außen ein gewisses, dem Trägheitsprinzip ähnliches Verharrungsvermögen entgegen. Dieses ergibt sich schon aus der massebehafteten Struktur des Systems. Außerdem wirken auch gewisse Regelungsprozesse aufgrund des naturbedingten Prinzips des kleinsten Zwanges (Gauß-Prinzip, in der Thermodynamik auch bekannt als Le-Chatelier-Prinzip) den Störungen von außen entgegen (siehe Kapitel 3.3). Beharrungsvermögen und Regelung bewirken, dass das betreffende System eine Ansprechschwelle besitzt. Diese kann überwunden werden, wenn die Energie der Störung groß genug ist oder lange genug einwirkt. Sonst bleibt der Systemzustand wie er ist, ohne dass der Schwellenwert überschritten wird.[47]

Im Phasenübergang darf im Fall der Muskeltätigkeit die Regelkapazität nicht überschritten werden, um die Beweglichkeit beizubehalten. Kommt es zu einer Ganzentladung, einem abgeschlossenen Phasenübergang, so fällt das potenzielle Energieniveau der Zelle ab und es tritt so etwas wie Totenstarre ein. Ein anschauliches Beispiel hierfür ist das Schleudertrauma-Syndrom, das häufig bei Verkehrsunfällen auftritt und sich mit Nackenschmerzen, die in den Kopf ausstrahlen können, bemerkbar macht. Bisher ging man von einer Distorsion der

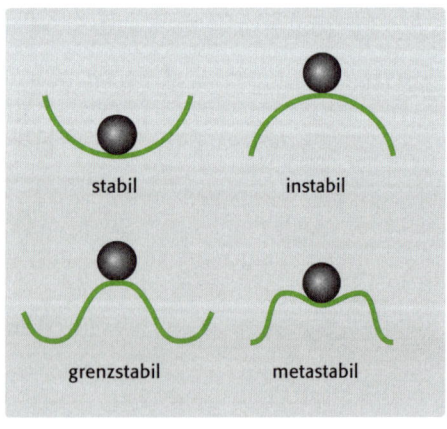

**Bild 4.9:**
Verschiedene Möglichkeiten von Systemzuständen; metastabile Systeme charakterisieren Leben.

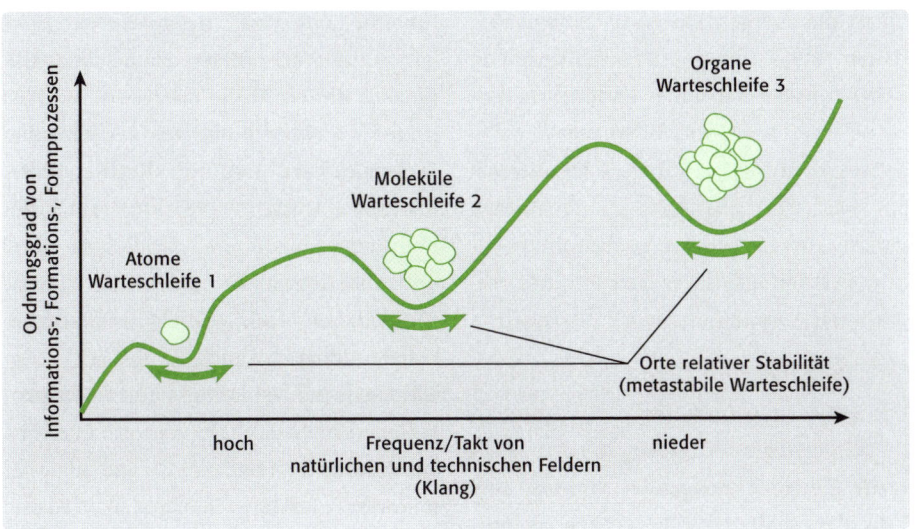

**Bild 4.10:**
Jedes Gewebe hat seinen Ort relativer Stabilität (metastabile Warteschleife). Die Zellen befinden sich in einer Art ökologischer Nische und sind über ihren Ordnungsgrad und ihre Resonatorgüte definierbar.

Halswirbelsäule aus. Viel plausibler ist eine neuromuskuläre Funktionsstörung. „Es kommt dabei zu einer supramaximalen exzentrischen Muskelkontraktion." [48] Diese kann sich nicht mehr lösen und führt zu chronischen Muskelverhärtungen, Bewegungseinschränkungen, erhöhtem Druck auf die Bandscheiben, begleitet von ausstrahlenden Schmerzen.

Durch Energiezufuhr kann ein Gewebe Schmerzen, eine Entzündung oder Fieber überwinden und gestärkt aus einer Störung von außen hervorgehen. Es kann aber auch aufgrund von Energiedefiziten zur Chronifizierung der Symptome auf einem thermodynamisch niedrigeren Niveau als vorher kommen. Fällt zum Beispiel der Sauerstoffpartialdruck in der Zelle ab, so schaltet die Energiebeschaffung der Zelle von Sauerstoff (aerobe Glykolyse) auf Glukose (anaerobe Glykolyse; Gärung) um. Dauert dieser Zustand an, können sich beispielsweise auch spezialisierte, differenzierte Zellen wieder entdifferenzieren. Sie fangen an sich zu teilen, zunächst regelhaft, später jedoch regellos, und verwandeln sich schlussendlich in evolutionär frühere Formen, Urformen, zurück, die sich als Tumorzellen aus dem Organzusammenhang und seiner Regelung komplett ausklinken.[49] [1]

1. Um diese Zusammenhänge zu diskutieren, habe ich das Internationale Kolloquium an der Universität Erlangen-Nürnberg am 27./28. Oktober 1994 *Symbiogenese – Karzinogenese* unter der Schirmherrschaft der International Society of Endocytobiology (ISE) im Rahmen des Forschungsprojektes *Klinikgekoppelte Grundlagenforschung* organisiert; es sollte der Herausarbeitung und Abstimmung neuer Tumortherapiestrategien auf breiter zellbiologischer, molekularbiologischer, endocytobiologischer und klinischer Ebene dienen.

Um die energetischen Prozesse zu verstehen, muss das reguläre Zellverhalten näher hinsichtlich seiner Ladungszustände betrachtet werden. Wenn bei der Arbeitsverrichtung (W = m x a x ΔS) Energie frei wird und gestreckte Proteinstränge sich verkürzen, muss neue Energie zugeführt werden, um sie wieder bis zum entspannten Ausgangszustand zu strecken.

Fazit: Leben hat also die Fähigkeit, Energie in geordneten Strukturen zu speichern, diese Ordnung in einem stets zur Entropie neigenden Umfeld aufrechtzuerhalten und gegen den entropischen Abbau immer wieder zu erneuern.

Um Proteinstränge zu strecken, sind starke, negative elektrische Ladungen nötig. Wenn ein starker Ladungsträger an ein Protein anbindet, drängt er Elektronen von dem Atom, an das er sich anlehnt, zum nächsten. Dadurch werden andere Elektronen zum übernächsten Atom gedrängt und weiter durch die gesamte Kette hindurch. Dadurch spannt sie sich, wie ein starker Magnet aus einem Häufchen Eisennägel eine straffe Linie formen kann. Diese Erkenntnisse sind wesentlich für die Entwicklung neuer Therapiemodelle.

In den Zellen gibt es einen starken, negativ geladenen Ladungsträger. Es ist das Adenosintriphosphat oder ATP, das sauerstoff- beziehungsweise glukoseabhängig in den Mitochondrien des Zellplasmas gebildet wird. Der Tagesbedarf entspricht etwa dem doppelten Gesamtkörpergewicht. Seine drei Phosphatatome sorgen für eine sehr starke negative elektrische Ladung mit einer hohen chemischen Affinität zu Protein.[50] Die Energie im ATP ist in den Anhydridbindungen der Phosphate „gespeichert". Dadurch strafft es Proteinstränge, trägt zur Strukturierung des Zellwassers um diese Stränge herum bei und hebt damit die potenzielle Energie der Zelle an. Noch ist nicht eindeutig geklärt, ob bei der ATP/ADP-Reaktion Moleküle wie bei Oxidations- und Redoxprozessen ausgetauscht werden, wie man bisher annimmt, oder nur – wie in einer Batterie – Ladungen übertragen werden.[51] Letztlich handelt es sich um Vorgänge, bei denen Proteinfäden gestreckt und Wassermoleküle in einen geordneten (strukturierten) Gelzustand gebracht werden. Je höher die Mitochondrienzahl in den Zellen ist, umso mehr ATP kann gebildet werden. Ein umso größerer Feldgradient entsteht auch an den proteinfadenhaltigen Grenzflächen (Membranen), die die Ionen „sortieren" und so die Membranspan-

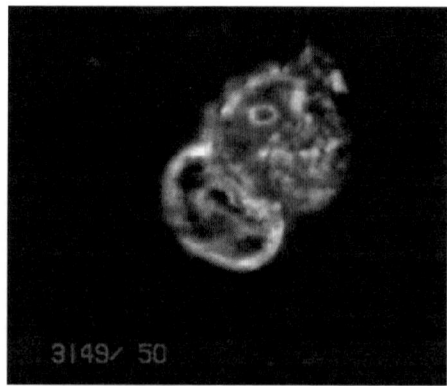

**Bild 4.11:**
Plattenepithel-Zellteilung in bereits ungeordneter Zellkernteilung im Übergang zum Karzinom (Quelle: Ergonom 400; videomikroskopische Aufnahme Randoll/Olbrich 1992)

nung aufbauen. Wird Arbeit verrichtet, verlieren die Proteinfäden ihre Ladung und kontrahieren. Es bildet sich ein destrukturierter, verflüssigter, eher solartiger Zustand, der sogleich durch neu hinzutretende Ladung wieder gestrafft, strukturiert, in den Gelzustand und damit auf das ursprüngliche thermodynamische Energieniveau zurückgeführt wird. In videomikroskopischen Experimenten, bei denen Zellen in ein Spannungsgleichfeld gebracht werden, zeigte sich an der Zellmembraninnenseite direkt nach Anlegen der Spannung eine Umwandlung vom Gel- in den Solzustand (Verflüssigung), beginnend an der polzugewandten Seite. Bei Abschalten des Feldes verfestigte sich das Plasma wieder. Blieb das Feld länger bestehen, verflüssigte sich das gesamte Plasma langsam und es konnte im Idealfall eine Mitose (Zellteilung) ausgelöst werden. War das Feld zu stark, wurde der Mitosezyklus gestört und es entstanden unterschiedlichste Zellfragmente.[52]

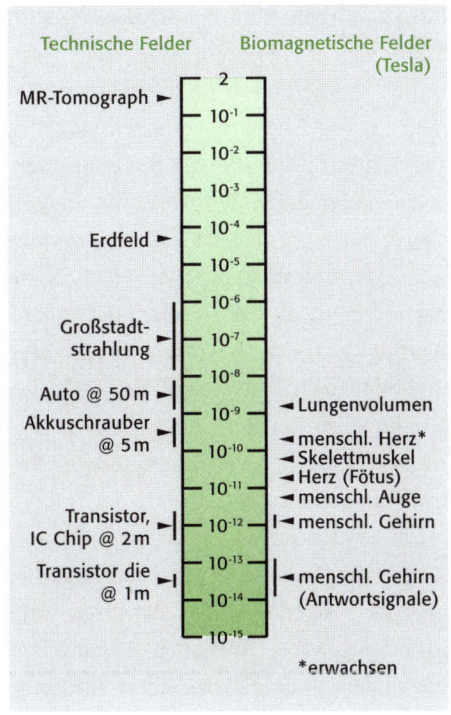

**Bild 4.12:**
Technische Felder (links) interagieren mit den Biomagnetischen Feldern (rechts) des Körpers.

## 4.3 Die Rolle des Zellterritoriums

Die „Revolution in der Physiologie der lebenden Zelle" bestand in der Erkenntnis, dass die Entscheidungen nicht allein vom Zellkern ausgehen, sondern – wie Experimente gezeigt haben – weitgehend durch elektrische Ladungsverhältnisse von Ionen und Molekülen und den von diesen ausgelösten Signalen im Gel des Zellplasmas verursacht werden. Die Anstöße für die entsprechenden Umstrukturierungen im Inneren gelangen von außen an die Zelle. Gene und Zelle können – wie erwähnt – nicht von sich aus tätig werden. Nehmen aber Zellen Steuerungs- und Informationssignale aus dem Umfeld auf, dann muss eben dieses näher betrachtet werden.

Die ersten Einzeller lebten in Wechselwirkung mit dem sie umgebenden Urmeer. Im Laufe der Evolution entwickelten sich aus den Einzellern Vielzeller bis hin zu Wirbeltieren und schließlich zum Menschen. Lebewesen, organisiert aus immer komplexeren Zellverbänden gelang es, das Meer zu verlassen und das Land zu erobern. An die Stelle des ver- und entsorgenden Urmeeres ist in den Organismen ein höchst komplex gesteuertes Matrixsystem getreten. Noch heute hat es praktisch die gleiche Zusammensetzung an Elektrolyten wie das Urmeer und bildet das „Territorium" der Zelle, das Virchow zu Recht als integrativen Bestandteil seiner zellpathologischen Betrachtung erkannte.[53]

Das System der **extrazellulären Matrix** (EZM) durchzieht den gesamten Organismus. Es ist als Interstitium, das Binde- und Zwischengewebe, mit allen Organzellen verbunden. Dies gilt besonders für seine Weichteilkomponenten, die Faszien, die sich überall zwischen Blutbahn, Nervenendigungen, Lymphbahnen und Parenchym schieben.[54] Das Bindegewebe ist das Quellgebiet der Lymphe, in welchem auch die Versorgungsbahnen (Blutkapillaren und Nerven) für die Organe verlaufen. Die Transitstrecke zu den Organzellen beginnt dort, wo Flüssigkeit (Blutplasma) ohne die speziellen Blutzellen aus den Kapillargefäßen in die EZM eindringt. Von dort gelangt die Flüssigkeit nach einer gewissen Verweildauer zu 90 Prozent wieder in den kapillären venösen Rückfluss. Die verbleibenden etwa zehn Prozent der Flüssigkeit fließen über die Lymphbahnen aus der EZM ab.[55] Die mittlere Fließgeschwindigkeit in den Lymphkapillaren wurde am Tiermodell mit 7,7 µm pro Sekunde bestimmt.[56]

Ihre besondere Bedeutung erhält die EZM dadurch, dass der gesamte Stoffwechsel einschließlich des gesamten Signalaustauschs über sie stattfindet, sie somit lebensnotwendig ist. Es besteht keine andere Möglichkeit, als über diese Transitstrecke an die Zelle zu gelangen. Nur die EZM schafft den Zellen die Voraussetzung, ihre Homöodynamik aufrechtzuerhalten. Über die EZM werden die Zellen wie Fische im Wasser umspült, daraus ver- und entsorgt. So werden ihre Funktionen und sie am Leben erhalten. Störungen in diesem Bereich gelten daher mehr und mehr als Auslöser von Funktionsstörungen zunächst der Zellen, wobei sich später diese Funktionsstörungen zu Organerkrankungen weiterentwickeln können.

Die EZM lässt sich meiner Ansicht nach aus physikalischer Sicht als ein Isopotenzialraum verstehen, der alle Organzellen (Parenchymzellen) umgibt. Mitochondrien befinden sich je nach Organ in unterschiedlicher Anzahl in den jeweiligen Zellen. Zellinnenräume mit Zellkern und Zytoplasma haben deshalb ein höheres Potenzial als die extrazellulären Räume. Es wäre zu überprüfen, ob Organzellen mit mehr Mitochondrien sich weiter vom thermodynamischen Gleichgewicht entfernt haben, ob ihre Innenräume entsprechend stärker negativ geladen sind und ob sie gerade deswegen am wenigsten Proliferationen (Wachstum und Vermehrung) und damit die geringste Neigung zur Tumorbildung aufweisen. Umgekehrt bedeutet dies, dass dort, wo die Mitochondriendichte im Plasma geringer ist und damit die Ladungszustände niedriger sind oder vielleicht auch nur die Viskosität eingeschränkt ist, die Neigung zur Entstehung chronischer Krankheiten bis hin zur Tumorbildung erhöht ist. Die Untersuchungen von Roy Weinstein und Richard Binggeli[57] sowie Sarah Sundelacruz[58] geben klare Hinweise in diese Richtung.

Für diese Hypothese spricht, dass Nervenzellen normalerweise über deutlich mehr Mitochondrien als Zellen der Neuroglia oder des Plattenepithels verfügen. Außerdem findet man erfahrungsgemäß unkontrollierte Proliferationen am häufigsten im Bereich der Plattenepithelzellen, sei es oberflächlich an der Haut, im Bereich des Verdauungstraktes (vor allem

Magen, Dickdarm, Mundhöhle) oder intraduktal in Drüsengewebe (Brust). Auffallend ist auch, dass unkontrollierte Proliferationen dort am häufigsten auftreten, wo niedrige pH-Werte vorliegen, also saure beziehungsweise sauerstoffarme Verhältnisse herrschen.

Auch unsere Grundeinstellungen sowie Emotionen zeigen Wirkung auf das Ladungspotenzial der Körperzellen: „Für die meisten Menschen ist es überraschend zu erfahren, dass unser reichhaltigstes Sinnesorgan nicht die Augen, Ohren, Haut, usw. sind. Auch nicht unsere Gleichgewichtsorgane, sondern unsere Muskeln mit deren Sehnen und Faszien. Aus ihnen empfängt unser Gehirn die größte Anzahl an afferenten Neuronen, die es mit

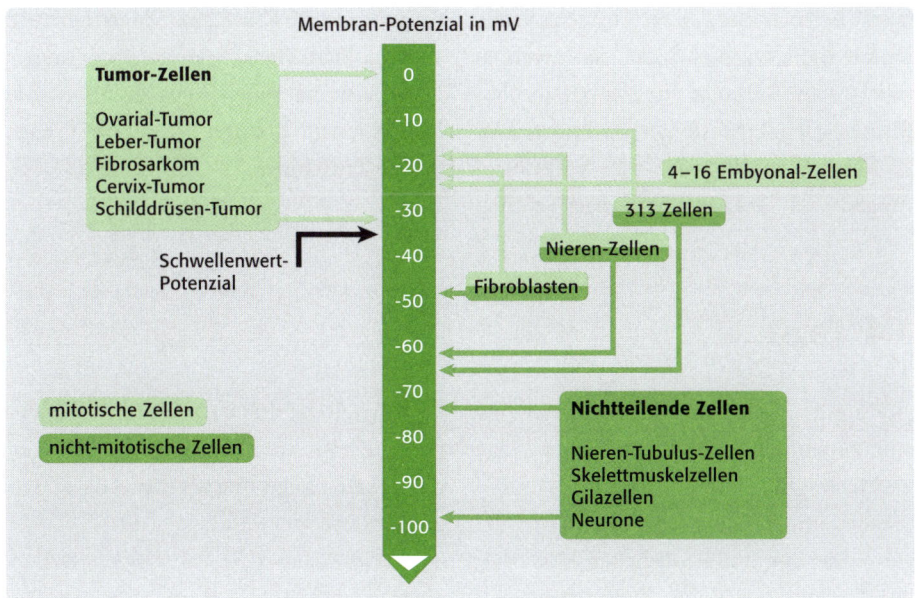

**Bild 4.13:**
Der Pfeil zeigt das Membranpotenzial von Null bis -100 mV. Zellen haben je nach Zustand verschiedene Spannungen und lassen sich entsprechend zuordnen. Gemessen wird zwischen Zellinnen und Außenseite. Bei ca. -35 mV zeigt sich ein Schwellenwert zwischen Zellen, die im Teilungsprozess sind (v.a. entdifferenzierte Tumorzellen) und Zellen, die sich normal verhalten.

Sinnesempfindungen überhäufen. Ein typischer Muskelnerv besteht aus fast dreimal so vielen sensorischen wie motorischen Neuronen. Dies deutet bereits auf ein interessantes Prinzip hin, dass nämlich die sensorische Differenzierung des Körpers vom Organismus als weitaus wichtiger erachtet wird als die motorische Organisation."[59] **Umso verwunderlicher ist es, dass in der derzeitigen Rehabilitation man sich hauptsächlich an den motorischen Defiziten orientiert und die Motorik schwerpunktmäßig trainiert.**

Die sensorische Wahrnehmung der Muskulatur zeigt sich beispielsweise, wenn emotionaler Stress zu Ausschüttungen von Katecholaminen in die EZM und zu physiologischen Stressreaktionen führt (zum Beispiel die „Angst im Nacken"). Durch die „sympathische Last" werden nämlich im Rahmen von Abwehrmechanismen Depolarisationen ausgelöst, was zu Muskelkontraktionen und Verkrampfungen als Folgeerscheinungen führt.

Dies ist ein Modell für den Begriff „Schmerzgedächtnis". Ebenso kann auch die physische Wirksamkeit von Selbstunsicherheit, sei sie angeboren oder erworben, erklärt werden. Stress vermindert die Sensibilität und erhöht Verspannungen auf allen Ebenen. Diese vermindern die Variabilität des Systems. Dadurch wird es weniger robust und stirbt schließlich früher (siehe Kapitel 6.6).

Auf ähnliche Weise können weitere Beeinträchtigungen der EZM – neben der bereits erwähnten Tumorbildung (unkontrollierten Proliferation) als Folge energetischer Unterversorgung und anhaltender Azidose (Übersäuerung) – auch andere Krankheiten verursachen, etwa Allergien, Immunschwächen, Stoffwechselerkrankungen, rheumatische Symptome, Multiple Sklerose sowie andere chronische Krankheitsbilder, aber auch geistige Phänomene wie Verstimmungen, Leistungsminderung, Angstzustände und Depressionen begleitet von chronischen Schmerzzuständen.[60]

## 4.4 Fazit

Nur mühsam gestaltet sich seit Virchow eine zunehmende Erkenntnis über Wege und Irrwege.

Eines seiner Statements der Würzburger Vorlesung am 10. Februar 1858 war: „In Geweben, wo wir Zwischenmassen haben, versorgt die Zelle außer ihrem eigenen Inhalt noch eine gewisse Menge von äußerer Substanz, die mit an ihren Veränderungen Teil nimmt, ja sogar häu-

fig frühzeitiger afficirt wird, als das Innere der Zelle, welches mehr gesichert ist durch seine Lagerung als die äußere Zwischenmasse."[61]

1947 schrieb der Pathologe Herbert Siegmund (1882–1954) aus seinem (Un-) Verständnis heraus: „Ein weiterer Hinweis gilt auch der in der Pathologie immer mehr zunehmenden Erkenntnis, dass die Cellularpathologie Virchows, die in der Zelle nicht nur die letzte Lebenseinheit, sondern auch ein Wesen von erheblicher Selbständigkeit zu sehen gewohnt ist, zu einer dynamischen Korrelationspathologie funktioneller Systeme zu erweitern ist."[62] Die Erkenntnis in diese Forschungsrichtung nahm allerdings zunächst nicht zu, sondern wich im Zuge der Entdeckung der DNA und der Genforschung einer molekularen Orientierung in der Medizin. 1962 erhielten Francis Crick, Maurice Wilkins und James Watson für ihr räumliches Modell der DNA den Nobelpreis für Medizin. Die Genforschung ging von toten Strukturen aus und trug durch deren Untersuchung enorme Mengen an Detailwissen im molekularen Bereich zusammen. Die Schwierigkeiten ergaben sich bei der Anwendung im makroskopischen Zusammenhang.

Erst als das Systemdenken verstärkt in die naturwissenschaftliche Grundlagenforschung Einzug hielt, begann man sich wieder auf die „letzte Lebenseinheit" und ihre „erhebliche Selbstständigkeit" sowie auf ihre „Korrelation" mit den anderen Zellen, Organen und dem Organismus zu besinnen.[63] Die Zelle darf nun aber nicht als Ansammlung toter Moleküle untersucht und verstanden werden. Da alle Strukturen letztlich auf das aktive Verhalten der Zellen zurückzuführen sind, galt und gilt es, diese als lebende Prozesse in der tätigen Auseinandersetzung mit ihrer Umwelt, ihrem Milieu (sowohl als sich selbst verändernde Anpassung als auch als anpassende Veränderung der Umwelt) zu untersuchen und zu verstehen.

Entscheidender als die jeweils molekulare Zusammensetzung der besonders hervorgehobenen Zellkomponenten wie Membran oder Gene im Zellkern erwiesen sich für die Lebensfähigkeit der Zelle die Elastizität und Plastizität des Zellplasmas, eines aus Proteinfäden bestehenden Kolloids. Dieses Kolloid befindet sich im ständigen Phasenwechsel zwischen gelöstem Sol- und steiferem Gelzustand mit entsprechender fluktuierender Viskosität.

Die Phasenänderungen unterliegen physiko-chemischen Parametern. Sie ergeben sich aus der Strukturierung von Ionen, Wasser- und Proteinmolekülen. Der Wechsel der Zustände entscheidet wesentlich darüber, welche Moleküle in die Zelle einzudringen vermögen und welche abgewehrt werden, aber auch welche Proteine in der Zelle erzeugt, beibehalten oder ausgeschüttet werden. Das heißt, die vom jeweiligen thermodynamischen Nichtgleichgewichtszustand ablaufenden Sol-Gel-Prozesse regeln nicht nur die Möglichkeit der Zelle, sich über die EZM zu ver- und entsorgen, sondern auch die Kommunikation der Zelle mit den Nachbarzellen und dem Organismus. (Aufnahme und Ausschüttung von Botenstoffen).

Die Phasendynamik des Zellplasmas ist damit auch für die Symptombildung von Krankheiten entscheidend, da sie nicht nur die Ver- und Entsorgung der Zelle über die EZM beeinflusst, sondern auch die Chance von Viren, sonstigen Erregern und toxischen Stoffen in die Zelle einzudringen sowie schließlich für das Zellverhalten selbst. Zum Beispiel: die Erzeugung von Proteinen in der Zelle und auch die Zellteilung.

Der Phasenzustand des Zellplasmas ändert sich auch aufgrund der Wärme, des Redoxpotenzials und des pH-Wertes des Milieus, vor allem aber durch die ATP-abhängige Aufnahme, Abwehr und Abgabe von Ladungsträgern (Ionen) aus der oder an die EZM. **Entscheidend für den Phasenzustand ist das energetische Niveau, der Ordnungszustand der Zelle, die Frage also, ob sie ihr Fließgleichgewicht in dem für sie optimalen thermodynamischen Nichtgleichgewicht aufrechtzuhalten vermag.**

Daraus ergibt sich für den Therapeuten die entscheidende Frage: Wie lässt sich auf die Ordnungszustände der Zelle Einfluss nehmen und die Zelle gegebenenfalls aus einer thermodynamischen Senke wieder herausheben?

Denn Krankheit erweist sich auf zellbiologischer Ebene in erster Linie als Schrei nach Strukturierung, nach Energie, nach Sauerstoff für mitochondriale Arbeit. Um diese Frage beantworten zu können, ist zunächst die grundsätzlichere zu klären: Wie webt die Natur die Strukturen in die Zeit und wie eliminiert sie Webfehler?

## Verweise

1. Gilbert N. Ling, A Revolution in the Physiologie of the Living Cell, Krieger Publishing Company, Malabar 1992, S. 1.
2. So geschehen in eigenen Experimenten im Rahmen des Erlanger Projektes Klinik gekoppelte Grundlagenforschung 1989–98, gefördert von der Ruth und Klaus Bahlsen Stiftung, Hannover, und dem Stifterverband für die Deutsche Wissenschaft, Essen. Vgl. http://www.matrix-center.de/forschung1991.htm.
3. Demiurg (griech. δημιουργός dēmiourgós „Handwerker") ist in philosophischen und theologischen Lehren der Antike, insbesondere im Platonismus, die Bezeichnung für den Schöpfergott. Der Schöpfergott als Baumeister des sinnlich wahrnehmbaren Kosmos wird als „Handwerker" bezeichnet, weil er wie ein solcher nach einem festen Plan aus vorhandenem Material etwas Geformtes erzeugt.
4. Ling 1992 (vgl. Anm. 1), S.1.
5. Bruce Alberts, D. Gray, J. Lewis, M. Raff, K. Roberts, J. Watson, Molecular Biology of the Cell, First Edition, Garland, New York 1983, S. 604.
6. Bruce Lipton, Natur, Erziehung und menschliche Entwicklung, 2001, übers. von Angelika Rinderle-Tessa unter: *www.brucelipton.com/file_download/41/ConsParenting_German.pdf.*
7. Max Johann Sigismund Schultze, „Über Muskelkörperchen und das, was man eine Zelle zu nennen habe", 1861, *in: Klassische Schriften zur Zellenlehre, Harri Deutsch, 2. Aufl., Frankfurt am Main, 2003, und ders.*, Das Protoplasma der Rhizopoden und der Pflanzenzellen. Ein Beitrag zur Theorie der Zelle, Verlag W. Engelmann, Leipzig 1863.
8. Frederik H. Nijhout, „Metaphors and the role of genes in development", in: BioEssays, 12 (9) 1990, S. 444.
9. Harold Hillman, „New considerations about the structure of the membrane of the living animal cell", in: Physiol. Chem. a. Med. NMR, Heft 26, 1994, S. 55ff.
10. Dass die Membrane weitgehend aus einer Doppellipidschicht bestanden, hatten als Erste 1925 die Leidener Forscher Gorter und Grendel entdeckt: E. Gorter, F. Grendel, „On bimolecular layers of lipoids on the chromocytes of the blood", 1925, in: The Journal of Experimental Medicine, Bd. 41, S. 439–443.
11. Gilbert N. Ling, A Physical Theory of the Living State; the Association-Induction Hypothesis, Blaisdell Publishing Co (Random House), Waltham 1962, S. 195–212.
12. Hierzu Gerald H. Pollack, Cells, Gels and the Engines of Life, a New, Unifying Approach to Cell Function, Ebner & Sons, Seattle 2001; vor allem Kapitel 2, in dem eine Reihe solcher Experimente aufgeführt wird.
13. James D. Watson, Molekularbiologie des Gens, Inter European Editions, Amsterdam 1975.
14. Eric R. Kandel, Psychotherapy and the single synapsis, The impact of psychiatric thought on

neurobiologic research, in: New England Journal of Medicine, Bd. 301, Nr. 19, 1979, S. 1028–1037, auf deutsch abgedruckt, in: ders., Psychiatrie, Psychoanalyse und die neue Biologie des Geistes, Suhrkamp Taschenbuch, Frankfurt 2008, S. 39ff.

15. Eric R. Kandel, Psychiatry, Psychoanalysis and the new Biology of Mind, Am. Psychiatr. Publishing Inc., Washington D.C. 2005.

16. Der Versuch wird beschrieben in dem Aufsatz „Von der Metapsychologie zur Molekularbiologie" in Kandel 2005 (vgl. Anm. 15), S. 189ff.

17. C. H. Bailey, M. C. Chen, Morphological basis of long-term habituation and sensitization in Aplysia, in: Science 220, 1983 ,S. 91f.

18. Kandel 2005 (vgl. Anm. 15), S. 222f.

19. Vgl. Manfred Paerisch, Ecce caro musculorum – Die Steuerung und Regelung des Betriebs der Skelettmuskeln, Schkeuditzer Buchverlag, Schkeuditz, 2003, und U. G. Randoll, M. Paerisch Elektromyostimulation – Basics, Chances and Limits, paper to the 4th International Congress of the International Neuromodulation Society Luzern, 16.–20. September 1998. Bezogen auf den Leistungssport bedeutet dies zum Beispiel, dass jede Zufuhr von Doping-Substanzen unsinnig ist. „Allein über Training ist zu beeinflussen, was der Muskel als direkten Leistungsansatz oder zur Stabilisierung einer Leistung braucht." M. Paerisch, „Leistung der Muskulatur mit Anabolika nicht beeinflussbar", in: Die Welt, 1.12.1999. Diese konsequent vertretene Auffassung hatte zuvor, zu DDR-Zeiten zur Degradierung Paerischs als Direktor des Instituts für Physiologie an der Deutschen Hochschule für Körperkultur und Sport in Leipzig geführt.

20. Zum Beispiel Gerald Hüther, Die neurobiologische Verankerung von Erfahrungen und ihre Auswirkungen auf das spätere Verhalten, Vortrag am 24. April 2001 bei den 51. Lindauer Psychotherapiewochen unter: http://www. homoeopathie-schmid.de/Homoeopathie/ GeraldHuether Die neurobiologische Verankerung von Erfahrungen und ihre Auswirkungen auf das spaetere Verhalten.htm.

21. L. Montaigner u.a., DNA waves and water, 2010, unter: http://arxiv.org/pdf/1012.5166.pdf.

22. Gerald Karp, Molekulare Zellbiologie, Springer, Berlin/Heidelberg 2005, S. 327–329.

23. E. A. Evans, D. A. Calderwood, „Forces and bond dynamics in cell adhesion", in: Science, Bd. 316, 2007, S. 1148–1153.

24. Über die Transportvorgänge mittels Vesikel siehe Faustin Kamena, Anne Spang, „Tip20p prohibits back-fusion of COPII vesicles with the endoplasmic reticulum", in: Science, 9. April 2004,

oder unter: http://www.innovations-report.de/ html/berichte/biowissenschaften_chemie/ bericht-27895.html

25. A. S. Troschin, Das Problem der Zellpermeabilität, VEB Gustav Fischer Verlag, Jena 1958 (1956), zitiert nach der englischen Ausgabe Problems of cell permeability, trans. by M. G. Hell, Pergamon Press, Oxford, New York, 1966, S. 3.

26. Vgl. http://www.wissenschaft-online.de/abo/ lexikon/biok/6484.

27. Charles A. Knight, Arthur L. DeVries, „The prevention of ice crystal growth from water by ‚antifreeze proteins'", in: Atmospheric Aerosols and Nucleation, Lecture in Physics, Bd. 309, Springer, Berlin/Heidelberg 1988, S. 717–720.

28. Georg Warnecke, „Über den X. Internationalen Kongreß für Entomologie in Montreal, Kanada, 17.–25. August 1956", mit besonderer Berücksichtigung der Sektion für Geographische Verbreitung, in: Zeitschrift der Wiener Entomologischen Gesellschaft, Jg. 42, 1957, S. 5ff.

29. Entsprechende Versuche beschreibt Steve Granick, „Motions and relaxations of confined liquids", in: Science, Bd. 253, Nr. 5026, 1991, S. 1374–1379. Zuvor schon Jacob N. Israelachvili, Patricia M. McGuiggan, „Forces between surfaces in liquids", in: Science, Bd. 241, Nr. 4867, S. 795–800.

30. Heinrich Thiele, Histolyse und Histogenese, Gewebe und ionotrope Gele, Prinzip einer Strukturbildung, Akadem. Verlagsgesellschaft, Frankfurt am Main 1967.

31. M. F. Toney, J. N. Howard, J. Richer, G. L. Borges, J. G. Gordon, O. R. Melroy, D. G. Wiesler, D. Yee, L. B. Sorensen, „Voltage dependent ordering of water molecules at an lectrode-electrolyte interface", in: Nature, 1994, Bd. 368, S. 444–446. Zuvor schon Aharon Katzir Katchalsky, „Polyelectrolytes and their biological interactions", in: Biophysical Journal, 1964, Vol. 4, Issue 1, S. 9–41.

32. Kiyoshi Sawahata, Jian Ping Gong, Yoshihito Osada, „Soft and wet touch-sensing system made of hydrogel", in: Macromolecular Rapid Communications, Bd. 16, 1995, H. 10, S. 713–716, und unter: http://www3.interscience.wiley.com/ journal/104080657/ abstract?CRETRY=1&SRETRY=0.

33. Elektrorheologische Flüssigkeiten beziehungsweise elektrorheologische Fluide (abgekürzt: ERF) sind adaptive Materialien, deren Fließverhalten durch ein elektrisches Feld in weitem Rahmen schnell und reversibel gesteuert werden kann.

34. Gelelektrophorese ist eine analytische Methode der Chemie und Molekularbiologie, um

verschiedene Arten von Molekülen zu trennen. Eine Mischung aus zu trennenden Molekülen wandert unter Einfluss eines elektrischen Felds durch ein Gel. Kleine, negativ geladene Moleküle (Anionen) wandern am schnellsten in Richtung der positiv geladenen Anode und positiv geladene Moleküle (Kationen) in Richtung der negativ geladenen Kathode.

35. Gerald H. Pollack, Cells, Gels and the Engines of Life, a New, Unifying Approach to Cell Function, Ebner & Sons, Seattle 2001, besonders Kapitel 6. Hier werden auch die verschiedenen Experimente aufgeführt, die diese Interpretation der Konzentrationsunterschiede in der Zelle bestätigen.

36. Herbert Fröhlich, „Long range coherence and energy storage in biological systems", in: Intern. Journ. of Quantum Chemistry, Bd. 2, 1968, S. 641ff.

37. Albert Szent-Györgyi, Chemistry of Muscle Contraction, Academic Press, New York 1947.

38. Heinrich Schade, Die physikalische Chemie in der inneren Medizin, Theodor Steinkopff, 3. Aufl., Dresden 1923.

39. Im Nachruf hieß es: „Am 9. November 1935 ist Heinrich Schade gestorben. In ihm hat die Medizin einen ihrer besten Köpfe verloren, die Kolloidchemie ihren erfolgreichsten ärztlichen Vorkämpfer …", aus: Kolloid Zeitschrift, Bd. 75, Heft 3, 1936, S. 17. Der Nachruf wurde als Reprint am 25.11.2006 ins Netz gestellt unter: http://www.springerlink.com/content/3277236k0mx43145/.

40. Vgl. unter anderem Gerald H. Pollack, Wei-Chun Chin (Hrsg.), Phase Transitions in Cell Biology, Springer Netherlands, Dordrecht 2008. Am 20. Mai 2009 entschied die Deutsche Forschungsgemeinschaft über einen Sonderforschungsbereich zur Makromolekül- und *Kolloidforschung*, der an der Universität Bayreuth eingerichtet werden solle.

41. Wissenschaftler des Max-Planck-Instituts für Plasmaphysik (IPP) in Garching/Greifswald und des Fritz-Haber-Instituts in Berlin haben kürzlich entdeckt, dass zwei benachbarte Wassermoleküle bei einem Autoionisationsprozess zusammenarbeiten können. Gemeinsam erreichen sie einen Zustand, der für beide energetisch günstiger ist, wenn sie jeweils (in diesem Fall aufgrund eines Photons aus ionisierender Strahlung) beide ein Elektron freisetzen. Dazu gibt das zuerst erzeugte Molekül-Ion seine überschüssige Energie an ein zweites Molekül ab, das daraufhin ein eigenes Elektron aussendet. Die paarweise Zusammenarbeit von Wassermolekülen oder mit einer im Wasser gelösten Substanz könnte klären, wie Lösungsvorgänge auf molekularer Ebene funktionieren. Vgl. Melanie Mucke, Markus Braune, Silko Barth, Marko Förstel, Toralf Lischke, Volker Ulrich, Tiberiu Arion, Uwe Becker, Alex Bradshaw, Uwe Hergenhahn, „A hitherto unrecognized source of low-energy electrons in water" in: Nature Physics, Publ. online: 10 January 2010 | doi:10.1038/nphys1500.

42. H. Okuzaki, Y. Asada, „electro-driven chemomechanical polymer gel as an intelligent soft material", in: Jorn. Biomater. Sci. Polymer Edn., Bd. 5, 1994, S. 485f.

43. Das Gleichnis von Buridans Esel, der genau zwischen zwei Heuhaufen verhungert, diente der mittelalterlichen Diskussion über den Determinismus, die Willensunfreiheit des Menschen als Beispiel für die Unmöglichkeit sich logisch zwischen zwei gleichwertigen Lösungen entscheiden zu können.

44. „Heute wissen wir, dass es keine Koagulation sein darf, sondern man bei ihrer Vorstufe haltmachen muss – nämlich bei der partiellen Entladung und Dehydration der kolloiden Fäden …", aus: Thiele 1967 (vgl. Anm. 30), S. 7.

45. M. Paerisch, U. G. Randoll, „Neue elektrodynamische Erkenntnisse zur Funktions- und Trainingssteuerung des Skelettmuskels", in: Erfahrungsheilkunde, Jg. 5, 1998, S. 325–334.

46. Als nichtnewtonsches Fluid (Blut, Zementleime, Ketchup, Pudding) bezeichnet man im Gegensatz zum newtonschen Fluid (also eine Flüssigkeit oder Gas), dessen Viskosität nicht konstant bleibt, wenn sich die einwirkenden Scherkräfte verändern.

47. Aufgrund persönlicher Korrespondenz mit Paerisch, vgl. auch Anm. 20.

48. Klaus Baum, Sportphysiologische Aspekte des Rückenschmerzens, Vortrag auf dem 9. Neuroorthopädie Symposium Neues zum Schleudertrauma, Koblenz 23. Juni 2001 und K. Baum, Bernhard Kügelgen u.a. (Hrsg.), Das sogenannte Schleudertraum der Halswirbelsäule, Koblenzer Konsens, Therapiezentrum Koblenz, 2002.

49. W. Schwemmler, Symbiogenesis. A Macro-Mechanism of Evolution, de Gruyter, 1989.

50. D. R. Trentham, J. F. Eccleston, C. R. Bagshaw, „Kinetic analysis of ATPase mechanisms", in: Quart. Rev. Biophysics, Bd. 9, 1976, S. 217–281.

51. *Koen Visscher*, M. J. Schnitzer, S. M. Block, „Single kinesin molecules studied with a molecular force clamp", in: Nature, Bd. 400, *1999*, S. 184–189.

52. U. G. Randoll, R. Dehmlow u.a., „Ultrastructure Tomographical Observations of Life Processes as dependent on Weak Electromagnetic Fields", in:

Dtsch. Zschr. Onkol. 26, S. 12–14.

53. „Die Zellterritorien entarten vor der Entartung der Zelle." Vgl. Rudolf Virchow, Die Cellularpathologie in ihrer Begründung auf physiologische und pathologische Gewebelehre, Verlag A. Hirschwald, Berlin 1858.

54. Diese Erkenntnis geht bereits auf das Jahr 1845 zurück, auf Carl B. Reichert, Bemerkungen Zur vergleichenden Naturforschung im Allgemeinen und vergleichende Beobachtungen über das Bindegewebe und der verwandten Gebilde, W. Gläser Verlag, Dorpat 1845.

55. „Es ist heute allgemein akzeptiert, dass die meisten Funktionsstörungen beziehungsweise krankhaften Zustände der Organe durch Mikrozirkulationsstörungen, wenn nicht sogar ausgelöst, so doch zumindest in ihrem Verlauf determiniert sind", aus: Rainer Chr. Klopp, Mikrozirkulation im Fokus der Forschung, Einführung in biomechanische, physiologische und pathophysiologische Grundlagen sowie ausgewählte Behandlungsoptionen, Mediquant Verlag, Triesen FL 2008.

56. Leu AJ, Berk DA, Yuan F, Jain RK. Flow velocity in the superficial lymphatic network of the mouse tail. Am J Physiol 1994; 267 (Heart Circ Physiol 36): H1507-H1513.

57. Richard Binggeli, Roy Weinstein, „Membranepotentials and sodium channels: Hypotheses for growth regulation and cancer formation based on changes in sodium channels and gap junctions",

in: J. of Theoretical Biology, Vol. 123, Iss. 4, 1989, S. 344–401

58. Sarah Sundelacruz u.a., Membrane Potential Contols Adipogenetic and Osteogenetic Differentiation of Mesenchymal Stem Cells, 2008, unter: PloS ONE 3(11):e3737.doi:101371/journal. pone.0003737 www.plosone.org.

59. Robert Schleip, „Faszien und Nervensystem", in: Z. f. Osteopathische Medizin, Heft 1, 2003.

60. Diesen Zusammenhängen wird nachgegangen in: Alfred Pischinger, Hartmut Heine, Das System der Grundregulation, Karl F. Haug Verlag, 9. Aufl., Heidelberg 1998 und in: Hartmut Heine, Lehrbuch der biologischen Medizin, Hippokrates Verlag, München 1997.

61. http://www.uni-giessen.de/gloning/tx/vc-1. htm#afig006

62. Herbert Siegmund, „Die pathologische Anatomie der Hepatitis Epidemica", in: Klinische Wochenschrift, Jg. 24/25, Heft 53/54, 1.11.1947, S. 833.

63. Die Betonung der Korrelationen (Beziehungen) geht auf Gustav Ricker, Pathologie als Naturwissenschaft – Relationspathologie, Springer Verlag, Berlin 1924, zurück. Nach ihm wie dem Russen A. D. Speranski sollen die Beziehungen allerdings einseitig durch das Nervensystem hergestellt und gesteuert werden und nicht als System der Wechselwirkung zwischen Zellen mittels der extrazellulären Matrix verstanden werden.

# 5 Lebensprozesse im Organismus

Verschiedene körperinterne (zum Beispiel Herz-Hirn-rhythmik) als auch -externe Rhythmusgeber (zum Beispiel Mondzyklus, Tag/Nachtrhythmus) ordnen und takten die rund 70 Billionen Zellen des Körpers und ihre Prozesse. Das gleicht der Harmonie eines Tanzes. Abweichungen dieses synchronen Geschehens führen zu Belastungen und münden ab einer gewissen Größe im Organismus in Symptombildungen. Der Mensch ist nicht unabhängig von Rhythmen und soll mit diesen in Harmonie leben. Rhythmen sind tatsächlich wesentliche strukturbildende Informationen. Diese Erkenntnisse beruhen auf Fakten, die in der Natur für jeden leicht beobachtbar sind und sich therapeutisch nutzen lassen. Dieses natürliche Ordnungsprinzip nutzte ich, um die Matrix-Rhythmus-Therapie zu entwickeln.

# 5.1 Wie funktioniert die Zellsteuerung?

Zellen müssen, um ihre Aufgaben angemessen erfüllen zu können, sowohl in ihren Subsystemen miteinander wie auch mit den Anforderungen des hierarchisch aufgebauten Gesamtsystems in Wechselwirkung treten. Das ist notwendig, damit die Organfunktionen im Körper aufrechterhalten werden können.

> Biologen gehen davon aus, dass in jeder Sekunde etwa 30 Billiarden biochemische Reaktionen im menschlichen Körper stattfinden. Auf diese Weise kann der Organismus zum Beispiel Bewegungen ausführen oder einfach „nur" lebendig bleiben.

Zur Durchführung dieser Aufgaben steht eine nahezu unüberschaubare Fülle von Ionen und Molekülen bereit (siehe Kapitel 4). Ständig werden in der Forschung neue Biomoleküle und Botenstoffe entdeckt, die für die eine oder andere Regelung verantwortlich gemacht werden, und es werden Genabschnitte gefunden, die deren Herstellung steuern. Doch wie lässt sich der scheinbar chaotische, jedenfalls kaum übersehbar umfangreiche Austausch zwischen Millionen betroffener Zellen so regeln, dass sie gemeinsam zielgerichtete, zusammenhängende und lebenswichtige Funktionen ausüben?

Die Steuerung dieser Funktionen wird noch komplexer, wenn man erschwerte Bedingungen mitberücksichtigt, wie zum Beispiel bei plötzlich auftretenden Verletzungen, welche die Regulation des Körpers dramatisch stören. Offensichtlich gelingt es dem Körper in der Regel selbst bei Schock, die lebenswichtigen Funktionen aufrechtzuerhalten und die Regulation wieder in den Griff zu bekommen. Wie er dabei vorgeht, sieht man beispielsweise beim Hitzschlag: Der Betroffene fällt meist bewusstlos zu Boden und seine gesamten Körpermuskeln beginnen unwillkürlich zu zittern. Praktisch reflektorisch werden so Blutdruck und Kreislauf stabilisiert. Bei diesem Vorgang wird das Blut aus den Beinen und Armen zu den lebenswichtigsten Organen ins Körperinnere sowie in das Gehirn transportiert.

Es ist auch bekannt, dass viele tausend Mal pro Tag in unseren Körperzellen an irgendeiner Stelle ein Chromosom – jene Struktur, die Erbinformationen enthält und die Bildung von Proteinen steuert – bricht oder entartet. Verursacher können Stoffwechselprozesse, energiereiche Teilchen der Höhen- oder Röntgenstrahlung oder auch radioaktiv strahlende Substanzen sein. Bei gesunden Menschen erkennt und repariert der Körper den Schaden innerhalb von 36 Stunden.[1]

# 5.2 Auf der Suche nach steuernden Rhythmen

Wie kann es zu solchen spontanen Reparaturen kommen, wie sind sie zu erklären? Hierauf lassen sich Antworten nur finden, wenn man die Steuerungsverfahren im Zusammenspiel der Zellen versteht. Aber wer oder was steuert diese Vorgänge auf zellbiologischer Ebene? Wie ist sie vorstellbar, wenn die Steuerung der komplexen Zellvorgänge von einer Zentrale aus kaum in Frage kommen kann (siehe Kapitel 4.1.2)? In dem bisher Dargelegten fanden sich bereits Ansätze für eine passende Antwort, wenn von „Aktivitätswellen", „Rhythmen" oder „gleichförmigen Zeitintervallen" die Rede war. In der Tat scheinen unter anderem rhythmisch pulsierende Vorgänge für eine Koordinierung der vielfältigen Regelungsprozesse und damit für deren Steuerung verantwortlich zu sein.

## 5.2.1 Der Tanz der Zellen

**Tatsächlich findet man bei allen bisher untersuchten Lebewesen – angefangen vom einfachsten Einzeller bis zum menschlichen Körper – rhythmisch schwingende Vorgänge.** Bis 1986 hatte man geglaubt, dass dies wenigstens für die primitivsten Zellen, die Prokaryoten (Einzeller ohne Zellkern), nicht zuträfe, bis man auch bei ihnen rhythmisches Verhalten sowohl bei ihrem Stoffwechsel als auch bei ihrer Zellteilung feststellte.[2] Periodenlängen in lebenden Systemen reichen von Millisekunden bis zu Jahren und Jahrzehnten.

| Zeitzyklen | Beispiele |
|---|---|
| Millisekunden-Rhythmus | Nervenimpulse |
| Sekunden-Rhythmus | Mikrovibration, Herzschlag, Atmung, Blutdruck |
| Minuten-Rhythmus | Periphere Durchblutung, Darmgefäß-Tonus |
| Ultradian-Rhythmus (Takt von einer bis zu mehreren Stunden) | Ablauf der Schlafstadien, die 90-minütige Aufmerksamkeit-Nachdenk-Spanne (Basic Rest/Activity Cycle), Blutbildung |
| Zirkadian-Rhythmus (24-Stunden-Rhythmus) | Schlaf-Wach-Rhythmus, Zellteilung, Hormonspiegel, Körpertemperatur |
| Infradian-Rhythmus (mehrere Tage) | Regelzyklus der Frau, Anfallsleiden |
| Circannual-Rhythmus (Jahresrhythmen) | Jahreszeitlich bedingte biochemische, physiologische, psychologische Aktivitätsunterschiede |

Tabelle 5.1:
Frei nach Eduard Tripp, *Chronobiologie und Chronomedizin*

Beim Menschen weisen schon beim ersten Blick zahlreiche organische Abläufe eine rhythmische Natur auf. Am auffälligsten sind unsere Atmung und unser Herzschlag. Rhythmische Zeitmuster findet man aber auch bei der Hormonausschüttung, beim Stoffwechselaustausch einzelner Zellen, bei der Aktivität der Nerven, bei der Übertragung von Informationen auf Nerven-, Muskel- und andere Zellen. Selbst die durchschnittliche Körpertemperatur und sogar die geistige Leistungsfähigkeit schwanken in scheinbar gleichbleibenden Perioden. Was pendelt diese Rhythmen in das vielfältige Regelungsgeschehen des Körpers ein? Diese Frage wird umso drängender gestellt, als bei Menschen immer mehr Rhythmusstörungen mit Folgeerkrankungen wie zum Beispiel Schlafstörungen bei Fibromyalgie- und Burn-out-Syndrom beobachtet werden.[3]

Bei einem Computer koordiniert der Prozessor auf der Basisfrequenz des Grundoszillators die verschiedenen Schaltvorgänge und bestimmt so die Verarbeitungsgeschwindigkeit des Computers. Dadurch wird verhindert, dass die Schaltvorgänge im Durcheinander enden und der Computer nicht mehr funktioniert (durch Überlastung blockieren). Einen vergleichbaren Taktgeber analog dem Grundoszillator suchte ich im höher entwickelten und komplexen Organismus. Die Idee war, dass sich einzelne Regelungsprozesse an einen solchen Taktgeber anlehnen und sich an ihm orientieren.

Im menschlichen Körper fällt als erstes rhythmisches Geschehen die Atmung auf.

Das Ein- und Ausatmen geschieht regelmäßig, doch die Perioden können sich je nach körperlicher Anstrengung oder psychischer Befindlichkeit, etwa wenn einem vor Schreck „der Atem stockt", ändern. Wir können sogar willentlich den Atem eine kurze Zeit lang anhalten, müssen das Versäumte allerdings sogleich umso hastiger nachholen. Normalerweise atmen wir aber in einem der jeweiligen Belastung angemessenen, relativ gleich bleibenden Rhythmus. Ein ausgewachsener Mensch atmet täglich mehr oder weniger bewusst etwa siebenmal pro Minute circa 500 ml Luft ein und aus. Die Atmung regelt als einziger – auch willentlich – beeinflussbarer Rhythmus die lebenswichtige Sauerstoffzufuhr in den Körper und entfernt gasförmige Abbauprodukte, vor allem Kohlendioxid. Atmet ein Körper zu wenig, kommt er in „Schieflage" und lagert automatisch Moleküle mit sauren Valenzen ein mit all ihren Folgeerscheinungen (Schmerzen, chronische Degeneration, unspezifische Entzündung).

Der Mensch wird bewusstlos, wenn das Gehirn circa 20 Sekunden lang nicht mit Sauerstoff versorgt wird. Die Atmung wurde in früheren Kulturen für so wichtig gehalten, dass das Wort für Atmung oft die Bedeutung von Leben, Seele und Geist mit einschloss. In vielen Kulturen versucht man auch – besonders in den fernöstlichen –, über die Regulierung des Atemrhythmus therapeutisch Einfluss auf das Verhalten des Körpers und des Bewusstseins zu nehmen, und erzielt damit wohl durch die euphorisierende beziehungsweise entspannende Wirkung beachtliche Erfolge.[4]

Die Atembewegung ist über die Stoffkreisläufe des Körpers eng mit der Herzfunktion verbunden. Das Herz eines Menschen steht still, wenn er etwa vier Minuten nicht geatmet hat.[5] Auf den Pumprhythmus unseres Herzens haben wir deutlich weniger Einfluss als auf den des Atmens; deshalb ist die stetige Regelung des Herzens auch besonders wichtig. Der normale Funktionsablauf des Herzens ist schon oberflächlich betrachtet komplexer als jener beim stetigen Ein- und Ausatmen: Beim gesunden Herz ziehen sich während einer Aktionsperiode zunächst die Muskeln der beiden Vorhöfe zusammen und pumpen Blut in die beiden Herzkammern. Unmittelbar danach ziehen sich die Muskelfasern der Kammern zusammen. Das Blut wird dadurch aus der linken Herzkammer in die Hauptschlagadern zum Körper und aus der rechten Herzkammer zur Lunge gedrückt. Ventilklappen zwischen Vorhöfen und Kammern sowie hinter den Kammern verhindern, dass das Blut bei der Kontraktion des Herzmuskels in die falsche Richtung strömt.

Auf die Tätigkeit des Herzmuskels haben wir willkürlich keinen Einfluss. Allerdings kann es durch besondere Anstrengungen oder besondere Meditationsübungen in einem begrenzten Umfang zu bedingten Veränderungen der Geschwindigkeit des Herzschlags kommen. Übersteigen solche Einflüsse eine gewisse Toleranzschwelle, so treten gesundheitliche Komplikationen auf.

Ob das Herz zu langsam, zu schnell oder unregelmäßig schlägt, erkennt man am Pulsschlag. Entscheidend ist, in wieweit die einzelnen Zellen des Herzorgans rhythmisch kooperieren. Anhand praktischer Beobachtungen und Erfahrungen wurde so zum Beispiel in der Chinesischen und Ayurveda-Medizin die Pulsdiagnostik entwickelt. Man hat dort verschiedene Pulsqualitäten, nämlich „Pitta", „Kapha" und „Vata", mit jeweils unterschiedlichen Symptomkomplexen und Krankheitsbildern in Verbindung gebracht.[6]

Hatte die Medizin bisher fast nur auf die Struktur des Gewebes und auf die im Körper ablaufenden Prozesse geachtet, so regte die Gefährlichkeit bestimmter Herzrhythmusstörungen sie dazu an, nun auch nach der Regelung dieser Rhythmen zu suchen.

## 5.2.2 Die Entdeckung des Rhythmus und Entwicklung von Diagnosegeräten

Mit der Entwicklung entsprechender Methoden und technischer Geräte gelangten Rhythmik und Information als Basis der Prozesssteuerungen stärker ins medizinische Bewusstsein.

Um 1906 entwickelte der holländische Arzt Willem Einthoven ein sensibles Galvanometer, mit dem sich elektrische Signale der Herzsteuerung auf der Haut des Menschen feststellen ließen. Er bekam dafür 1924 den Nobelpreis.[7] Inzwischen wurde der Elektrokardiograf zum Aufzeichnen der Herzströme wesentlich verbessert. Jeder Herzschlag beginnt mit einem elektrischen Impuls von einigen Millivolt, der durch den Herzmuskel strömt.

> Die elektrischen Herzimpulse sind im Körper die stärksten, auf die man bisher gestoßen ist. Sie durchströmen den gesamten Körper und können unterschiedlich stark in jedem beliebigen Körpergewebe, selbst noch am großen Zeh wahrgenommen werden.

Die Impulse eines Herzschlags haben einen typischen Verlauf. Sie lassen sich als Elektrokardiogramm aufzeichnen. Änderungen des typischen Verlaufs weisen den Kardiologen auf Herzrhythmusstörungen hin.

> Wenn ein Strom in der Form von Elektronen oder Ionen fließt, sollte nach der Entdeckung Hans Christian Oersteds im Jahr 1820 auch ein Magnetfeld entstehen. Allerdings konnte man erst 1963 ein solches für das Herz feststellen.[8]

Verfeinerte Geräte vermessen das pulsierende Magnetfeld des aktiven Herzens nicht nur im Körper, sondern in aufwändig abgeschirmten Räumen auch in seiner Umgebung.[9] Mit dem so weiterentwickelten Magnetokardiografen lassen sich nicht nur der körpereigene Steuerungsimpuls des Herzens genauer darstellen,[10] es lassen sich auch mögliche Einwirkungen des pulsierenden Erdmagnetfelds auf den Herzrhythmus oder der Einfluss anderer elektromagnetischer Felder im Lebensumfeld einzelner Menschen erfassen (Elektrosensibiltät). Biologisch wirksame

Störfrequenzen aus technologisch erzeugten elektromagnetischen Feldern finden in letzter Zeit unter dem Stichwort „Elektrosmog" immer stärkere Beachtung (sehe Abb. 4.12).

**1907, kurz nach der Entdeckung der „Herzelektrizität", wurde auch der elektrische Taktgeber entdeckt, der für die Regelmäßigkeit in den Abläufen der Herzaktivität sorgt.** Der im Sinusknoten des Herzens erzeugte Depolarisationsimpuls fließt zunächst über die Arbeitsmuskulatur der Vorhöfe zum so genannten Atrioventrikularknoten (AV-Knoten) weiter, der ebenfalls aus Herzmuskelzellen mit einer speziellen Depolarisationsfähigkeit besteht. Er synchronisiert die übrigen Herzmuskelzellen des Organs. Steven Strogatz, Professor für theoretische und angewandte Mechanik an der Cornell-Universität, konnte mit seiner Theorie der Synchronisation pulsgekoppelter Oszillatoren zeigen, dass gerade die große Zahl der als Oszillatoren arbeitenden Zellen im Sinusknoten unter den speziellen Bedingungen, die dort gegeben sind, zur Stabilität des Rhythmus beiträgt. Das heißt aber, auch hier gibt nicht eine Zelle den Takt an, sondern ein Taktgeber, in den sich alle Beteiligten – wie Musiker in einem Kammerorchester – einfinden. Das Zusammenspiel der Zellen ergibt sich, ohne dass es eines speziellen Dirigenten bedarf, aus ihrer Aktivität selbst.[11]

Eine weitere Analysemethode für die „Zellrhythmik" ist das Electric Cell-Substrate Impedance Sensing oder kurz ECIS. Es dient zur Untersuchung lebender Zellen in vitro, das heißt außerhalb eines lebenden Organismus unter kontrollierten Laborbedingungen. Dabei werden entnommene Körperzellen auf dem Boden einer Petrischale, an welchem eine Goldfilm-Elektrode angebracht ist, weiter gezüchtet. Wenn sie durch Vermehrung eine Zellschicht über der Elektrode gebildet haben, misst man über die Zeit hin den Wechselstromwiderstand (die Impedanz) bei einer oder mehreren Frequenzen. Die gemessene Impedanz der zellbedeckten Elektrode wird durch den Zustand der Zelle beeinflusst; ändert sich dieser, wirkt sich das auf ihren elektrischen Widerstand aus, das heißt den elektrischen Stromfluss um beziehungsweise durch die Zelle. Da der Zustand der Zellen sehr empfindlich auf Veränderungen im Stoffwechsel oder auf chemische, biologische oder physikalische Einflüsse reagiert, eignet sich das ECIS-Verfahren für viele zellbiologische Untersuchungen, zum Beispiel auch, wenn Reaktionen der Zellen auf von außen eingebrachte rhythmische Schwingungen untersucht werden sollen.[12]

## 5.2.3 Die besondere Schwingungssituation im Gehirn

Um 1929 stellte der Neurologe Hans Berger am Schädel ebenfalls elektrische Signale fest, die sich allerdings wesentlich schwächer als die Signale des Herzens bemerkbar machten. Es gelang ihm, diese Signale aus sonstigen Körperströmen herauszufiltern und auf die Gehirntätigkeit zurückzuführen. Damit wurde er zum Erfinder des Elektroenzephalogramms.[13] Die Entdeckung wurde in Deutschland

zunächst kaum beachtet und erst später über England und die USA hierzulande wieder eingeführt. Das Elektroenzephalogramm ist heute eines der Standardinstrumente für die neurologische Diagnostik.

Auch im Gehirn erlaubt die plötzliche De- und anschließende Repolarisierung mittels Ionen und anderer Ladungsträger den Nervenzellen, ihre Signale abzufeuern, ehe sie über die Nervenbahnen oder Botenstoffe zum Beispiel Muskelzellen veranlassen, sich zusammenzuziehen und Arbeit zu verrichten.

Die technische Entwicklung ermöglichte es in den 1970er Jahren, nun auch die biomagnetischen Felder des menschlichen Gehirns aufzuzeichnen. Die Analyse dieser Felder gibt in der Regel mehr Aufschluss über die Vorgänge im Gehirn als die elektrischen Signale. Diese werden auf der Haut wahrgenommen und durch den Einfluss der Gehirnflüssigkeit und anderer Gewebepartien getrübt und verfälscht.

Beim Vergleich der Magneto-Enzephalogramme verschiedener Berufsgruppen – deren Tätigkeit mit besonderen Anforderungen verbunden ist, wie zum Beispiel bei Violinisten und anderen Musikern –, ließen sich anhand von lokalen Bereichen mit besonders ausgeprägten Gehirnströmen besondere Aktivitätsareale im Gehirn ausmachen.[14] Inzwischen können typische Magneto-Enzephalogramme für nahezu alle neuronal gesteuerten Bewegungen des Körpers erstellt werden.[15]

Eine noch bessere Einsicht in die Gehirnaktivität gewährt die Positron-Emissions-Tomografie (PET). Entsprechende Messungen erlauben unter anderem Rückschlüsse auf die Hirnareale, die bei sensorischen, motorischen oder logisch abstrakten Aktivitäten tätig werden.[16]

Bei Gehirnströmen spricht man bisher gerne von Wellen in bestimmten, unterschiedlichen Frequenzbereichen. Etwa „fünfmal pro Sekunde schwingen beispielsweise die Thetawellen, die das Gehirn eines leicht schlafenden Menschen erzeugt. Doppelt so schnell feuern die Nerven eines wenig erregten, aber wachen Menschen. Und mit 40 Hz, also 40-mal in der Sekunde, oszillieren die Gehirnströme plötzlich, wenn Menschen Sinneseindrücke verarbeiten."[17] Neurologen unterscheiden im Gehirn üblicherweise vier Schwingungsbereiche, die α-, β-, δ- und θ-Wellen. Das Problem dabei ist nur, dass die wellenartigen Schwingungsangaben in Hz mit Hilfe der Fourier-Analyse ermittelt werden müssen:

**Gemessen werden Spannungsänderungen aufgrund von Depolarisationen zwischen den eingesetzten Elektroden, aber keine realen Schwingungsfrequenzen.** Je schneller eine Depolarisation erfolgt, desto höher ist die aufgrund der Fourier-Analyse herausgefilterte Frequenz. Dabei erfährt man aber wenig bis nichts über die tatsächlichen, bei quasi konstanter Geschwindigkeit ablaufenden, oszillierenden physiologischen Rhythmen, auf die es eigentlich ankäme.

Bei der Fourier-Analyse handelt es sich also lediglich um eine mathematische Methode, die es erlaubt, einen (durch Überlagerungen entstandenen) komplexen „Wellensalat" in die einzelnen zugrundeliegenden Schwingungsanteile aufzulösen und zu zerlegen.

Im Bereich der Gehirnströme hat neuerdings Professor Wolf Singer vom Max-Planck-Institut für Hirnforschung in Frankfurt eine andere Form der Synchronisation, das heißt der rhythmischen Abstimmung der Gehirnströme, gefunden. „Wahrnehmung, Erinnerung und Denken entstehen nur dadurch, dass Nervenzellen im rhythmischen Gleichtakt oder in der präzisen Abfolge komplizierter Sequenzen feuern."

Nervenzellen geben ständig gepulste Signale ab. Die Arbeit einzelner Nervenzellen signalisiert dem Gehirn keine Bedeutung. Wird aber etwas Bedeutsames wahrgenommen, dann feuern die Neuronen in den unterschiedlichen, an der Wahrnehmung beteiligten Gehirnarealen plötzlich im Takt. Der Gleichschritt der Neuronen dauert allerdings nur Bruchteile von Sekunden, um schnell Platz für neue Wahrnehmungen zu machen.[18]

Der Auslöser für diesen Synchronisationsvorgang soll nach Warren Meck von einer Region im Mittelhirn, der Substantia Nigra, ausgehen. Sobald sie Dopamin ausschüttet, feuern die Nervenzellen im Takt. Auslöser für die Dopaminausschüttung wären Reize aus der Umwelt. Sobald der Reiz verschwindet oder sich die Aufmerksamkeit von ihm abwendet, wird die Dopaminproduktion und damit auch die Synchronisation der an der Wahrnehmung beteiligten Neuronen beendet. Sterben Dopamin-produzierende Nervenzellen der Substantia Nigra ab, so entsteht der Morbus Parkinson. Meck glaubt, dass die Nervenzellen des Striatums die Takt- und Frequenzmuster im Kortex erlernen und ihnen dauerhaft ein Zeitintervall zuordnen.[19]

Zu den sich daraus ergebenden Fragen fand 2006 eine internationale Konferenz unter der Leitung von Professor Wolf Singer statt.[20] Auf dieser Tagung berichtete der Psychologe Matthias Müller von der Universität Leipzig über seine Versuche: Er hatte seinen Testpersonen während der EEG-Ableitung zum Beispiel das Bild einer Gitarre gezeigt. Dabei waren zunächst deutlich wirre Linien im so genannten Gamma-Bereich aufgetreten, die allmählich in einen schwächer ausgeprägten, gemeinsamen Rhythmus übergingen. Hatte die Testperson Interesse an Gitarren, war der Rhythmus deutlich stärker ausgeprägt. Nach etwa 100 Millisekunden schwangen einige Hirnareale in der hinteren Großhirnrinde im Gleichtakt. Nun wurden Aspekte des Bildes verarbeitet, seine Farbe, Ausrichtung oder eine Bewegung. Nach 350 Millisekunden trat eine zweite Wellenfront auf, die sich über weite Bereiche der Hirnrinde erstreckte. Diese so genannten Gamma-Wellen variieren je nach gestellter Aufgabe; wenn sie auftreten, nehmen die Versuchspersonen das Bild bewusst wahr. „Es ist wie auf einer Party, wenn eine Gruppe von Menschen mit lautem Rufen eine andere Gruppe zum Nachahmen animiert und sich das Rufen von einem Raum zum nächsten fortsetzt", kommentierte der Mathematiker Dietmar Plenz vom National Institute of Mental Health in Bethesda bei Washington den Vorgang.[21]

Die hier beobachtete Zusammenführung und Synchronisation der Aktivität einzelner Neuronen scheinen deren Erregungen zu kombinieren, um daraus im Bewusstsein zusammenhängende Bilder, Vorstellungen und Handlungsabsichten herzustellen.[22]

> Die Synchronisation erfolgt demnach nur dann, wenn besondere, steuernde rhythmische Anstöße die Koordination wahrgenommener Reize zu Gesamtbildern oder zielgerichteten Handlungen anregen.

Die vorübergehende Synchronisation der Neuronentätigkeit in den verschiedenen Gehirnarealen stellt einen Zusammenhang zwischen unterschiedlichen Aspekten einer Vorstellung oder Absicht her. Andersherum könnte auch die Assoziation der verschiedenen Aspekte zu einer Gesamtvorstellung oder Absicht die Synchronisation der Aktivitäten in den verschiedenen Bereichen bewirkt haben. Welchem Bereich, dem geistigen oder dem materiellen, man dabei den Vorrang einräumen will, lässt sich wissenschaftlich methodisch gesichert nicht beweisen. Ein Beispiel für die Synchronisation aus unserem täglichen Leben wäre der Applaus bei einem Konzertbesuch, der sich vom ungeordneten Durcheinanderklatschen zur „Standing Ovation" entwickelt.

Soweit wir die Synchronisation von Zell- und Organfunktionen bisher betrachtet haben, handelte es sich um lokal oder zeitlich begrenzte Zuordnungsvorgänge. Sie sind zu unterscheiden von einer durchgängigen Grundtaktung, welche die unübersichtliche Vielfalt der einzelnen Aktionen immer wieder zu geordneten Basisprozessen des Körpers rückführt. Wovon könnten die jeweiligen Anstöße zu einer solchen universell gültigen Synchronisation ausgehen?

## 5.3 Chronobiologie – Taktstöcke statt Dirigent

Über Jahrhunderte haben sich Menschen mit der Wechselwirkung zwischen biologischen Systemen und externen naturgegebenen Rhythmen beschäftigt. In einer zusehends vom Menschen gestalteten, künstlichen Umwelt werden diese Wechselwirkungen beeinflusst. Heute stellt sich mehr und mehr die Frage, in wieweit dadurch allein nicht zivilisationsbedingte Ursachen für Krankheiten erzeugt werden. Nachfolgende Ausführungen geben einen kleinen Einblick in die hochgradige Komplexität der rhythmischen Welt und ihren verschränkten Beziehungen.

Beschwerden wie Schlafstörungen, Tagesmüdigkeit und Leistungsabfälle deuten darauf hin, dass sich der Körper nicht an „normale" Tagesverläufe hält, nicht mit ihnen im Einklang steht. Das zeigt sich am so genannten Jetlag nach einem Interkontinentalflug oder auch bei Schichtdienst, langen Arbeitszeiten oder Freizeitgestaltung, die die Nacht zum Tag werden lässt. Selbst die Umstellung zwischen Sommer- und Winterzeit scheint einigen Menschen während einer Umgewöhnungsphase Schwierigkeiten zu bereiten. Manchmal wird sogar der Charakterunterschied zwischen Nord- und Südländern auf Unterschiede der jahreszeitlichen Tagesgänge mit verschiedenen Lichtverhältnissen in den jeweiligen Lebensräumen zurückgeführt.

Aus den offenbaren Zusammenhängen zwischen Rhythmen der Umwelt und Körperrhythmen, ergab sich die Annahme, dass der eigentliche Taktgeber für die Regulation des Körpers nicht im Körper selbst, sondern in der Umwelt, zum Beispiel im Wechsel von Hell und Dunkel des Tagesablaufs zu suchen sei. Dieser Annahme ging die Chronobiologie nach überlieferten Unterlagen bereits seit dem Jahr 1750 nach. Damals hatte Johann Gottfried Zinn (1727–1759) begonnen, die tagesperiodischen Bewegungen der Gartenbohne zu untersuchen. Diese lässt bei Dunkelheit ihre Blätter hängen und morgens bei Licht richtet sie sie wieder auf. Doch behielt die Pflanze diesen Rhythmus bei, als Zinn sie auch tagsüber einer beständigen Dunkelheit aussetzte. Damit fiel das Licht als Taktgeber aus. Das Weltraumlabor Spacelab 1 kam in den 1980er Jahren bei Versuchen mit den geänderten Hell-Dunkel-Bedingungen der Erdumkreisung des Spacelabs zu ähnlichen Ergebnissen.[23]

Rhythmische Phänomene in der belebten Natur wurden vielfach bestaunt, aber erst im 20. Jahrhundert eingehender wissenschaftlich untersucht, als Menschen unter dem Einfluss künstlicher Beleuchtung in ihrem scheinbar „natürlichen" Tagesrhythmus zu leiden begannen. Daraus entstand ein besonderer Zweig der Medizin, die Chronomedizin.

In den 1960er Jahren fanden zwei spektakuläre Experimente statt, um den Einfluss des Tagesrhythmus auf den Menschen festzustellen. Der französische Geologe Michel Siffre verbrachte 1962 zwei Monate ohne Uhr in einer Höhle. Als er ausstieg, glaubte er, es seien nur 25 Tage vergangen. Er wiederholte später solche Selbstversuche mit unterschiedlichen Fragestellungen. Systematischer ging Jürgen Aschoff, von 1967 bis 1979 Direktor am Max–Planck-Institut für Verhaltensphysiologie, vor. Er ließ in Andechs unterirdisch ein komfortables mehrräumiges Labor mit zahlreichen Messeinrichtungen anlegen. In ihm verbrachten zwischen 1964 und 1989 211 Versuchspersonen, isoliert von der Umwelt, jeweils mehrere Wochen und konnten ihren „Tagesablauf" ohne jede Zeitinformation von außen selbst frei gestalten. Dabei wurden neben dem Schlaf-Wach-Rhythmus allerlei andere, normalerweise tagesrhythmisch verlaufende Körperdaten wie zum Beispiel Temperaturkurve, Blutdruckschwankungen, Gehirnströme und dergleichen gemessen.

Es stellte sich heraus, dass die Versuchspersonen ihren Schlaf-Wach-Rhythmus zwar nahezu beibehielten, dass dieser sich aber gegen den normalen Tagesrhythmus allmählich verschob. Die „freilaufende Tagesperiodik" dauerte in wenigen Fällen kürzer, in den meisten aber länger als 24 Stunden und unterschied sich von Person zu Person.[24]

Wurde die Isolation allerdings über mehrere Monate ausgedehnt, dann wurde auch der bisher beibehaltene Schlaf-Wach-Rhythmus immer chaotischer. Vor allem begann er sich vom Temperaturverlauf abzukoppeln, den der Körper strenger als den Schlaf-Wach-Rhythmus beibehielt. Daran zeigte sich: „Es gibt zwei zirkadiane (tagesabhängige) Rhythmen, der eine reguliert den Stoffwechsel und Energiehaushalt des Organismus, ... der andere bestimmt das Schlaf-Wach-Verhalten."[25]

Doch diese beiden Rhythmen scheinen neben anderen Rhythmen endogene, das heißt vom Körper selbst eingependelte Phänomene zu sein, die allerdings täglich mit dem Hell-Dunkel-Wechsel von Tag und Nacht abgestimmt werden.

Erneut stellte sich damit die Frage nach der „inneren Uhr", dem Rhythmus generierenden Oszillator des Menschen, und zugleich nach den Stellen, an denen die Synchronisation mit der Umwelt in den Organismus eingespeist wird.

Der Metabolismus, das heißt der Energiumsatz des menschlichen Organismus, ist für die regelmäßigen Temperaturschwankungen des Menschen verantwortlich und wird von Hormonen geregelt. Besonders Cortisol und Adreno-Corticoide werden in pulsartigen Wellen von den Nebennieren in die Blutbahn ausgeschüttet. Wird ihre Konzentration kontinuierlich gemessen, ergeben sich Profile, die auf ein rhythmisch schwankendes Arbeiten der Nebennierenrinde hindeuten. Periodische Schwankungen lassen sich auch bei Melatonin beobachten, das den Schlaf regelt. Das Blut schwemmt solche „Hormonwellen" an das Gehirn und an andere Organe. Das jeweilige Zielorgan reagiert entsprechend der aktuellen Konzentration. **Dies bedeutet, dass die eigentliche Information in der zeitlichen Struktur, im Rhythmus der Hormonoszillation versteckt ist, das heißt in der Dauer des signalfreien Intervalls.** Inzwischen können moderne Endokrinologen bereits am Blutbild eines gesunden Menschen die Tageszeit ablesen.

Allerdings konnte man, trotz erheblicher Bemühungen, in den Hormondrüsen kein Gewebe finden, das einen eigenen Oszillator aufwies. Es handelte sich in jedem der zahlreich untersuchten Fälle um nachgeordnete Rhythmus-Generatoren, die einzelne Vorgänge in rhythmische Perioden bringen, nicht aber für das rhythmische Geschehen des ganzen Körpers zuständig sind. Das stellte man fest, als man von den entsprechenden Organen einzelne Zellen herausnahm, um sie isoliert in der Petrischale zu züchten. Dort verloren sie früher oder später ihren scheinbar endogenen, das heißt den ihnen innewohnenden Takt.

Anfang der 1970er Jahre glaubten Wissenschaftler schließlich die „Masterclock"

des Gesamtorganismus entdeckt zu haben, die den Körper in den zirkadianen Rhythmus einreguliert. Sie entdeckten feine Nervenstränge in der Netzhaut von Ratten, die direkt hinter den Augen im so genannten Suprachiasmatischen Nucleus (SCN) enden und zwar dort, wo sich die Sehnerven kreuzen und dabei eine Art Knoten bilden. Auch der Mensch besitzt an dieser Stelle eine besondere Gruppe von Nervenzellen. In dem Knoten befinden sich beim Menschen rund 50.000 Nervenzellen, die kleiner als die üblichen Zellen und besonders dicht gepackt sind. Sie sind mit der Netzhaut der Augen verbunden, aber nicht unbedingt mit dem Sehzentrum in der hinteren Partie der Großhirnrinde. Sie weisen Aktivitätsunterschiede auf: Tagsüber feuert jede der Zellen deutlich mehr elektrische Ladungen ab als nachts. Demnach könnte jede der Zellen selbst eine Rhythmus gebende Uhr darstellen. Die Koppelung vieler solcher Oszillatoren stabilisiert den Gleichlauf ihrer Rhythmik.

Es galt längere Zeit als sicher, dass in diesem Areal die biologische Uhr tickt, die alle wichtigen Körperfunktionen zeitlich koordiniert, indem sie unter anderem die Ausschüttung des Hormons Melatonin kontrolliert. Michael Menaker und Gianluca Tosini hatten nämlich Hamstern den SCN herausoperiert und anderen Hamsterarten, die normalerweise einem anderen Tagesrhythmus folgen, eingesetzt und umgekehrt. Tatsächlich war bei den Tieren mit dem SCN auch ihr Tagesablauf ausgetauscht worden.[26]

Selbst der Hell-Dunkel-Rhythmus des Tagesablaufs scheint ein zu grober Zeitgeber zu sein, um die vielen Rhythmen, die unseren Organismus direkt und unseren Tagesablauf indirekt bestimmen, zu regulieren. Auch reagieren die lichtempfindlichen, retinalen Ganglienzellen, die den SCN informieren, nur sehr träge auf Veränderungen der Helligkeit. Sie scheinen die Lichtintensität über einen langen Zeitraum zu mitteln. Das verhindert, dass sich unsere innere Uhr bereits dann umstellt, wenn wir uns tagsüber vorübergehend in einem dunklen Raum aufhalten. Daher ist die Suche nach einem Zeitgeber, an dem sich die rhythmische Tätigkeit unserer Körperzellen insgesamt orientieren kann, mit der Entdeckung des Suprachiasmatischen Nukleus und dem Tag-Nacht-Rhythmus noch nicht abgeschlossen.

Warum ist aber die Suche überhaupt so wichtig? Die Chronomedizin entdeckt immer neue Zusammenhänge zwischen Rhythmusstörungen und Krankheiten. Auch für den Menschen steckt das Leben voller Herausforderungen, die oft befriedigen, aber häufig auch zur Last fallen. Aber der Mensch braucht Herausforderungen, denn die Verwirklichung seines menschlichen Potenzials macht das Leben lebenswert. Irgendwann jedoch ist oder fühlt er sich überfordert. Die Ursache für dieses Gefühl und mögliche krankhafte Folgeerscheinungen stecken weniger in den Aktivitäten selbst als in den Erholungsphasen oder – eigentlich – im Misslingen der Erholung.

Was bedeutet eigentlich Erholung?

Der Organismus regeneriert sich, er kommt wieder „in Ordnung", indem er seinen Grundrhythmus wiederfindet. Meist genügt es, dem Schlafbedürfnis nachzukommen, sich ausreichend zu bewegen, Zeit für sich zu nehmen und auch mental zu entspannen. Gelingt das nicht oder wird die Erholung, das Gefühl, nicht mehr leistungsfähig zu sein, mit künstlichen Stimulanzien überbrückt, dann schlagen Menschen, die das tun, den Weg zum so genannten „Burn-out-Syndrom" ein. Am Rande dieses Weges lauern allerlei Dysfunktionen des Körpers, also Schmerzen und Krankheitsbilder.

Externe Rhythmen, die unser Leben bestimmen (sollten) – also etwa der Tag-Nacht-Rhythmus, der Wochen-Rhythmus oder die Jahreszeiten –, wirken nach innen in unseren Körper hinein und beeinflussen die Regelung des Hormonhaushalts, die körpereigenen Kreisläufe, was sich wiederum auf das Immunsystem und die Zellchemie auswirkt. Auch die inneren Rhythmen sollten unsere Lebensführung ordnen. Stattdessen versuchte die Medizin, die dysfunktionalen Auswirkungen mangelhafter Einregulierungen mit chemischen Mitteln, zum Beispiel Psychopharmaka, Schmerz- und Schlaftabletten, zu dämpfen.

Vielversprechender scheint es aber zu sein, die Lebensführung entsprechend den Erfordernissen des Körpers in einen vernünftigen Rhythmus zwischen Herausforderung und Erholung einzupendeln und damit die natürlichen

Taktgeber zu respektieren. Eine naturkonforme Lebensweise hilft dem Körper, bei gestörten Rhythmen seine Ordnung wiederzufinden, um sein „Gleichgewicht" im thermodynamischen Nichtgleichgewicht (siehe Kapitel 2.3.6) wiederherzustellen.

## 5.4  Auf der Suche nach dem Grundrhythmus und seinem Taktgeber

Der Organismus in seinen verschiedenen Ebenen besteht aus parallel schwingenden unterschiedlichen Feldern. Rhythmische Zeitverläufe spielen als ordnende Faktoren (bioinformative Felder) eine zentrale Rolle im Organismus. Sie verbinden pulsierende Flüssigkeitsströme und die in ihnen transportierten Stoffe mit rhythmisch pulsierenden elektromagnetischen Feldern. Als Resultat entsteht ein kohärent schwingendes Ganzes.

Körperrhythmen entstehen im Körper aufgrund sich wiederholender, zeitgebundener Abläufe in Zellen und Organen. Die Abläufe in den Zellen und Organen unterliegen dabei bestimmten Reihenfolgen. Einzelne, scheinbar nicht unmittelbar miteinander gekoppelte Prozesse müssen abgeschlossen sein, ehe andere einsetzen können. So müssen etwa der Zellteilung die Replikation der DNA und die Zellkernteilung vorangehen. Auch Depolarisationsprozesse an Nerven- oder Muskelzellmembranen setzen eine ausreichende Repolarisationszeit als Zeitbasis voraus.

1944 stieß Professor Hubert Rohracher, Vorstand des Psychologischen Instituts der Universität Wien, bei gehirnelektrischen Experimenten zufällig auf eine rhythmische Schwingung, die als körperinterner Zeitgeber in Frage kommen könnte und die er 1948 als Vermittler zwischen geophysikalischen und körpereigenen Rhythmen beschrieb.[27]

Mithilfe von Induktionsspulen hatte Rohracher festgestellt, dass Muskelzellen ständig mikroskopisch kleine Schwingungen im Bereich von sieben bis 13 Hz, so genannte „Mikrovibrationen" ausführen.

Kritiker hatten sie zunächst für Resonanzen der Herztätigkeit gehalten.[28]

Als Prof. Eugen Gallasch am Institut für Physiologie der Universität Graz und seine Mitarbeiter die Mikrovibrationen bei Kosmonauten genauer untersuchten, stellten sie im schwerelosen Raum bei völlig entspannten Muskeln eine Dämpfung der Mikrovibrationen fest, wobei sich Überlagerungen mit der Herztätigkeit im niederfrequenten Bereich (bis fünf Hz) zeigten. Sobald aber die geringste Muskelanspannung erfolgte, wie sie reaktiv auf den Einfluss der Erdgravitation stattfindet, setzte sich die typische Mikrovibration von sieben bis 13 Hz wieder durch. Die Forscher folgerten daraus, dass unter dem Einfluss der Erdgravitation eine völlige Entspannung und Ruhigstellung der Muskulatur nicht erfolgt.[29] Es stellte sich ferner heraus, dass Mikrovibrationen im Skelett-Muskelgewebe nach dem Tod durch Herzstillstand noch bis zu 95 Minuten nachklingen.[30] Mit Hilfe neuerer Mikroskopieverfahren lassen sich diese Mikrovibrationen inzwischen auch beobachten und filmen.[31]

Rohracher hatte angenommen, dass die Mikrovibrationen daher rühren, dass sich in den quergestreiften Faserbündeln der Skelettmuskulatur ständig einzelne Muskelfasern zusammenziehen. Die – einzeln betrachtet – unregelmäßigen Kontraktionen solcher Muskelfasern oszillieren in der Flüssigkeit, die sie umgibt, und organisieren sich selbst zu geordneten Rhythmen. Aus diesem Rhythmus ergibt sich ein Tremor mit einer durchgehend nahezu gleichbleibenden Frequenz.

Sinn dieser Kontraktionen insgesamt könnte sein, eine Art Bereitschaftsspannung zu erzeugen oder auch die Körpertemperatur, die in der Regel höher als die Umgebungstemperatur ist, aufrechtzuerhalten. Die wichtigste Aufgabe dieser Vibrationen dürfte meines Erachtens jedoch ihre Pulsationswirkung im venös-lymphatischen Schenkel des Blutkreislaufs sein. Nicht nur die Fließeigenschaften sind von den Vibrationen abhängig, sondern auch die Viskosität des gesamten Körpers, das heißt all seiner kolloidalen Bestandteile und physiko-chemischen Reaktionsprozessen. Vom eigenen Druckaufkommen allein wäre es dem Herzmuskel nicht möglich, das Blut durch das Kapillarsystem zu drücken.

Fazit: Im Herzkreislaufsystem wird die Herztätigkeit durch die Saugwirkung, welche der wechselnde Skelettmuskeldruck auf die Venen und Lymphbahnen im Zusammenspiel mit den Klappenmechanismen erzeugt, unterstützt. Es stellt ein gekoppeltes System dar.

Die oszillierende Mikrovibration der Muskulatur fördert diese Saugwirkung und sorgt so zusätzlich für die Mikrozirkulation und den Flüssigkeitstransport im Bereich der extrazellulären Matrix außerhalb der Lymph- und Venengefäße. Dadurch erst wird die Ver- und Entsorgung der einzelnen Zellen sichergestellt.

An unterschiedlichen Körperstellen wurden zwar unterschiedliche Frequenzen der Mikrovibrationen gemessen, wobei die niedrigsten bei vier Hz liegen, die höchsten bei 18 Hz. Rohracher kommt zum Ergebnis: „Frequenzen über 18 Hz habe ich am Menschen trotz häufiger Verwendung von Abnehmern und Verstärkern, die Frequenzen bis 2000 Hz einwandfrei wiedergeben, nie gefunden." In der überwiegenden Mehrzahl schwingen die Zellen der Skelettmuskulatur im kohärenten Synchronisationsbereich zwischen sieben bis 13 Hz.[32] Erstaunlich ist dabei die hohe Stabilität des Frequenzfensters, das sich aus vereinzelten, scheinbar völlig willkürlichen Faserkontraktionen ergibt. Bei unterschiedlichen Belastungen oder Körper- und Gemütszuständen verändert sich nur die Amplitude (der

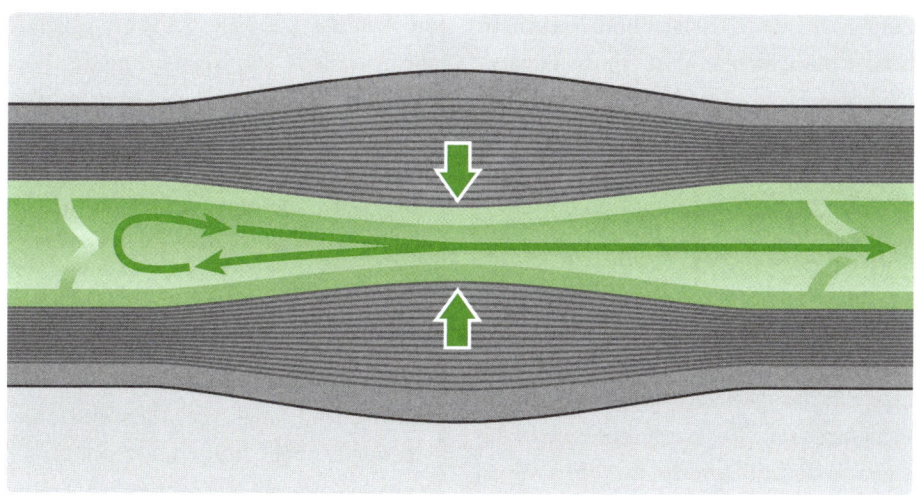

**Bild 5.1:**
Vom Ruhetremor bis zum Muskelzittern synchronisiert die Muskulatur unterschiedlich intensiv und sorgt so für die physiologische Lymphdrainage sowie den venösen Blutfluss.

Ausschlag), aber nicht das grundsätzliche Frequenzfenster der Schwingung. Die Mikrovibrationen an sich spüren wir nicht. Allerdings treten bei besonderen Anspannungen (Muskelzittern) oder auch bei Unterkühlung (Schüttelfrost) spürbare Zustände auf, die der Mikrovibration in gesteigerter Form entsprechen. Wärmeregulation und Mikrovibration hängen eng zusammen. **Die normale Mikrovibration wird auch im Schlaf, unter der höchstmöglichen Entspannung, unter Hypnose oder Narkose aufrechterhalten und klingt erst nach dem Herzstillstand allmählich ab.**

Die Mikrovibration der Skelettmuskulatur steht, wie Rohracher bereits vermutete, möglicherweise tatsächlich in Resonanzkopplung mit einer Reihe anderer Schwingungen des Organismus, die im gleichen Schwingungsbereich von etwa zehn Hz liegen. Im gleichen Frequenzbereich schwingen nämlich bestimmte geophysikalische Phänomene. Eine Kompassnadel zeigt strikt zum geomagnetischen Nordpol. Betrachtet man sie genauer, dann stellt man fest, dass sie zittert. Das wurde zum ersten Mal von dem berühmten Londoner Uhrmacher George Graham (1673–1751) intensiv beobachtet und beschrieben. Seine Beobachtungen und die anderer Forscher nach ihm wurden für so wichtig erachtet, dass 1836 Alexander von Humboldt und Carl F. Gauß den „Göttinger Magnetischen Verein" gründeten. Aufgrund ihrer Anregung wurden überall auf der Welt erdmagnetische Observatorien eingerichtet, um die zeitlichen und regionalen Variationen des Erdmagnetfeldes zu erfassen. Man stellte mit der Zeit unterschiedliche Schwankungen des Erdmagnetfelds fest, die ausgeprägtesten und stabilsten ereignen sich ebenfalls im Bereich von rund zehn Hz. Gustav H. Angenheister (1878–1945) und Reinhard Köhler berichteten, dass nach künstlichen, durch Sprengungen erzeugten Erdbeben Bodenschwingungen von ungefähr zehn Hz auftreten, die als Eigenresonanzen der Erde aufgefasst werden.[33]

Im ähnlichen Schwingungsbereich entdeckte Winfried Otto Schumann (1888-1974) die so genannten Schumann-Wellen.[34] Es handelt sich um stehende elektromagnetische Wellen, wobei die tiefste Eigenfrequenz des Lufthohlraumes zwischen Erde und Ionosphäre ohne deren Dämpfung etwa zehn bis elf Hz. ergab und mit Dämpfung etwa sieben Hz. Dabei ist wiederum eine Abweichung interessant, die sich auch in den Schwingungen biologischer Organismen wiederfindet. Die Schumann-Welle schwingt nämlich auf der Nachtseite der Erde langsamer als auf der von der Sonne beschienenen Seite, weil sich die Ionosphäre auf der Nachtseite weiter von der Erdoberfläche abhebt. Die Schumann-Welle wird demnach zwar durch Vorgänge auf der Erde erzeugt, aber durch extraterrestrische Vorgänge moduliert.

Die Frage, inwieweit solche elektromagnetischen Schwingungen auf den Organismus regulierend einwirken, ist bisher noch umstritten, obwohl unter anderen Gerhard Ruhenstroth-Bauer u.a. vom Max-Planck-Institut für Biochemie, Martinsried/München, über den Einfluss des erdmagnetischen Feldes auf Elektroenzephalogramme (EEG Mapping), und zwar auf das alpha-Band, berichten.[35] Zu den bestkorrelierenden wetterabhängigen Symptomen im Bereich der Medizin-Meteorologie zählen

Hans Baumer u.a. unter anderem epileptische Anfälle. Diese korrelieren die Forscher mit den Sferics-Frequenzen im Bereich zehn KHz und 28 KHz.[36]

Weitere Hinweise auf meteorologische Einflüsse kommen vor allem von Rütger Wever vom Max-Planck-Institut für Verhaltensphysiologie in Andechs in seinen bereits 1968 durchgeführten Versuchen.

> Wenn in der Versuchsanlage Personen hinreichend lange von allen Zeitinformationen abgeschnitten waren, trat allmählich, wie oben bereits erwähnt, eine gewisse Desynchronisation zwischen den einzelnen Körperrhythmen ein. Dieser Effekt wurde deutlich beschleunigt und verstärkt, wenn der unterirdische Raum, in dem sich die Person aufhielt, zusätzlich gegen elektromagnetische Impulse abgeschirmt wurde.

Bei einigen Versuchen wurden in den abgeschirmten Raum künstlich elektromagnetische Rhythmen wiedereingespeist. Dabei stellte Wever fest, dass nur „ein schwaches elektrisches Wechselfeld mit einer Frequenz von zehn Hz die Periodik des Menschen regelhaft beeinflusst", also der allmählichen Desynchronisation entgegenwirkt. „Im Gegensatz zur herrschenden Beleuchtungsstärke [welche die Personen im Versuchsaufbau zwar willkürlich ein- und ausschalten, aber nicht in ihrer Helligkeit regulieren konnten] ist ein solches, bewusst nicht wahrnehmbares Feld während der Aktivitätszeit mit offenen Augen und in der Ruhezeit mit geschlossenen Augen in gleicher Weise wirksam."[37]

Fazit: Der Frequenzbereich von sieben bis 13 Hz scheint für physiologische Prozesse wichtig zu sein. Obgleich Schwingungen von außen oder innen stammen, scheinen sie hier in Resonanz zu gehen (siehe Kapitel 4.1.2). Sind das nicht zumindest die Auswirkungen des gesuchten Taktgebers?

Die Erkenntnis, dass lebende Systeme empfindlich auf schwache elektromagnetische Schwingungen mit einer für sie sehr spezifischen Frequenz reagieren und von diesen beeinflusst werden, geht auf den bekannten Physiker Herbert Fröhlich (1905–1991) zurück. Fröhlich untersuchte in der Quantenphysik intensiv die elektromagnetische Wechselwirkung nicht nur zwischen einzelnen benachbarten Teilchen, sondern zwischen großen Mengen solcher Teilchen. Die Wechselwirkung kann bei hohen Energiepotenzialen zu einer Art Ordnung führen, wie sie der Biochemiker Ilya Prigogine in chemischen Systemen mit hohem Energiedurchsatz als dissipative Strukturen erkannt hat. Alle Teilchen (Elektronen, Protonen, aber auch Ionen, Aminosäuren usw.) haben ein elektrisches Feld um sich. Gerät der Ladungsträger in Rotation oder Schwingung, dann bilden sich rotierende elektromagnetische Vektoren. Über diese vektoriellen Felder interagieren die Teilchen miteinander.[38]

Fröhlich konnte um 1968 zeigen, dass dann, wenn der Stoffwechsel eines biologischen Organismus zu einem ausreichenden Grad Energie bereitstellt, sich ein longitudinal schwingendes, elektrisches Polarisationsfeld mit niedriger Frequenz bildet. Bei ausreichender Energieversorgung wird das Feld so stark angeregt, dass im biologischen System ein „kohärenter Erregungszustand" entsteht und sich dadurch „kollektive und kooperierende Ordnungen" herausbilden. Diese machen sich makroskopisch bemerkbar und werden durch elastische Verformung stabilisiert. „Diese Ordnung zeigt sich in Phasenkorrelation mit langer Reichweite."[39]

Um 1972 konnte Fröhlich zeigen, dass sich zwischen zwei räumlich nahestehenden biologischen Systemen, die mit nahezu gleicher Frequenz schwingen, eine anziehende Wechselwirkung herausbildet. Sie ist wesentlich stärker als die Van-der-Waals-Kraft[40] und nimmt mit der dritten Potenz des umgekehrten Wertes des räumlichen Abstandes zu. Auf diese Erkenntnis gründete Fröhlich sein Modell zur Erklärung der elektrischen Gehirnwellenaktivität mit den sich selbst erhaltenden Schwingungsmustern. Das Modell eignet sich letztlich auch, andere Regelungsvorgänge in Organismen zu erklären:

„Eine Ansammlung von Zellen, etwa in einem Gewebe oder Organ, weist gewisse gemeinsame Frequenzen auf, die die wichtigen Prozesse, wie etwa die Zellteilung, regeln. Normalerweise sind diese kontrollierenden Frequenzen sehr stabil. Wenn nun aus irgendeinem Grund eine Zelle ihre Frequenz ändern sollte, dann werden die „mitreißenden" Signale der Nachbarzellen dazu tendieren, die richtigen Frequenzmuster wiederherzustellen. Wenn allerdings eine hinreichende Anzahl Zellen aus dem Rhythmus gerät, dann kann die Stärke der gemeinsamen Schwingung des Systems bis zu dem Punkt geschwächt werden, dass die Stabilität verloren geht. Der Verlust der Kohärenz kann zu Krankheit und Unordnung führen"[41] (siehe Kapitel 2.3.3).

> Fazit: Eine solche Störung kann von außen durch die Einwirkung eines ähnlich schwingenden, elektromagnetischen Feldes bewirkt werden, ebenso natürlich auch seine Stabilisierung. Ich bin überzeugt, dass sich anhand dieser Überlegungen zukünftige effektive und nebenwirkungsfreie Therapiestrategien insbesondere zur Therapie von Tumoren ergeben werden (siehe Kapitel 6.3).

So genannte Nicht-Newton'sche Flüssigkeiten sind geradezu ideal, um solches Kohärenzverhalten zu studieren (siehe Kapitel 4.2.3).

Die von Fröhlich entdeckte biologische Kohärenz kann erklären, weshalb die zunächst unterschiedlichen Körperrhythmen von Individuen, die unabhängig voneinander existieren, dann, wenn sie länger zusammenarbeiten oder sonst zueinander in engere Beziehung treten, sich oft allmählich einander angleichen. „Frauen, die etwa in einer Wohngemeinschaft zusammenleben, gleichen gelegentlich ihre Menstruationszyklen einander an."[42]

Wissenschaftler des Max-Planck-Instituts für Bildungsforschung und der Universität Salzburg konnten zeigen, dass sich bei Menschen, die zusammen musizieren, die Hirnwellen synchronisieren. Sie ließen je zwei Gitarristen zusammen-

spielen und zeichneten dabei die elektrische Aktivität ihrer Gehirne elektroenzephalografisch auf. Es zeigte sich, dass die Ähnlichkeiten der Hirnwellenmuster beim Musizieren signifikant zunahmen. Dies begann schon, als sie sich in der Vorbereitungsphase mithilfe eines Metronoms auf einen gemeinsamen Takt einigten, und dann ausgeprägter während des gemeinsamen Gitarrenspiels. „Unsere Ergebnisse zeigen, dass Synchronisation zwischen Gehirnen der zeitlich koordinierten Aktivität zweier Menschen vorausgeht und diese begleitet", erklärte Ulman Lindenberger, einer der Verfasser der Studie.[43]

Aufgrund dieser und anderer Beobachtungen bildete sich eine neue Sicht dessen, „was die Welt im Innersten zusammenhält". Diese Sichtweise hat Professor Steven Strogatz, einer der weltweit führenden Chaos- und Komplexitätstheoretiker, so zum Ausdruck gebracht: „Im Innersten wird das Universum von einem stetigen, eindringlichen Rhythmus bestimmt – dem Takt gleichzeitiger synchroner Schwingungen. Er durchzieht die Natur in jeder Größenskala vom Atomkern bis zum Kosmos." „Was haben", fragte er, „Glühwürmchen in Malaysia, unser Wach-Schlaf-Rhythmus, die Umlaufbahn des Mondes um die Erde, Laserstrahlen und Supraleiter gemeinsam? Sie sind alle Beispiele dafür, dass die belebte wie die unbelebte Natur einen schier unbändigen Drang nach spontaner Ordnung und nach Gleichklang besitzt." Die vielen Schwingungen und Rhythmen ergeben sich nämlich nicht beliebig, sondern entstehen in bestimmten Schwingungsfenstern, die in wohlgeordneten Verhältnissen zueinander stehen. Die Frage, was diese Verhält-

nisse vorgibt und wodurch sie sich ergeben, eröffnet ein weiteres, aufregendes Gebiet der heutigen Wissenschaft.[44]

## 5.5  Fazit

Was bedeuten Synchronismus und die Arbeiten und Erkenntnisse Herbert Fröhlichs für die Medizin des 21. Jahrhunderts? Sie lenken die Aufmerksamkeit von der Beobachtung biologischer Strukturen, wie einzelner Gene, Rezeptoren, Proteine, Gewebe etc., auf die dynamischen biologischen Prozesse und zugrundeliegenden Informationen, die diese Prozesse regulieren.

Schwingende biologische Strukturen regeln ihre Prozesse – wie sich gezeigt hat – nach bestimmten Rhythmen. Sie ermöglichen die Kohärenz und das Zusammenwirken ihrer Komponenten. **Dabei lässt die spezifische Elastizität der Plasma-Kolloide der Zellen bestimmte Träger- oder Basisfrequenzen zu, auf die sich andere Schwingungen als Prozess-Steuerungssignale aufmodulieren lassen.** Solche steuernden Signale laufen dann im hoch organisierten Organismus extrazellulär entlang der langgestreckten Fortsätze einer Nervenzelle (Axone), Sie werden saltatorisch von einem Ranvier'schen Schnürring zum nächsten fortgeleitet und gelangen von dort über die EZM an die Zellmembranen, um in Zellen ein entsprechendes Verhalten auszulösen. **Alles geschieht in und an Kolloiden. Ihre biologische Funktion ist abhängig von der Reaktionskinetik, diese**

**von den „Einstellkonstanten". Verändern wir diese, verändern wir das ganze System.** Lassen sich so auch Nervenfunktionsstörungen einschließlich jener bei der multiplen Sklerose erklären?

Die Schwingungen der Kolloide und ihre Rhythmen sind allerdings nicht auf eine konstante Frequenz festgelegt, sondern variieren in einem definierten Frequenzbereich. Hätten sie diese Variabilitätsfenster nicht, könnten die Organismen so wenig überleben, wie eine optimal an eine bestimmte Lebenswelt angepasste Spezies in einer Lebenswelt, die sich ständig verändert.

Nebenwirkungsfreie Therapien auf zellbiologischer Ebene zielen in erster Linie darauf, mit Hilfe geeigneter Informationen die Selbstheilungsprozesse der Zellen in ihrem Milieu wieder in Gang zu bringen und zu stärken. Um Prozessstörungen abzuwehren oder ihre Wirkungen rückgängig zu machen, bieten sich aufgrund des bisher Gesagten im Prinzip zwei eng miteinander verbundene Einflussmöglichkeiten an:

▎ **Maßnahmen, um über die logistische Ent- und Versorgung der Zelle deren energetisches Niveau zu optimieren,**

▎ **Maßnahmen, um gestörtes Schwingungsverhalten der Zellen wieder in**

die für die Kohärenz des Körpers erforderliche Rhythmik einzuregeln.

Solche Eingriffe sollten über große Zeiträume hinweg nebenwirkungsfrei angewendet werden können und auch als ho-
listische Prävention vom Gesunden als
angenehm empfunden werden.

Eine solche systemkonforme Therapie
galt es zu entwickeln.

## Verweise

1.  „Forscher haben erstmals direkt die Reparatur-
    vorgänge bei DNA-Schäden verfolgt, die durch
    die Bestrahlung menschlicher Zellen mit Ionen
    entstehen. Diese Beobachtung könnte neue
    grundlegende Erkenntnisse darüber liefern, wie
    solche Reparaturen generell ablaufen." Unter:
    http://www.scinexx.de/wissen-aktu-
    ell-9549-2009-02-20.html

2.  Jayna L. Ditty, Shannon R. Mackey, „Classic
    circadian Characteristics: Historical Perspective
    and Properties Relative to the Synechococcus
    elongatus PCC 7942 Model", Kapitel 1, in: J. L.
    Ditty u.a. (Hrsg.), Bacterial circadian Programs,
    Springer, Berlin/Heidelberg 2009.

3.  Vgl. zum Beispiel William J. M. Hrushesky,
    „Chaos, Clocks and Cancer", eine Vorlesung an
    der Biomedical Section of the New York Academy
    of Sciences am 4. Mai 1994, Auszüge davon in:
    The Sciences, Juli/August 1994, unter: Timing is
    every Thing. In sickness, as in health, rhythm is a
    critical factor.

4.  Ilse Middendorf, Der Erfahrbare Atem – Eine
    Atemlehre, Junfermann-Verlag, Paderborn 1984.

5.  Kathrin Zinkant, „Chronomedizin, Auf der Suche
    nach der verlorenen Zeit", in: Der Spiegel,
    10.2.2008, auch unter: http://www.spiegel.de/
    wissenschaft/mensch/0,1518,533315,00.html.

6.  Näheres hierzu Martin Mittwede, Der Ayurveda,
    von den Wurzeln zur Medizin heute, Karl F. Haug
    Verlag, Heidelberg 1998.

7.  Eberhard J. Wormer, Syndrome der Kardiologie
    und ihre Schöpfer, Medikon Verlag, München
    1989, S. 97–104.

8.  G. M. Baule, R. McFee, „Detection of the
    magnetic field of the heart", in: American Heart
    Journal, Jg. 66, 1963, S. 95f.

9.  Werner Buckel, Reinhold Kleiner, Supraleitun –
    Grundlagen und Anwendung, Wiley-VCH, 6.
    Aufl., 2004.

10. „Im Unterschied zum EKG, welches nur von dem-
    jenigen Stromanteil abhängt, der die Körperober-
    fläche erreicht, wird das MKG von dem gesamten
    im Herzen erzeugten Stromfeld hervorgerufen.
    Das MKG gibt also zusätzliche Informationen, die
    sich für weitergehende diagnostische Anwendun-
    gen nutzen lassen." http://www.berlin.ptb.
    de/8/82/821/mkg.html. Lutz Trahms ist zuständig
    für magnetokardiografische *Messungen des durch
    die elektrische Herzaktivität erzeugten Magnetfel-
    des an der Physikalisch-Technischen Bundesanstalt
    in Berlin.*

11. Steven Strogatz Synchron, Vom rätselhaften
    Rhythmus der Natur, Berlin Verlag, Berlin 2004,
    S. 25ff. (übers. aus dem Engl. The Emerging
    Science of Spontaneous Order, Hyperion, New
    York 2003).

12. Caide Xiao, Bernard Lachance, Geoffrey
    Sunahara, John H. T. Luong, „An In-Depth
    Analysis of Electric Cell–Substrate Impedance
    Sensing To Study the Attachment and Spreading
    of Mammalian Cells", in: Anal. Chem., 2002, 74
    (6), S. 1333–1339.

13. Hans Berger, „Über das Elektroenkephalogramm
    des Menschen", in: Arch. f. Psychiatrie, Jg. 87,
    1929, S. 527–570.

14. T. Elbert, C. Pantev, C. Weinbruch, B. Rockstroh,
    E. Taub, „Increased cortical representation oft he
    fingers of the left hand in stringpayers", in: Sience,
    Jg. 270, 1995, S. 305f.

15. S. J. Williamson, L. Kaufman, „Biomagnetism", in:
    Journal of Magnetism and Magnetic Materials, Jg.
    22, 1981, S. 129–201.

16. http://www.onmeda.de/behandlung/untersuchun-
    gen/positronen_emissions_tomographie.html.

17. Peter Spork, Das Uhrwerk der Natur, Chronobio-
    logie – das Leben mit der Zeit, Rowohlt
    Taschenbuch Verlag, Reinbeck 2004, S. 37.

18. „Wie aus der Zusammenarbeit zeitlich synchroni-
    sierter Nervenzell-Verbände zumindest das so
    genannte Wahrnehmungsbewusstsein hervorge-
    hen könnte, erläutert Engel in einem Presssemi-
    nar im Rahmen der Göttinger Neurobiologenta-
    gung am 9. Juni 2001." Engels Ausführungen,
    unter http://www.uni-protokolle.de/nachrichten/
    id/73834/.

19. Vgl. Warren H. Meck, Functional and neural
    mechanisms of interval timing, CRC Press, Boca
    Raton, FL 2003.

20. Die 94. Internationale Titisee Konferenz der
    Firma Boehringer Ingelheim unter dem Titel The
    dynamical brain vom 15.–19. November 2006.

21. Nach dem Konferenzbericht von Birgit Herden, „Der Rhythmus der Gedanken, Hirn in Aktion", in: Süddeutsche Zeitung, 9.1.2007.

22. Auf der Konferenz leitete Professor Singer aus der Tatsache, dass einer willentlichen Körperaktion im Gehirn zeitlich eine Synchronisation von Neuronenaktivitäten vorausgeht, die in den Medien bereitwillig verbreitete Folgerung ab, dass es keinen „freien Willen" des Menschen gäbe. Diese scheint mir aber unbegründet zu sein, da der Synchronisationsvorgang durchaus dem Vorgang des sich zu einer freien Willensentscheidung Aufraffens zu entsprechen scheint. Singer müsste zeigen können, welche Instanz den entsprechenden Synchronisationsvorgang unabhängig vom bewussten Menschen anstößt.

23. Hinweis von Jan Dudík, unter: http://de. wikipedia.org/wiki/Chronobiologie.

24. Peter Spork, Das Uhrwerk der Natur, Chronobiologie – das Leben mit der Zeit, Rowohlt Taschenbuch Verlag, Reinbeck 2004, Kapitel 1, S. 11ff.

25. Alfred Meier-Koll Chronobiologie, Zeitstrukturen des Lebens, C. H. Beck Verlag, München 1995, S. 65f.

26. G. Tosini, M. Menaker, „Zirkadian rhythms in cultured mammalian retina", in: Science, Jg. 272, 1996, S. 419–421.

27. Hubert Rohracher, „Bericht über den experimentellen Nachweis einer ständigen, unsichtbaren Vibration des menschlichen Körpers von 8 bis 12 Schwingungen in der Sekunde und einer Vibration der Erdoberfläche von derselben Schwingungszahl", in: Anz der österr. Akademie der Wiss. Phil-hist Klasse, Jg. 11, Wien 1948, S. 165–212.

28. Hubert Rohracher, Kazutoyo Inanaga, Die Mikrovibration – ihre biologische Funktion und ihre klinisch-diagnostische Bedeutung, Verlag Hans Huber, Bern, Stuttgart, Wien 1969, S. 29.

29. E. Gallasch, T. Kenner I. Kozlovskaya, „Microvibration as a Function of Muscle Tone Studied in Microgravity", in: Naturwissenschaften, Jg. 85, 1998, S. 28ff.

30. Sugano H. Kurume, Med. 4, 1954.

31. U. G. Randoll, K. Zänker, A. Ogilvie, R. Olbrich, „Vitalmikroskopische Ultrastrukturdarstellung von Plattenepithel- und Plattenepithelkarzinomzellen des Oropharynx", in: Dtsch. Zschr. Onkol., Jg. 24, 1992, S. 57ff.

32. Hubert Rohracher, „Ständige Muskelaktivität (‚Mikrovibration'), Tonus und Konstanz der Körpertemperatur", in: Zschr. für Biologie 111/1, 38–53, 1959.

33. Gustav Heinrich Angenheister, „Bodenschwin-

gungen", in: Friedrich Hund, Ferdinand Trendelenburg (Hrsg.), Ergebnisse der exakten Naturwissenschaften, Bd. 15, Springer, Berlin 1936. Reinhard Köhler, „Dispersion und Resonanzerscheinungen im Baugrund", in: Zeitschr. f. techn. Phys., Bd. 12, 1935, S. 597–600.

34. Winfried Otto Schumann, „Über elektrische Eigenschwingungen des Hohlraumes Erde-Luft-Ionosphäre, erregt durch Blitzentladungen", in: Zeitschrift für angewandte Physik einschließlich Nukleonik, Bd. 9, Heft 8, 1959.

35. G. Ruhenstroth-Bauer, W. Günther, I. Hantschk, U. Klages, J. Peters, „Influence of the Earth's Magnetic Field on Resting and Activated EEG Mapping in Normal Subjects", in: Intern. Journ. Neuroscience, Vol. 73, 1993, S. 195–201.

36. Hans Baumer, Sferics – Die Entdeckung der Wetterstrahlung, Rowohlt Hamburg 1987, und G. Ruhenstroth-Bauer, H. Baumer, J. Kugler, R. Spatz, W. Sönning, B. Filipiak, „Epilepsy and Weather: A Significant Correlation Between the Onset of Epileptic Seizures and Spezific Atmospherics. – A Pilot Study", in: Int. Journ. of Biomet., Bd. 28, Heft 4, 1984, S. 333–340.

37. Rütger Wever, „Gesetzmäßigkeiten der zirkadianen Periodik des Menschen, geprüft an der Wirkung eines schwachen elektrischen Wechselfeldes", in: Pflügers Archiv, European Journal of Physiology Vol. 302, Nr. 2, Juni 1968, S. 97–122, auch unter: http://www.springerlink. com/content/h11343r704180130/.

38. Herbert Fröhlich, „Bosecondensation of strongly excited longitudinal electric modes", in: Physics Letters 26A, S. 402f.

39. Herbert Fröhlich, „Longrange coherence and energystorage in biological Systems", in: Intern. Journ. of Quantum Chemistry, Jg. 2, 1968, S. 641ff.

40. Benannt nach dem Physiker Johannes Diderich van der Wals (1837–1923), bezeichnet man die relativ schwachen, nicht kovalenten Wechselwirkungen zwischen Atomen und Molekülen, deren Wechselwirkungsenergie mit der sechsten Potenz des Abstandes abfällt.

41. Herbert Fröhlich, „Coherent electrical vibrations in biological systems and the cancer problem", in: IEEE Microwave Theory and Techniques MTT, Jg. 26, 1978, S. 613ff.

42. Spork 2004 (vgl. Anm. 25), S. 83.

43. Ulman Lindenberger, Shu-Chen Li, Walter Gruber, Viktor Müller, „Brains Swinging in Concert: Cortical Phase Synchronization While Playing Guitar", in: BMC Neuroscience, Bd. 10, 17.3.2009, unter: http://www.biomedcentral. com/1471-2202/10/22

**44.**   Vgl. Steven Strogatz, Synchron, vom rätselhaften Rhythmus der Natur, Berlin Verlag, Berlin 2004. Der Frage nach den Schwingungsfenstern und dem Verhältnis, in dem diese Fenster zueinander stehen, gehen Untersuchungen zum „Global Scaling" nach. An der Klärung dieser Frage arbeitet u.a. der seit 2001 in Ruthe bei Hannover fertiggestellte Gravitationswellendetektor GEO600, vgl. Marcus Chown, Our world may be a giant hologram, 15.1.2009, unter: http://www. newscientist.com/article/mg20126911.300-our-world-may-be-a-giant-hologram.html?full=true.

# 6 Systemische Medizin auf der Basis des Matrix-Konzepts

Nachfolgend werden im Überblick die erkenntnistheoretischen und physiologischen Fakten zusammengefasst, die direkt zur Matrix-Rhythmus-Therapie führen.
Es beschreibt die therapeutische Vorgehensweise
ausführlich für den Praktiker. Patientenberichte aus
unterschiedlichen Indikationsfeldern runden meine
Darstellung ab.

# 6.1 Das Denken in komplexen Systemen verunsichert die Medizin

Wir leben in einer globalen Umbruchphase. Das bisher Selbstverständliche versteht sich eben nicht mehr von selbst. Unsere Einstellungen ändern sich in dem Maße, in dem sich neue Erkenntnisse im Bewusstsein einer Gesellschaft durchzusetzen beginnen. Mit diesen Einstellungen wandelt sich auch das Verhalten der Menschen. Ähnliches gilt für professionelle Teilbereiche der Gesellschaft. Dazu gehören auch die Medizin und ihr Umgang mit Krankheiten.

Die Medizin wird trotz der hochspezialisierten, wissenschaftlichen Untersuchungen und Methoden von recht allgemeinen Vorstellungen und scheinbar unumstößlichen Paradigmen[1] in den Köpfen der Menschen beherrscht. Allmählich scheinen hier jedoch aufkommende neue Erkenntnisse bisher fest verankerte Überzeugungen abzulösen und damit den bisherigen Selbstverständlichkeiten den Boden[2] zu entziehen. Entsprechend werden Diagnosen hinterfragt, manche Therapieverfahren erscheinen zweifelhaft. Eine neue Art zu denken setzt sich durch, sie beginnt bei einigen Wenigen und inspiriert allmählich – bei entsprechender Überzeugungskraft der neuen Erkenntnisse – eine wachsende Zahl vor allem junger Ärzte.

In einer ersten Phase solcher Erneuerungsprozesse verhärten sich gewöhnlich die Positionen und Richtungskämpfe aufgrund der unterschiedlichen Vorstellungen bleiben nicht aus. Die einen wollen ihren mit Mühe erworbenen Erkenntnisstand gegen jede neue, von außen an sie herangetragene, „abwegige" Neuerung schützen. Die anderen wenden sich gerne und offen neuen Gefilden zu. Der seit langem geführte Streit zwischen Schul- und Komplementärmedizin (siehe Kapitel 1) gründet sich auch darauf. Möglicherweise werden sich beide Seiten aber einander wieder annähern, um sich in einem neuen Paradigma integraler wissenschaftlicher Medizin erneut zu begegnen. Dadurch wird die Entwicklung neuer Verfahren möglich.

Die behandelnden Ärzte gingen bisher von wissenschaftlichen „Fakten" aus. Sie verstanden unter Krankheiten biomorphologische Erscheinungen, die an bestimmten Stellen im Körper des Kranken gemessen wurden und von statistischen Normwerten abwichen. Die Medizin gliederte sich nach den körperlichen Teilbereichen, denen sie sich mit besonderer Aufmerksamkeit zuwandte: In Kardiologie, Gastroenterologie, Orthopädie, Augenheilkunde usw. Inzwischen gibt es 80 solcher medizinischer Fachbereiche. Heilung scheint dann erreicht, wenn das jeweilige Organ keine Symptome mehr aufweist und in seiner Erscheinung nicht mehr aus dem Bereich der Normwerte herausfällt.

Mit zunehmender Entwicklung der Diagnosetechnologie ließen sich in immer feineren Details einzelne Veränderungen auf der Ebene der Zellen, der Rezeptoren, der Gene und sogar auf der Ebene einzelner Moleküle messen. Dadurch wird der Normbereich jedoch immer diffuser:

> Mit der Verfeinerung der Diagnosemöglichkeiten wird die zu behandelnde Veränderung zwar immer zielgenauer festgestellt, aber auf einzelne Zellen, Rezeptoren, Gene oder Moleküle im Körper eines Patienten lässt sich nur noch begrenzt zielgerichtet Einfluss nehmen. Die Therapiemöglichkeiten halten mit der Entwicklung der Diagnostik nicht Schritt.

Parallel zu dieser Entwicklung bleiben meines Erachtens wichtige Fragen weiterhin unbeantwortet, zum Beispiel, was aus einzelnen Wirkstoffen von Medikamenten nach der ersten Leberpassage geworden ist.

Grenzen der klinischen Medizin zeigen sich auch darin, dass es zunehmend schwieriger wird, die immer sensitiver gewordenen, oft tageszeitabhängigen Messwerte zu interpretieren und praktisch sinnvoll umzusetzen. Der Gedanke, dass alle bisherigen und alle potenziell klinisch messbaren Parameter jeweils nur „ein kurzes Standbild" aus sich permanent erneuernden rhythmischen Prozessabläufen darstellt, ließ mich nicht mehr los. Folgt man dem Gedankengang der so genannten „iterativen Prozesse", so beruhen alle Zustände unserer Körperbestandteile auf jenen, die eine Zeiteinheit früher existiert haben. Würden wir, um den Körper eine Zeiteinheit später zu berechnen, neue Va-

riablen in das Gleichungssystem einspeisen, um dann den neuen Zustand aller Variablen zu berechnen, würde man zu einem anderen Zustandsbild kommen. Angesichts der schwankenden Messwerte muss man sich über die Stabilität des Systems wundern. Aus einer solchen Perspektive wurde mir klar, dass alle Lebens*prozesse* unabhängig vom technischen Fortschritt sowohl alle heutigen als auch zukünftigen Messparameter bereits beinhalten.

> Fazit: Da nun aufgrund des technischen Fortschritts Messungen von Körperrhythmen, die ja grundsätzlich Ergebnisse von zellulären Körperprozessen sind, immer genauer durchführbar geworden sind, stellte sich für mich im Umkehrschluss die Frage, inwieweit mit heutigen Methoden messbare heutige Rhythmen bereits therapeutisch spezifisch nutzbar sind.

Unsicher wurde auch die Relevanz einer mit üblichen medizinischen Methoden festgestellten Normabweichung für das Funktionieren oder die Gesundheit des beobachteten Organausschnitts. Sollte eine Untersuchung und die ihr dienende Messung sich wirklich auf die Größe richten, die für die Dysfunktion des Organs, also die Krankheit, tatsächlich verantwortlich ist? Sind denn überhaupt alle Steuerungsvorgänge in dem Organkomplex bekannt, sodass die tatsächlich entscheidenden erkannt und gemessen wurden?

> Zweifel werden laut, ob die Medizin alles erfasst, was an Abweichungen vom Norm- oder Idealverhalten messbar ist,

und ob eine Abweichung tatsächlich ein Krankheitssymptom ist. Vielleicht ist sie der Ausdruck eines Selbstheilungsversuchs des Organismus.

Weitere Beobachtungen gewannen zunehmend an Bedeutung: Es zeigte sich, dass feststellbare Messwerte an Organismen sich in einem gewissen Zeitrhythmus ändern und es darauf ankommt, zu welcher Tageszeit oder in welcher Phase des Rhythmus, dem das untersuchte Organ unterliegt, die Messung stattgefunden hat (Chronobiologie). Zunehmend ungewiss wurde auch, von welchen sonstigen Größen neben der Zeitstruktur der jeweilige Messwert außerdem beeinflusst werden könnte. Infrage kamen in diesem Zusammenhang immer neue makroskopische, mikroskopische, biochemische, biophysikalische und energetische Parameter. Darüber hinaus gab es neue Erkenntnisse der Physik über Feinstruktur und Verhalten der Materie in komplexen, sich selbst regelnden, irreversiblen Systemen fern vom thermodynamischen Gleichgewicht, die unter anderem zu den Ideen der Kybernetik, Chaostheorie und der nicht-linearen Thermodynamik irreversibler Systeme führten (siehe Kapitel 2). Damit relativiert sich der diagnostische Wert der einzelnen gemessenen „Fakten" und es liegt mehr und mehr am Arzt und seiner Überzeugung, für wie aussagekräftig er die einzelnen Messergebnisse hält und welche Hinweise auf die Krankheit eines Gesamtsystems er daraus ableiten zu dürfen glaubt.

Zudem sah die Systembiologie im Gesamtsystem eines Lebewesens ein immer komplexeres System miteinander in Wechselwirkung stehender Subsysteme. Chemische Strukturen sind in allen Körpern der Wirbeltiere einander sehr ähnlich. „Die Unterschiede zwischen den einzelnen Arten können also nicht auf die Struktur, sondern nur auf unterschiedliche Funktionsabläufe zurückgeführt werden."[3] Für die Systembiologie wurden daher die Funktionsabläufe, die Prozesse der Wechselwirkungen zwischen den einzelnen Elementen biologischer Systeme ebenso wichtig, wenn nicht sogar wichtiger als die einzelnen davon berührten chemischen Bausteine, die Strukturen. Damit verloren die konkreten materiellen Strukturen, deren Messungen die klassische Grundlage medizinischer „Fakten" lieferten, an Bedeutung für die notwendige Gewichtung einer diagnostischen Aussage. Das wiederum änderte die Ansicht über Krankheiten. Wo unmittelbar keine drastischen Einwirkungen auf die Strukturen als Krankheitsursache erkennbar waren, vermutete man nun vermehrt Prozessentgleisungen und systeminterne Reglungsstörungen.

Die meisten der zurzeit üblichen Therapieverfahren zur Behandlung chronischer Erkrankungen wie Rheuma, Tumor, Osteoporose, Allergie oder Schmerzen allgemein sind von Therapieansätzen abgeleitet, die sich aus der Akutmedizin ergeben haben. Die Akutmedizin zielt auf die Eindämmung oder Behebung akuter Strukturveränderungen bestimmter Organe oder Körperbereiche. Im offensichtlichsten Fall sind das Verletzungen durch äußere Eingriffe, wie Traumata oder Frakturen, aber auch innere Ereignisse wie akute Durchblutungsstörungen, Apoplex, Thrombosen, Herzinfarkte, Aneurysmata, Entzündungen, Schocks usw. Weil diese Veränderungen der jeweiligen Gewebestruktur oft unmittelbar lebensbedrohlich sind, ist ihre unverzügliche Korrektur durch Eingriffe von außen erforderlich und angemessen. Die dazu entwickelten und erprobten akutmedizinischen Verfahren sind äußerst wirksam. **Ob dieser Ansatz jedoch auch der biologischen Komplexität langwieriger, chronischer Erkrankungen gerecht wird, wird inzwischen von immer mehr Medizinern bezweifelt.**

Chronische, „schleichende", zunehmend den Alltag belastende Beschwerden sind meist funktioneller Natur. Im Unterschied zu den akuten Krankheiten mit deutlichen Strukturveränderungen sind hier die den Strukturen unterliegenden dynamischen Prozesse chronisch „verschoben". Die damit zum Beispiel einhergehenden makroskopischen Bewegungseinschränkungen oder andere Krankheitssymptome werden heute als Regelstörungen auf zellbiologischer Ebene erkannt (siehe Kapitel 4, 5). Bei solchen Störungen verändern sich die rhythmisch-dynamischen Zeitmuster des Organismus und deren Regulation. Sie äußern sich zuerst als Störungen der Befindlichkeit, ohne dass sich an der entsprechenden biologischen Struktur schon Veränderungen zeigen müssen, und sie können sich erst allmählich über Jahre hinweg zu lebensbedrohlichen Ereignissen, die dann auch mit drastischen Strukturschäden einhergehen, entwickeln. Das Leben ist zwar auf bestimmte

Strukturen angewiesen, zeigt sich aber in erster Linie in den Prozessen, die sich ihre materiellen Strukturen selbst formen und immer wieder umformen.[4] Dies wird daran deutlich, dass zum Beispiel der lebende, menschliche Körper in rund sieben Jahren nahezu alle Zellen, die seine Struktur bilden, eigentätig auswechselt. Kreative, vitale Erneuerungsprozesse stehen den abnützenden, degenerierenden Zellprozessen gegenüber.

> Fazit: Chronische, „dynamische" Krankheiten verlangen – wenigstens in der Frühphase, ehe es zu dramatischen Strukturveränderungen kommt – Therapieverfahren, die auf die gestörten Regelungsvorgänge als neue Rahmenbedingungen steuernd einwirken und dadurch geschwächte oder entgleiste Körperfunktionen aktivierend und korrigierend beeinflussen können.[5]

Diese Ansicht findet sich in der traditionellen Heilkunde Asiens wie zum Beispiel in Indien und China.

Der eigentliche Heilungsprozess ergibt sich aus der Wiederherstellung dieser Funktionen. Werden therapeutisch die Rahmenbedingungen, in denen Selbstorganisationsprozesse stattfinden, wiederhergestellt, steht Heilung im Rahmen der organismischen Fähigkeiten nichts mehr im Wege.

Solche Therapieverfahren gehen auf neuere medizinische Erkenntnisse über die Entstehung chronischer Krankheiten zurück und ergeben sich aufgrund der erweiterten erkenntnistheoretischen Modellvorstellungen, die sich von den Erkenntnissen neuerer Wissenschaftszweige wie Kybernetik, Chaostheorie und der nicht-linearen Thermodynamik irreversibler Systeme herleiten (siehe Kapitel 2). Bestanden hat dieser Blickwinkel wie nachfolgend gezeigt, bereits Mitte des letzten Jahrhunderts, jedoch fanden entsprechende Gedanken noch keinen breiteren fruchtbaren Boden.

Rolf Emmerich, Direktor der Medizinischen Universitätsklinik Leipzig, schreibt zum Beispiel im Vorwort seines 1961 erschienenen Buches *Chronische Krankheiten des Bindegewebes*: „Nach den Worten des Schweizer Pathologen Erwin Uehlinger[6] brachte die Konzeption des retikuloendothelialen Systems einen ersten Einbruch in die organgebundene pathologische Deutung komplexer Krankheitsbilder. Die zweite revolutionäre Umgestaltung der analytischen pathologischen Anatomie erfolgte durch den Begriff der Kollagenkrankheit. Damit sollte das Bindegewebe als nicht organgebundene Reaktionseinheit zusammengefasst werden. Sein Ziel war es, klinische Beobachtungen und therapeutische Prinzipien miteinander zu verknüpfen, um zu zeigen, welch große Bedeutung dem Bindegewebe im Verlaufe chronischer Erkrankungen zukommt."[7]

In seiner Einführung schreibt Emmerich weiter, dass das Bindegewebe mit seinen Zellbestandteilen und zwischenzelligen Substanzen weder ein „Füllmaterial" noch eine tote Hilfskonstruktion des Organismus darstelle, sondern dass es vielmehr der aktivste Teil jedweder Abwehrreaktion des Organismus sei und dass ihm deshalb der Begriff eines Organs zukomme.

Auch Werner H. Hauss, Direktor der Medizinischen Universitätsklinik Münster und Präsident des Instituts für Arterioskleroseforschung, Münster, erkennt die Bedeutung der Bindegewebsfunktion. Er nennt 1968 die Strecke, die vom Kapillarinneren zur Parenchymzelle verläuft, also den Raum, in welchem sich das Bindegewebe befindet, erstmals Transitstrecke. Er sieht die darin ablaufende unspezifische Mesenchymreaktion (UMR) und beschreibt sie anhand vieler Experimente als Phänomen, das nicht nur die Arteriosklerose auslöst und gestaltet, sondern auch den Pathogeneseprozess der rheumatischen Erkrankungen leitet – die zahlenmäßig an der Spitze aller Erkrankungen stehen – sowie der reaktiven chronischen Erkrankungen, wie etwa die chronische Hepatitis, die chronische Nephritis, die Pankreatitis, die Myodegeneration cordis usw.[8]

Wie ein roter Faden ziehen sich Prozessstörungen als Ursache von chronischen Krankheiten des extrazellulären Raums, von Virchow's Zellterritorien bis heute durch die Medizingeschichte. Vielleicht wurde ihm (EZR) durch die Fixierung der wissenschaftlichen Forschung auf die Zelle und ihr Genom nicht die gebührende Aufmerksam beigemessen. Jedoch die dynamisch-systemischen Erkenntnisse der neueren medizinischen Grundlagenwissenschaften provozierten geradezu die Suche nach anderen therapeutischen Modellen.

## 6.2 Grundlagen der Matrix-Therapie und Matrix-Rhythmus-Therapie

Die Modellvorstellung der systemischen Biologie und Medizin sieht in Organismen höchst komplexe Systeme. Weit vom thermodynamischen Gleichgewicht entfernt, organisieren sich diese aufgrund ihres hohen energetischen Niveaus selbst und ihre vielfältigen Untersysteme stehen in ständiger hochkomplexer Wechselwirkung zueinander (siehe Kapitel 4). Während der Autopoiesis des Organismus – von der Freisetzung und Aufnahme einzelner Moleküle bis zum Aufbau einzelner Organe und des Gesamtorganismus – werden ständig Leistungen erbracht. Eigenschaften und Qualitäten werden erzeugt, die sich in den einzelnen Zellen oder ihren Proteinen so nicht finden und sich nicht aus der bloßen Quantität der Zellen und ihrer Bestandteile, sondern nur von den Prozessen beziehungsweise Zeitmustern ihrer Wechselwirkungen ableiten lassen. So schreibt 1929 der Gestaltpsychologe Wolfgang Köhler (1887–1967) den Satz über die besonderen Eigenschaften in sich organisierter Ganzheiten: „Das Ganze ist *verschieden* von der Summe seiner Teile."[9] Köhler meinte damit, dass eine neue Qualität entsteht. Zum Beispiel, wenn die Töne c und g erklingen, entsteht eine Quinte. Die neue Qualität liegt nicht in den beiden Tönen c oder g, sondern im Frequenzverhältnis der Quinte (2 : 3). Worum es sich bei der hohen Komplexität der Lebensprozesse handeln könnte, hat der Botaniker Johannes Reinke schon 1926

recht einfach ausgedrückt: „Die Differenz zwischen einem Menschen und seiner Leiche ist das Leben."[10]

Die jeweiligen Interaktionen der Bestandteile eines biologischen Systems im Inneren und mit seinem äußeren Umfeld werden von harmonischen, kohärenten Schwingungen und Rhythmen auf vielfältige Weise getaktet und dadurch auch reguliert. Auf allen Ebenen – von der einzelnen Zelle und den in ihr ablaufenden chemischen Prozessen über die Gewebe, Organe bis zur Einheit des gesamten Organismus – bestimmen schwingende Felder das Geschehen (siehe Kapitel 5).

Die taktgebundenen Rhythmen sind mit den Bewegungen der Flüssigkeiten im Inneren der Organismen gekoppelt. Diese Flüssigkeiten umströmen die einzelnen Körperzellen als Ver- und Entsorgungsmedium und als Mittler der zellulären Interaktionen. Dieses „Umströmen" ist für das Überleben und Funktionieren der Zelle offensichtlich wesentlich. Unter der Überschrift „Das Milieu, in dem die Zelle lebt" schreiben Stefan Silbernagel und Agamemnon Despopoulos in ihrem *Taschenatlas der Physiologie*: „Die erste Zelle entstand im Urmeer. Der Einzeller tauschte Stoffe mit dem unendlich großen Meer aus, ohne dass sich dessen Zusammensetzung änderte. Die menschlichen Zellen des Körpers werden von der Extrazellulärflüssigkeit umgeben, deren Volumen in der Regel kleiner ist als das zelluläre Volumen. Das innere Milieu würde sich daher schnell verändern, wenn der Zwischenzellraum nicht über den Blutweg an Organe angeschlossen wäre, die neue Nährstoffe, Elektrolyte und Wasser aufnehmen sowie Endprodukte mit dem Urin, Stuhl, Schweiß und über die Atmung ausscheiden. Konvektiver Ferntransport, humorale Informationsübermittlung im Kreislaufsystem und elektrische Signalübertragung des Nervensystems dienen nicht nur der Ver- und Entsorgung und damit der Konstanthaltung des inneren Milieus auch unter extremen Anforderungen und Belastungen, sondern steuern und regeln auch Funktionen, die dem Überleben, im weiteren Sinne der Arterhaltung, dienen."[11]

Zu einem kohärenten, sich selbst organisierenden Ganzen verbinden rhythmische Zeitverläufe die pulsierenden Flüssigkeitsströme und Konzentrationsschwankungen der in ihnen transportierten Stoffe und Enzyme mit rhythmisch pulsierenden, elektromagnetischen Feldern und mit den schwingenden, periodisch auf-, ab- und umgebauten materiellen Strukturen. Kommt es dabei über längere Zeiträume zu veränderten,

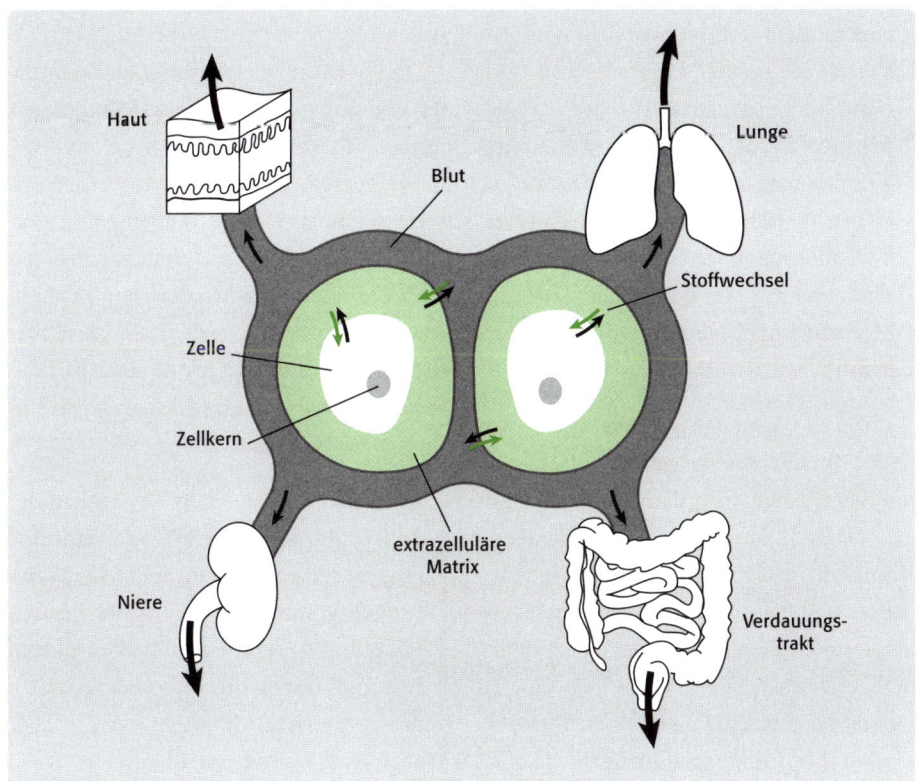

**Bild 6.1:**
Die Zellen des Körpers werden von der extrazellulären Flüssigkeit umgeben. Alle Steuerungsprozesse der Zellen finden hierüber statt. Dieser Zwischenzellraum, aus dem auch die Lymphe hervorgeht, ist über den Blutweg an Organe angeschlossen zur Garantie der Homöodynamik.

zu falschen Rhythmen, so führt das zwangsläufig zu einer Veränderung des extrazellulären Flüssigkeitsstroms und damit des Milieus, in dem die Zelle zu leben hat. Letztlich resultieren materielle Anpassungsversuche und -prozesse der Zelle, also veränderte biologische Strukturen.

> Fazit: Krankheiten und Funktionsstörungen mithilfe jener Rhythmen zu therapieren, die das System produziert, wenn es intakt ist, war eine wesentliche Schlussfolgerung aus diesen Beobachtungen in der Klinik sowie aus den zellbiologischen Experimenten. Denn der Verlust der zeitlich-rhythmischen Ordnung im Organismus ist ein wichtiges Anzeichen für ein sich anbahnendes Krankheitsgeschehen, lange bevor es zu klinisch feststellbaren, strukturellen Veränderungen der biologischen Substanz kommt, an denen die bisherige Medizin eingetretene Erkrankungen erkennt.

Aufgrund der systemischen und regulativen Modellvorstellungen verwischt sich im Bereich der chronischen Erkrankungen die Individualität der verschiedenen Krankheitsbilder. Denn die bisherige Modellvorstellung auf mikroskopischer, molekularbiologischer oder sogar auch quantenbiologischer Ebene hatte Krankheiten nur in der Struktur zu erfassen versucht. Finden die funktionell nahezu gleichen Probleme der Zellen in verschiedenen Organen statt, schließt man nach bisheriger Auffassung auf unterschiedliche Krankheiten, weil man aufgrund der monokau-

salen, mechanistischen Sichtweise in erster Linie Organveränderungen im Blick hat und diese rückgängig machen möchte. Viel wichtiger wäre aber vor allem auf die dynamischen Prozesse und ihre Funktionen zu achten. Unter veränderten Rahmenbedingungen können diese nämlich nach Überschreitung von Schwellenwerten innerhalb der Zelle Phasenübergänge und damit Symptome auslösen. In diesem Fall würden viele vermeintlich unterschiedliche Erkrankungen auf gemeinsame Ursachen zurückzuführen sein, nämlich auf Störungen der Zeitbasis und der damit gekoppelten gestörten Regulationen.

Die rhythmisch-dynamischen Zeitmuster sind auf zweifache Weise Regulationsmittel: Einerseits resultieren sie aus Körperprozessen, in denen sich die schwingenden Muster der Subsysteme synchronisieren. Zum anderen stabilisieren sie in diesem synchronisierten Zustand die Untereinheiten, indem sie diese, für den Fall, dass sie aufgrund einer Milieustörung aus dem Takt geraten, wieder in diesen Takt einstimmen.

> Die Subsysteme, wie die Organellen der Zellen, die Zellen selbst oder einzelne Organe werden ständig bei Milieuänderungen gestört und zu entsprechenden Reaktionen veranlasst. Zellen passen sich im Rahmen ihrer Regelkapazität an das veränderte Milieu an, wirken aber auch verändernd auf dieses ein. Auch das übergeordnete System bleibt ab einer gewissen Störgröße im Subsystem nicht unverschont und wirkt ebenfalls im Rahmen seiner Möglichkeiten regu-

lierend oder kompensierend. Auf diese Weise können sich Organismen wie im „Stehaufmännchen-Gleichgewicht" hinsichtlich eindringender Störungen wehren.

Wenn sich die Selbstregulierungs- und Selbstorganisationskapazitäten eines biologischen Systems erschöpfen, ohne dass Anpassung und Resynchronisation voll gelingen, kommt es zu Systementgleisungen, die mit irreversiblen, letztlich lebensbedrohlichen Strukturveränderungen einhergehen können und schließlich als akute organische Krankheitssymptome in Erscheinung treten.

Doch schon die anstrengenden Anpassungsvorgänge im Selbstheilungsprozess lösen vorgebliche Krankheitssymptome wie zum Beispiel Fieber oder Entzündungen aus. Alle derartigen Belastungen machen sich immer auch im Zeitmuster (zum Beispiel Schüttelfrost bei Fieber, Herzrasen), also in der veränderten Rhythmik der Zellen oder Organe bemerkbar. Therapeutisches Ziel muss es sein, diese Regelkreise wiederherzustellen.

„Pathologische Erscheinungen sind als ein Zusammenbrechen von Regelkreisen infolge einer übermäßigen Erhöhung der exogenen und endogenen Störgrößen zu verstehen. Ziel kann es auch nicht sein, die Störgrößen gegen Null gehen zu lassen, da so der Regelkreis stillgelegt wird. Der Mensch ist dann tot."[12]

Fazit: Wenn sich also die Symptome chronisch Kranker zunächst als Pro-

zessstörungen erweisen, dann sollte die therapeutische Intervention die Prozessregelung stärken. Dazu muss die erforderliche „Information" und „Energie" in das System eingespeist werden.

Informationsgehalt ist in der physikalisch-kybernetischen Betrachtungsweise ein Maß für die „Unwahrscheinlichkeit" eines Systems. Sie stellt den Ordnungszustand eines Systems dar: das heißt den Grad seiner Abweichung vom energetischen Tiefpunkt, dem thermodynamischen Gleichgewicht (siehe Kapitel 2.3.6). Die erforderliche Information besteht aus mindestens zwei Momenten: Das energetische Niveau des biologischen Systems muss wieder auf sein erforderlich hohes Niveau gebracht werden und es muss in den ihm angemessenen Schwingungsrhythmus zurückversetzt werden (siehe Kapitel 5). Für das energetische Niveau sorgt der Metabolismus der Zellen, der in erster Linie von der Versorgung der Zelle mit Sauerstoff über die Flüssigkeit der extrazellulären Matrix abhängt und in zweiter Linie von Ionengradienten an den unterschiedlichen semipermeablen Membranen. Für das freie Strömungsverhalten dieser Flüssigkeit, das heißt für eine optimale Logistik, sorgt wiederum der pulsierende Rhythmus des biologischen Systems.

Fazit: Die grundlegende Voraussetzung zur Heilung ist es also, das Gewebe primär in die Lage zu versetzen, dass es durch Selbstorganisation sein thermodynamisches Nichtgleichgewicht und damit eine Restitutio ad integrum (vollständige Heilung) aufbauen kann.[13]

Statt ausschließlich und immer exakter auf die spezifischen Krankheitssymptome beziehungsweise Messwerte reagieren zu wollen, ist es aus systembiologischer Sicht wichtiger, die allgemeinen Rahmenbedingungen des Systems zu betrachten und einzuregulieren.

▌ Das betrifft neben dem Eigenrhythmus der Zellen den Sauerstoffpartialdruck im Zellmilieu, der vor allem für die ATP-Regeneration und das Redoxpotenzial entscheidend ist und somit für den Energiehaushalt der Zelle (siehe Kapitel 2).

▌ Wichtig ist auch ein entsprechendes Säure-Basen-Verhältnis, da kleinste Ionenverschiebungen weitreichende Folgen für das Leben und Funktionieren der Zelle haben.

▌ Auch die ausgewogene Interaktion zwischen Sympathikus und Parasympathikus des zentralen Nervensystems ist hier zu erwähnen.

▌ Für die Mikrozirkulation ist das Gel-Sol-Verhältnis (siehe Kapitel 4) des in die Proteine eingelagerten, strukturierten Wassers bedeutend, weil davon die Viskosität der Flüssigkeit in der extrazellulären Matrix abhängt.

▌ Sehr wichtig sind die elektrorheologischen Gesetzmäßigkeiten, das heißt die Abhängigkeit des Fließverhaltens von elektrischen Zellspannungen und Ladungsfeldern.

▌ Wärme wirkt viskositätsverändernd auf die Kolloide des strukturierten Zellwassers. Die Körperwärme ergibt sich weitgehend aus den Mikrovibrationen der Skelettmuskulatur. Sie kann unter be-

sonderen Bedingungen zum Beispiel bei Defiziten des Immunsystems durch eine aktive Fiebertherapie oder eine gewöhnliche Hyperthermietherapie zusätzlich angehoben werden.

Die Viskosität, Plastizität und Elastizität der Kolloide bestimmen die Resonatoreigenschaften des Körpers, das heißt seiner Zellen einschließlich ihrer jeweiligen extrazellulären Matrix, die im Körper als extrazelluläre Gesamtmatrix (Bindegewebe, Lymphraum) zusammenfließen. Werden die Resonatoreigenschaften verändert, verändert sich die gesamte Reaktionskinetik einschließlich aller Einstellungskonstanten der physikochemischen Reaktionen, die innerhalb der Kolloide ablaufen. Als biologischer Oszillator stellt jeder Mensch ein schwingendes System dar und kann somit von außen grundsätzlich „angeschwungen" werden. Im Bereich des Frequenzfensters der Mikrovibrationen (8–12 Hz) ist es denkbar, dass bei entsprechender zellulären Leistung – von dieser hängt die Resonatorgüte ab – auch Kopplungen und Energieübertragungen im Resonanzfeld der so genannten Schumannwellen[14] stattfinden (siehe Kapitel 5.4). Erhöht sich beispielsweise die Blutviskosität durch Abkühlung bei einem abrupten Wettertemperatursturz, so erhöhen sich die Gerinnungsneigung und die Thrombenbildung mit nachfolgendem erhöhten Risiko einer zerebralen oder koronaren Thrombose.[15]

Diese lebenslangen, oszillierenden Zustände halten Flüssigkeiten und die darin gelösten Moleküle in Bewegung. Überwiegt die Schwerkraft, so kommt es zur Stagnation und es zeigen sich Entzündungen, Schwellungen, Schmerzen und Ablagerungen sowie Thromben (Koagulation) an unterschiedlichsten Orten. Das System verlässt sukzessiv den thermodynamischen Nichtgleichgewichtszustand und stirbt schließlich ab.

Auch die Ursachen für den gesamten Alterungsprozess des Körpers während des Lebenslaufs werden in der Beschaffenheit der Biokolloide gesucht: Diese erleiden mit der Zeit spontane Veränderungen, die man als „sekundäre Verfestigung" beziehungsweise Plasmahysteresis bezeichnet. Kolloidale, gelöste und geladene Teilchen nähern sich im Sinne einer Dispersionsverringerung. Dies führt zur Hemmung der Stoffwechselvorgänge insbesondere bei den von Haus aus „bradytrophen" (weniger gut versorgten) Geweben, wie Knorpeln, Sehnen und Bändern.

Alterungsprozess bedeutet also Eintrocknungsprozess, Eiweißanreicherungen und -koagulation in den Geweben sowie die Ablagerung von anorganischen (Calciumcarbonat, -oxalat) und organischen Schlackenstoffen (Cholesterin), mit einhergehender Verarmung an Kalium. Während die Zwischenwirbelscheiben bei Neugeborenen einen Wasseranteil von 77 bis 88 Prozent aufweisen, liegt dieser im 3. Lebensjahrzehnt nur noch bei 70 bis 76 Prozent.

Eine Zunahme der Viskosität der Gewebsflüssigkeit verlangsamt die Diffusionsvorgänge in den bradytrophen, das heißt auch den gelenknahen Bereichen. Dies führt dort zu unspezifischen Schmerzen, verbunden mit entzündlichen Aufquellungen an Sehnenansätzen. In der Folge entstehen oft kompensatorische Schonhaltungen und Schonbewegungen. Die mangelnde Versorgung, das heißt verlangsamte Diffusionsvorgänge, lässt das Milieu sauer werden, dabei bleiben die Membranen und Kollagene depolarisiert, was zu weiterer Verhärtung und Verkrampfung der Muskel- und Sehnenzellen führt und die Schmerzsensoren immer öfter anspricht.[16] Das betroffene Gewebe kann auf diese Weise schließlich sogar sklerotisch werden und reißen. Der so genannte periartikuläre Weichteilschmerz sowie Schmerzen der Sehnen und ihrer Ansätze am Knochen werden oft dem Gelenk zugeordnet und ist meines Erachtens Grund so mancher unnötiger Operation an den Kniegelenken, Hüftgelenken sowie der Wirbelsäule.

Wenn sich bei derartigen Störungen die Rahmenbedingungen durch eine geeignete Therapie der extrazellulären Matrix wieder einregulieren ließen, könnte sich der Ordnungszustand des gesunden Systems wiederherstellen. Das bedeutet, dass man sie im körpereigenen Rhythmus des „Gesunden" – dem Matrix-Rhythmus – anschwingt, um vorhandene Prozessentgleisungen wieder einzutakten. Über Mitnahmeeffekte (Entrainment) der verschobenen zeitlichen Muster würden daran gekoppelte Prozesse reaktiviert und das Gewebe nebenwirkungsfrei synchronisiert werden. Um diesen natürlichen Effekt für therapeutische Zwecke technisch zu erzeugen, habe ich zur Durchführung der Matrix-Rhythmus-Therapie das Matrixmobil® entwickelt.

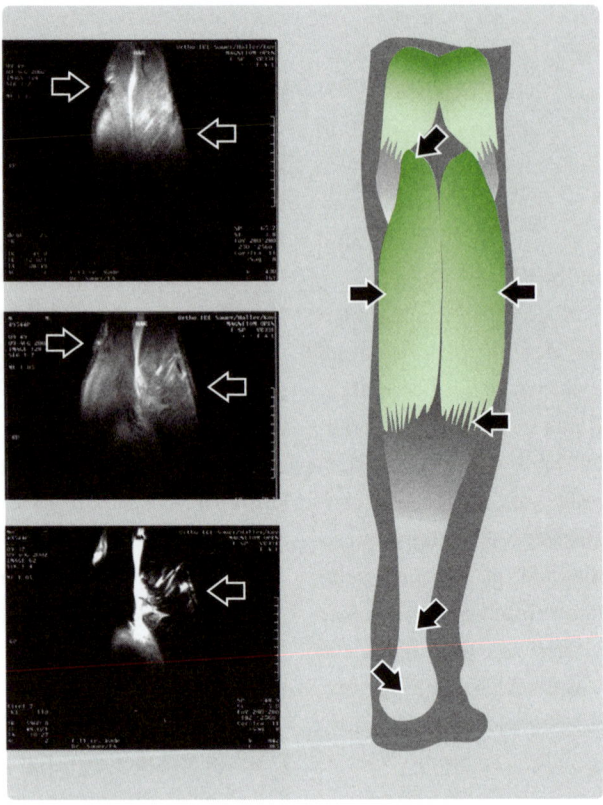

**Bild 6.2:**
Bild rechts zeigt typische Verletzungsstellen bei nachlassender Elastizität und Plastizität des Skelettmuskels. Bild links: In drei unterschiedlichen Schichttiefen zeigen die Kernspinbilder einen aus solchen zellulären Prozessentgleisungen resultierenden strukturellen Muskelschaden.

## 6.3 Die Vorgeschichte der Matrix-Rhythmus-Therapie (MaRhyThe®)

Die Matrix-Rhythmus-Therapie (MaRhyThe®) ergab sich aus der „Natur der Sache" und der Idee, dass sich möglicherweise kohärenzbildende Rhythmen als ordnende Taktgeber spezifisch zur Therapie für biologisch entgleiste Systeme einsetzen lassen. Es ging um den Versuch, erstmals gezielt über die Vorgabe spezieller Zeitmuster des Körpers (körpereigene Rhyth-

men) zu therapieren. Entwickelt habe ich das Verfahren an der Universitätsklinik Erlangen/Nürnberg im Rahmen des Projekts *Klinikgekoppeltes Forschungsvorhaben über verschiedene, die Mikrozirkulation, das Zellwachstum, sowie den Schmerz positiv beeinflussende Therapieverfahren bei vor allem chronisch degenerativen Erkrankungen.* Mein Vorhaben wurde in den Jahren 1996 bis 1998 in der Abteilung Unfallchirurgie der Universitätsklinik Erlangen zur Praxisreife gebracht und von der Rut- und Klaus-Bahlsen-Stiftung Hannover finanziell unterstützt. Weitere Mittel stellten die Manfred und Ursula Müller-Stiftung und der Stifterverband für die Deutsche Wissenschaft zur Verfügung. Wesentliche Ideen entstanden im Arbeitskreis „Elektrophysiologie des Knochens" der Deutschen Gesellschaft für Osteologie, welcher von Günter Regling, Berlin und mir gegründet wurde.[17] Hier sollten „Forschungskenntnisse der klassischen Osteologie und Bindegewebsforschung mit den in den letzten Jahrzehnten parallel erzielten physiko-chemischen Forschungsergebnissen verknüpft werden."[18]

Anregungen zum Projektvorschlag lieferten die zum Teil unbefriedigenden Therapieergebnisse während meiner klinischen Tätigkeit in der Abteilung für Mund-, Kiefer-, und Gesichtschirurgie, ebenfalls Universität Erlangen (1989–1996), die zum Überdenken der bisher praktizierten, herkömmlichen Therapiemethoden führten. Schwerstkranken Patienten mit Kiefer-, Gesichtstumoren, Bestrahlungskomplikationen, Schmerzen und Schwellungen konnte trotz Ausnutzung aller Möglichkeiten, die uns zur Verfügung standen, nicht mehr geholfen werden. Diese Erfahrungen veranlassten mich, nach neuen Therapieansätzen zu suchen.

**Als mögliches Therapiekonzept bot sich dabei an: Über einen bestimmten physiologischen Takt zum richtigen Zellstoffwechsel und so krankes Gewebe zur Regeneration anzuregen.** Ein solches Vorgehen erwies sich nicht nur aufgrund eigener Experimente am Videomikroskop[19], sondern auch aus Sicht der Chronobiologie, der Synergetik und der Forschungen über kohärente Felder einleuchtend[20] (siehe Kapitel 5). „Die Erkenntnis, dass biochemische und biophysikalische Zellprozesse an körperinterne wie auch körperexterne Rhythmen gekoppelt sind,[21] brachte mich auf die richtungsweisende Idee."[22]

Resultierende Therapieerfolge wurden zum ersten Mal 1990 in der Abteilung Mund-, Kiefer- und Gesichtschirurgie der Universitätsklinik Erlangen bei der Behandlung von Tumorpatienten erzielt. Hatten Tumore im Mund-Rachen-Bereich ein bestimmtes Ausmaß erreicht, dann bot ihre operative Entfernung kaum noch eine Überlebenschance.[23] Aus diesem Grund zielte man in Erlangen seinerzeit nicht mehr wie bisher auf die sofortige Beseitigung der Tumorzellen, sondern versuchte ihre Verursachung und ihr Wachstum zunächst über die extrazelluläre Matrix zu beeinflussen. Damit erreichte man bei einigen Patienten mit Plattenepithel-Karzinom in der Mundhöhle eine gewisse Rückbildung des Tumors, der daraufhin überhaupt erst erfolgreich entfernt werden konnte. Mit diesem Vorgehen (dem präoperativen Downstaging) und der somit weniger radikalen Operation ließen sich die Überlebenschancen und die Lebensqualität der Patienten deutlich verbessern.[24]

Die neuen Ansätze konnten wissenschaftlich bestätigt und weiterentwickelt werden, als sich mithilfe der hochauflösenden Vital-Video-Mikroskopie (Olbrich-Ergonom 400) das Verhalten der einzelnen Zellen in ihrem Milieu direkt beobachten ließ. Im Unterschied zur Elektronenmikroskopie sahen wir Zellen lebendig. So ließen sich die Eigenrhythmen der Körperzellen beobachten und darstellen. Ebenso konnten wir die Eigendynamik der Bindegewebsmatrix im Zusammenhang mit dem Schwingungs- und Ordnungsverhalten von Zellverbänden, die dem Körper entnommen und in vitro gezüchtet worden waren, beobachten. Wurden die Zellverbände spezifischen Störungen ausgesetzt, veränderten sie ihr Schwingungsverhalten.[25]

Aufgrund der mikroskopischen Untersuchungen im Rahmen des interdisziplinären Projekts (Strahlentherapie und Kieferchirurgie) gewannen wir aufschlussreiche Einblicke in die Dynamik, Interaktionen und das Kohärenzverhalten lebendiger Strukturen auf Zell- und Zellmatrixebene. „Aufschlussreich waren beispielsweise auch die Mitochondrien-Be-

wegungen und rhythmischen Prozesse innerhalb des Zellplasmas einer einzelnen Zelle, die wir von außen beeinflussen konnten."[26] In Nährlösung isoliert gezüchtete, kleine Zellverbände oszillieren mit hoher Frequenz. Sobald mehrere von ihnen miteinander in Kontakt kommen, beginnen sie ihre bis dahin chaotischen Bewegungen einzuschränken und entwickeln gemeinsame, langsamere und geordnete Rhythmen. Wenn man Zellkulturen elektrischen Wechselfeldern aussetzte, die sie sichtbar stressten, brach ihr synchrones Schwingungsmuster ab. Stoppte man diese, kehrte allmählich wieder ihre kohärente Rhythmik zurück.

> Fazit: Neben Frequenzfenstern, die zu einer sehr schnellen und starken Synchronisation führen, existieren immer auch solche, die eine gegenteilige Wirkung haben, die Synchronisation stören und das Chaos vermehren.[27]

Vor dem Hintergrund der in den 1990er Jahren aufkommenden Diskussion über Elektrosmog durch Mobilfunk stellte sich im Rahmen unserer Versuche als Erstes die Frage, welche Wellen mit welchen Fre-

Vor der Therapie (Januar 1990) 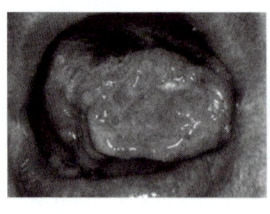 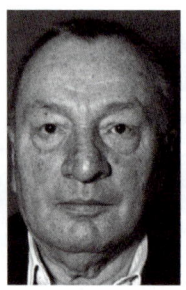 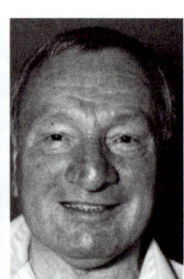 Nach der Therapie (Juni1990)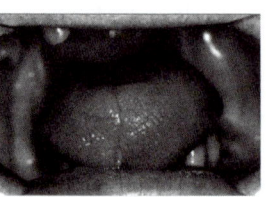

**Bild 6.3:**
Zustand vor und sechs Monate nach Therapie eines Patienten mit ausgedehntem Karzinom der Zunge: Es wurde gleichzeitig systemisch und lokal therapiert.

quenzen und Amplituden (elektrisch, magnetisch, mechanisch) die Heilung fördern würden, und welche sich am Ende sogar als schädlich erweisen würden. Um Tumorgewebe bei Erkrankten zu synchronisieren, applizierte ich Magnetfelder, die über einen Sensor an den momentanen Herzrhythmus gekoppelt waren, denn das Herzorgan produziert die stärksten Magnetfelder im Körper, und dieses wollte ich „ordnend" verstärken.

Offen blieb die Frage, wie der sich bei jedem Herzschlag ändernde dreidimensionale magnetische Vektor ebenfalls simuliert werden kann. Da mir dies nicht gelang, ergab sich eine weitere Frage, die sich darauf bezog, über welche Organe beziehungsweise Organbereiche sich das beste Entrainment[28] der heilenden Frequenzen in das Gewebe erzielen ließe.

Bei der systematischen Untersuchung der Körperrhythmen konzentrierte ich mich immer mehr auf die Mikrovibrationen der Skelettmuskulatur und das Zittern, das von allein – fast reflektorisch – zum Beispiel bei Überanstrengung bestimmter Muskeln, aber auch bei Schüttelfrost, im Orthostasekollaps oder bei gewissen Angstzuständen auftritt.

Fazit: Es wurde offensichtlich, dass die Skelettmuskulatur das „Antriebsorgan" schlechthin ist. Neuromuskuläre Einheiten, die sich aus filigranen, mikroskopischen Einzelkontraktionen aufsummieren, sorgen einerseits für sichtbare Bewegungen, andererseits ist die gesamte „Zelllogistik" von ihr abhängig.

Genauer untersuchten wir die Skelettmuskeloszillationen im Rahmen einer Promotionsarbeit.[29] Auf die Frage, ob alle Menschen gleich zittern, ergab sich als Antwort, dass es zwar individuelle Unterschiede gibt, aber gesunde Muskulatur sich im Rhythmusbereich zwischen 8

| Rhythmen und ihre gekoppelten biologischen Prozesse können stabilisiert oder gestört werden | |
| --- | --- |
| Hirnrhythmik (Alpha-Rhythmus 8-12 Hz) | mechanisch |
| Herzrhythmik | chemisch |
| Atemrhythmik | galvanisch |
| **Muskelrhythmik (8-12 Hz)** | elektromagnetisch |
| Ovulationszyklus | akustisch |
| Wach-/Schlafrhythmik | infektiös |
| Hormonelle Rhythmik | toxisch |
| **Mikrozirkulationsrhythmik** | allergisch |
| Zelloszillationen | nerval |
| Moleküloszillationen | emotional |
| Quantenoszillationen | |

Tabelle 6.1:
Rhythmen sind informative „Zeitmuster". In der Biologie sind sie hierarchisch abgestimmt und formieren lebende Prozesse. Sowohl von intern (z.B. Emotionen, willkürliche Atmung) als auch extern können diese stabilisiert oder destabilisiert werden

und 12 Hz synchronisiert.[30] Im gleichen Wellenbereich schwingen auch die α-Wellen im Gehirn und die Gravitationsschwingungen unserer Erde. Des Weiteren wurde die Thematik untersucht, ob beschleunigte oder verlangsamte Rhythmen oder solche, deren Intensität gesteigert oder abgeschwächt wurde, unmittelbar Schmerzen, Verspannungen oder andere Krankheitszustände auslösen, aufheben oder in die eine oder andere Richtung beeinflussen. Es stellte sich dabei heraus, dass die veränderte Muskelelastizität und Muskelplastizität untrennbar mit den Schwingungen und der veränderten Ver- und Entsorgung der einzelnen Zellen zusammenhängen.[31]

Daraufhin stellte sich auch noch die Frage nach der genauen physiologischen Bedeutung dieses Zitterns auf die Mikrozirkulation. Gemeinsam mit Manfred Paerisch gelang es mir, die allgemein verbreitete Meinung zu widerlegen, die „Muskelanspannung" sei der überwiegend Energie verbrauchende Prozess der Muskelbewegung und die Muskelentspannung oder Dehnung ein eher passiver Vorgang. Aus videomikroskopischer Beobachtung an pulsierenden Muskelzellen folgerten wir, dass es sich umgekehrt verhielt. Die einzelne Muskelzelle muss, um sich zusammenziehen zu können, zuvor ein „Bereitschafts-Potenzial" als Potenzialdifferenz zwischen dem Inneren der Zelle und der extrazellulären Matrix im Bereich von −70 und −80 mV aufgebaut haben. Bei der Kontraktion wird diese Ladung aufgrund eines Nervensignals depolarisiert, was vom Standpunkt der

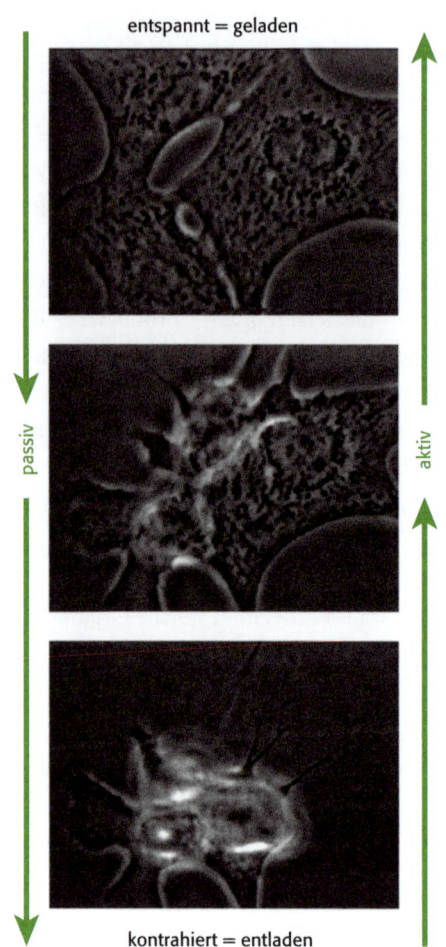

entspannt = geladen

passiv

aktiv

kontrahiert = entladen

**Bild 6.4:**
Pulsierende Muskelzellen depolariseren und kontrahieren sich unter Stress (Simulation eines Muskelkrampfs z. B. Wadenkrampf oder Herzinfarkt). Bei der Kontraktion (Arbeitsverrichtung) wird Energie verbraucht, die die Zelle in der Ruhephase wieder aufbauen muss, zur Wiederherstellung des „Bereitschaftspotenzials" für die nächste Kontraktion. Gelingt dies nicht, bleibt sie verkürzt bzw. verkrampft. (Quelle: Ergonom 400; videomikroskopische Aufnahme Randoll/Olbrich 1992), siehe auch Abb. 2.4.

Muskelzelle aus ein passiver Vorgang ist. Die Repolarisation, d. h. die Wiederherstellung des Bereitschaftszustands, erfolgt mit der Entspannung der Muskelzelle.

Fazit: Diese Erkenntnis stellte meine bisherigen Vorstellungen über die Muskelfunktion buchstäblich auf den Kopf. Die Entspannung ist also der eigentlich Energie verbrauchende und, mit Blick auf die Zelle gesehen, aktive Vorgang.[32] Die Repolarisation und die damit einhergehende Lösung der Myosin-Querbrücken vom Aktin zum energetisch höheren Zustand ist von der physikalisch-chemischen Qualität des Milieus der Zelle, der extrazellulären Matrix abhängig.

Je nach Zustand des extrazellulären Milieus zeigten sich im Rahmen unserer Forschungsarbeiten zwei Wege, die eine Muskelkontraktion einschlagen kann. Sind die extrazellulären Kontraktionsbedingungen normal, so geht eine sehr starke Muskelkontraktion, ausgehend vom physiologischen Tremor durch Synchronisation der Entladungssignale, im Extremfall in das bekannte Muskelzittern über. Im Zittermodus kann der Muskel nicht weiter kontrahieren. Ein Gewichtheber wird, wenn dieses Zittern eintritt, seine Hantel unwillkürlich fallen lassen. So schützt sich die Muskulatur in dieser „Notfallfrequenz", wie ich sie nenne, vor Überlastungsschäden.

Fazit: Zittern fördert den Abfluss lymphatisch und venös (physiologische Lymphdrainage) und macht den Weg frei für frisches, sauerstoffreiches Blut. Aufgrund des Zitterns setzt die Regeneration, die Entspannung durch die Repolarisation der Muskelzellen durch ATP-Bildung („Weichmacher") wieder ein, da Zittern die Sauerstoffversorgung in den Mitochondrien verbessert.

Sind die Ausgangsbedingungen aber wegen Sauerstoffmangel im Zellmetabolismus zu sauer, also azidotisch, dann verkrampft der Muskel unkontrolliert, verhärtet sich und es treten Schmerzen (wie zum Beispiel beim so genannten Muskelkater) auf. Solche lokalen aber auch generalisiert vorkommenden Kontraktionsrückstände sind meines Erachtens die Hauptursache von Rückenschmerzen, Myoarthropathien, Kopfschmerzen und Muskelschmerzen allgemein. Die Muskelfasern befinden sich dabei noch auf einer umkehrbaren Zwischenstufe. Die vorhandene „Energiekrise", die Azidose, das Sauerwerden des Milieus, erhöht die Schmerzsensibilität und mindert die willentliche Kontraktionsbereitschaft der Muskulatur. Oft kommt es dabei auch unwillkürlich, also ohne Nervensignal, zum Auftreten spontaner Krämpfe. Die zelluläre Energiekrise ist das plausibelste pathophysiologische Modell zur Erklärung der myofaszialen, myoazidotischen und myotendinischen Schmerzsyndrome.[33]

Halten diese Bedingungen wegen der fehlenden ATP-Nachbildung infolge der schlechten Sauerstoffversorgung der Zellen an, geht die Faser in den irreversiblen „Verletzungsmodus" über. Sie verliert damit ihre Repolarisationsfähigkeit und kann sich nun nicht mehr dehnen. In Anlehnung an mathematische Modelle habe ich hier den Begriff „Bifurkation" für diesen entscheidenden Verzweigungspunkt – Repolarisation oder nicht – eingeführt.[34]

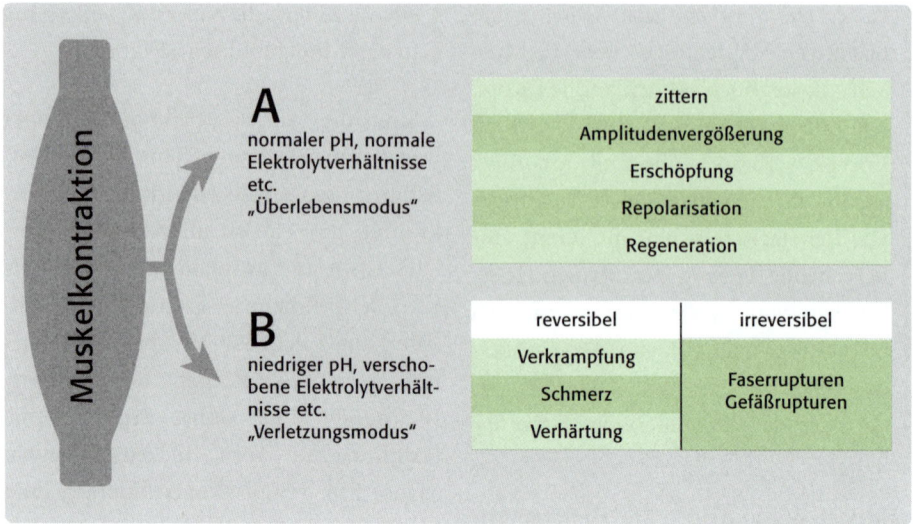

**Bild 6.5:**
Bifurkationsverhalten der Muskulatur. Je nach Rahmenbedingung kommt es im Fall A über Muskelerschöpfung zur Regeneration oder im Fall B über Muskelverhärtungen zu Verletzungen.

Innerhalb des Muskelbauchs entstehen mangels ATP vermehrt typisch verkrampfte Fasern als Kontraktionsrückstände oder so genannte Restremanenzen. Sie können innerhalb feinster Muskelfasern auftreten und Muskelschmerzen verursachen, die subjektiv aber nicht unbedingt an den Körperstellen wahrgenommen werden, an denen sich die Kontraktionsrückstände tatsächlich befinden.[35] Wenn diese physiologischen Prozesse völlig zum Stillstand gekommen sind und gar kein ATP mehr gebildet wird, löst das die Totenstarre aus und führt zum Absterben der Zellen.

Als Metapher funktioniert die Muskulatur in Analogie des Funktionsprinzips einer Druckluftbremse, wie wir sie vom Lastkraftwagen her kennen. Der von der Motorenergie abhängige Luftdruck (Sauerstoffpartialdruck im Gewebe) sorgt während der Fahrt für geöffnete Bremsen (entspannte Muskeln). Lässt der Druck durch bewusstes Bedienen des Bremspedals (Nervensignale) nach, erfolgt dosiertes Bremsen (kontrollierte Kontraktionen bei Bewegungen); bricht er zusammen, blockieren die Bremsen (unkontrollierter Krampf).

Offensichtlich versucht der Körper, sich durch Zittern vor Verletzung und Absterben zu schützen, indem er das Zellmilieu entleert, damit es arteriell wieder geflutet werden kann. Zentrale Nervensignale gibt es nur für die bewusste Anspannung, nicht jedoch für die Entspannung. Für diesen Lösungsprozess hat die Muskelzelle in der Peripherie selbst zu sorgen. Kontraktionsrückstände können also nicht mehr willentlich gelöst werden. Die mit ihnen parallel einhergehenden visko-elastischen Veränderungen im Muskelmikrobereich führen –

wie erwähnt – zu schmerzhaften, intramuskulären Verhärtungsknoten in Myogelosen. Die dort kontrahierten Muskelfasern stehen für Bewegungsaufgaben nicht mehr zur Verfügung und behindern diese. Im Laufe der Zeit werden die Bewegungsmuster eingeschränkt und es entstehen Verkürzungen auch des Fasziensystems mit entsprechenden Gleitbehinderungen der die Faszien durchdringenden Zellen, Gefäße und Nerven. Als Folge davon treten weitere Irritationen und Strukturveränderungen auf, die auf das nervöse Steuerungssystem übergreifen, wie zum Beispiel Kribbeln der Finger in Verbindung mit eingeschränkter Beweglichkeit der Halswirbelsäule und des Kopfes. Nehmen diese oft auch psychisch ausgelösten Irritationen und Veränderungen an Zahl zu, ergibt sich eine eingeschränkte Elastizität der Muskulatur und ihr Schwingungsverhalten lässt nach. Dies kann zu sichtbaren Ausweichbewegungen mit Schonhaltungen und sogar zu Wachstumsstörungen (Skoliosen) und Muskelrückbildungen führen.

Aus solchen Beobachtungen ergab sich die Idee, ein Therapiekonzept zu entwi-

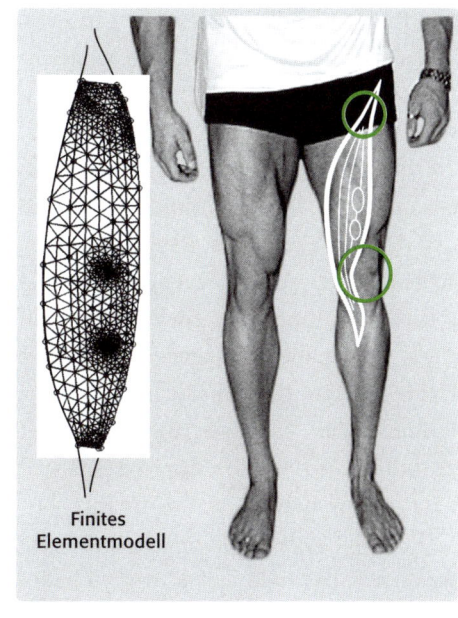

Finites
Elementmodell

**Bild 6.6:**
Das Finite-Elementmodell der Muskulatur zeigt exemplarisch für jeden Muskel des Körpers die „Restremanenzen" im Muskelbauch. Sie sind ursächlich für nachlassende Elastizität und Plastizität der Muskulatur. Diese permanent erhöhte Spannung führt zu periartikulären Weichteilschmerzen sowie intraartikulärer Druckbelastung auf die Knorpel. Resultat: Erhöhtes Verletzungspotenzial und Verschleiß (Arthrosebildung, Bandscheibenprolaps) sowie nachlassende Propriozeption.

ckeln, um über den Effekt des Entrainments Heilwirkungen durch Resynchronisation zu erzielen.

## 6.4 Die Matrix-Therapie und Matrix-Rhythmus-Therapie

Mit ihrem Ansatz bieten die Matrix- und Matrix-Rhythmus-Therapie der modernen, systemischen Ganzheitsmedizin Behandlungsmöglichkeiten auf mehreren Ebenen an. Sie ist nicht mehr auf einzelne Krankheitssymptome ausgerichtet, sondern auf die zellbiologische Regelungsebene und die kapillaren Systeme (terminalen Strombahnen) des Gesamtkörpers. Sie versteht sich als Zusammenführung der Therapiemöglichkeiten aus ganz verschiedenen Kulturkreisen. Die westliche Medizin konzentriert sich auf diagnostische Messgrößen, mit denen sie Symptome beschreibt, um sie therapeutisch zu bekämpfen. Die traditionelle Medizin und Heilverfahren des Ostens hingegen achten stärker auf die regenerativen Ressourcen des Einzelnen sowie die natürlichen Rahmenbedingungen des Lebens. Heute rücken diese beiden Welten im Rahmen der Globalisierung und aufgrund des Fortschritts der Wissenschaft näher zusammen.

Die Matrix-Rhythmus-Therapie geht davon aus, dass alle Zellen in allen biologischen Systemen, solange sie leben, rhythmisch schwingen. Sie tun dies „partiell synchronisiert" in komplexen, ähnlichen Rhythmen innerhalb eines definierten Frequenz- und Amplitudenbereichs. Die synchron kooperierenden Rhythmen ergeben sich in den Körperzellen aus den zahlreichen dort ablaufenden physikalisch-chemischen Prozessen und sie regeln diese Prozesse zugleich in geordnete Funktionsabläufe ein.

> Auf die Regelungsfunktion der synchron kooperierenden Rhythmen wirkt die Matrix-Rhythmus-Therapie bei Störungen dahingehend ein, dass in ihrer Frequenz beziehungsweise in ihrer Stärke (Amplitude) abweichende Körperrhythmen normalisiert werden. Die wesentlichen Regulationsaufgaben werden gestärkt, aufrechterhalten beziehungsweise wiederaufgenommen. Bevor Gewebe als Verbund wieder aktiv

> einsatzfähig sein kann, müssen seine zellulären Bestandteile saniert[36] sein.

## 6.4.1 Das modulare Matrix-Therapie-Konzept

Bleiben wir bei der Metapher der Fische. Wie diese permanent von Wasser umflossen sind, sind die Zellen lebenslang in der extrazellulären Matrix eingebettet. Diese lebensnotwendige Logistik (Flüssigkeitsmenge pro Zeiteinheit) an den Zellen zu garantieren, wurde zunehmend mein primäres therapeutisches Wunschziel. Besonders der wissenschaftliche Erkenntnisgewinn der vergangenen Jahrzehnte sowie eigene Ergebnisse aus den Zellforschungsarbeiten und dem klinischen Alltag ermunterten dazu.

> In der Folge entstand ein medizinisches Therapiegerät, das Matrixmobil®, zur Durchführung der Matrix-Rhythmus-Therapie, in welchem meine Gedanken, insbesondere bezüglich der „bioinformativen" Energieübertragung über Entrainment auf den Körper, ihre praktische Umsetzung fanden.

Klar war, dass erst dann, wenn die extrazelluläre Flüssigkeit wieder ausreichend in Bewegung ist, die Qualität der extrazellulären Matrix bedarfsgerecht beispielsweise mit Sauerstoff, Spurenelementen, Vitaminen, Elektrolyten, Hormonen, Nährstoffen sowie Wärmezufuhr verbessert werden kann. Wärme bekam für mich eine weitere wichtige Bedeutung, denn sie verändert nicht nur die Viskosität und das Schwingungsverhalten, sondern verbessert auch die chemische Reaktionsgeschwindigkeit des gesamten Biochemismus der Zelle, sofern eine ausreichende Sauerstoffversorgung gewährleistet ist.

Deshalb rückten auch der Sauerstoffpartialdruck sowie die Ernährung neben Rhythmus und Wärme als dritte und vierte Module in meinen therapeutischen Fokus. Auf diese Weise entstand das modulare Matrix-Therapie-Konzept mit diesen für mich unabdingbaren vier Kernmodulen für ein Matrix-Center.

Die Behandlung mit dem Matrixmobil® ist das Hauptmodul der therapeutischen Strategie. Damit wird als erstes der Matrix-Rhythmus wiederhergestellt und die daran gekoppelten Logistikprozesse. Gelingt dies nicht, könnten weder Therapeutika, sei es pharmakologischer oder physikalischer Herkunft, ihre beabsichtigte Wirksamkeit voll entfalten. Damit profitiert jede Methode von der Wiederherstellung der Durchlässigkeit der extrazellulären Matrix. **1996 habe ich deshalb den Begriff der Matrix-Therapie für angemessen gefunden. Als integrativer Ansatz wird damit eine Brücke zwischen den unterschiedlichen**

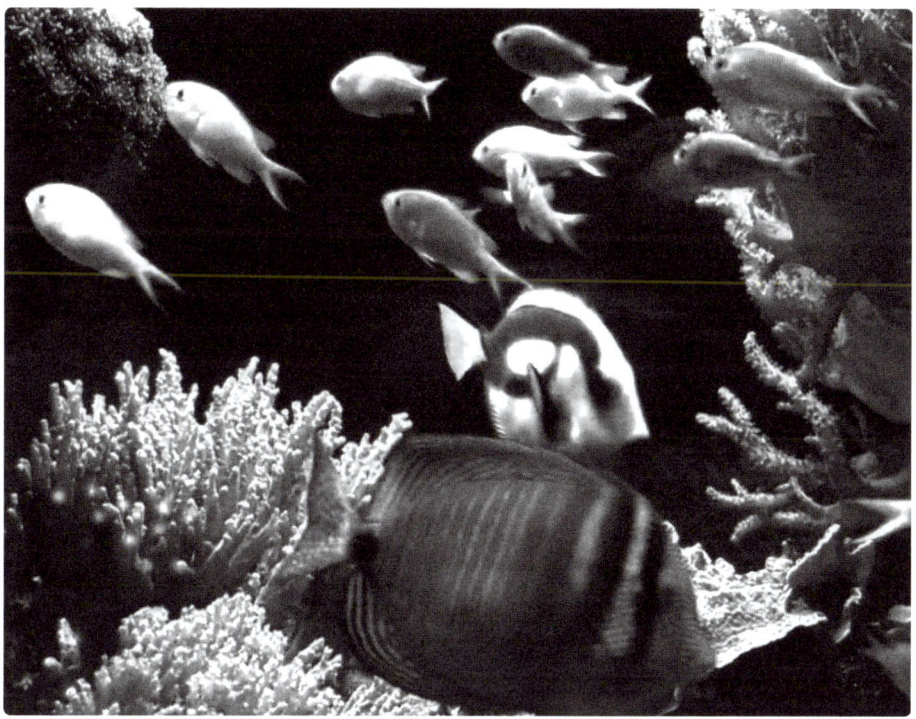

**Bild 6.7:**
Das Matrix-Therapie-Konzept zielt auf die Wiederherstellung der extrazellulären Matrix ab. Von ihr hängt das Wohlbefinden jeder Zelle ab, analog dem Wohlbefinden der Fische von der Qualität des sie umgebenden Wassers.

**Sichtweisen gebildet.** Alle Heilung beginnt meiner Meinung nach auf der zellbiologischen Regelungsebene als Matrix-Therapie mit sekundärer Wirkung auf die Parenchymzellen des jeweiligen Organs. **Der Begriff der Matrix-Therapie erhielt 1996 seine wissenschaftliche Würdigung.**[37]

## 6.4.2 Indikationen der Matrix-Rhythmus-Therapie

Welche Indikationen haben sich nun schon im Laufe der Jahre herauskristallisiert? Die Matrix-Rhythmus-Therapie bezieht sich auf alle chronisch-dynamischen Krankheiten, die auf eine Störung der Zeitbasis, der rhythmischen Regulationsprozesse und der Mikrozirkulation zurückzuführen sind. Sie kann allen Menschen mit Schäden im Nerven-, Stütz- und Bewegungssystem helfen, Menschen, die über Schmerzen und chronische Beschwerden aller Art, ja sogar über mangelnde Konzentrationsfähigkeit klagen. Im Einzelnen wird sie angewandt für

- den Abbau von Schwellungen: Hämatome, Ödeme, Stauungen des Lymphabflusses etc.
- die Verbesserung der Dehnbarkeit: Spitzfuß, Narben, Verwachsungen, Kontrakturen, Sklerodermie, Haltungsschäden etc.
- die Regulierung eines lokalen oder systemischen, muskulären Hypo- beziehungsweise Hypertonus: Verspannungen, CMD, Muskelpflege, Spastiken etc.
- die Verbesserung eingeschränkter Gelenkbeweglichkeit: Posttraumatisch, nach Ruhigstellung, Frozen Shoulder, Schleudertrauma, arthrogenes Stauungssyndrom etc.
- die Linderung akuter und chronischer Schmerzen: Muskelfaserüberdehnung, Zoster, Neuralgie, Phantomschmerz, Migräne etc.
- die Beschleunigung funktioneller und struktureller Nervenregeneration: Karpaltunnel-Syndrom, Peroneusschäden, CRPS (Sudeck-Syndrom), Tinnitus etc.
- die beschleunigte Regeneration von Erkrankungen des chronisch-degenerativen Formenkreises: Rheuma, Osteoporose, Arthrose etc.
- die Funktionswiederherstellung des feinen Gefäßsystems bei chronisch offenen Wunden und in der Subcutis: Ulcus cruris, Cellulite
- die Wiederherstellung der Sympathovagalen Balance: Burnout, chronischer Überlastung, posttraumatischen Stresszuständen (PTSD) etc.

## 6.4.3 Skelettmuskulatur, das Antriebsorgan des Menschen

An welchen Körperstellen kann die Therapie ansetzen, um das Entrainment der gesunden Schwingungsmuster zu erzielen? Die Skelettmuskulatur stellt mit einem Masseanteil von etwa 45 Prozent das im Körper am stärksten vertretene Gewebe und damit die größte Ansammlung gleichartiger Zellen dar. Sie hat sich während der Evolution zum größten „Antriebsorgan" im Menschen entwickelt, beginnend bei mikroskopisch kleinen Zellprozessen, die synergistisch bis zu koordinierten Bewegungen führen. Die Muskulatur produziert im Unterschied zu den über die Fourier-Analyse errechneten Frequenzen reale Schwingungen (siehe Kapitel 5.2.3). Sie spielt – neben dem Herzen als stärkstem „Taktgeber" – die entscheidende Rolle beim Flüssigkeitstransport durch den Körper, insbesondere auch für die Mikrozirkulation der einzelnen Zellen, das heißt für den extrazellulären Raum. Es lag daher nahe, die Therapie besonders auf das Schwingungsverhalten der Skelettmuskulatur und ihr Frequenz- und Amplitudenspektrum von acht bis 12 Hz einzustellen, wobei ihre Frequenz auch dem α-Rhythmus im Gehirn entspricht. Die Skelettmuskulatur ist aber nicht nur wegen ihres großen Anteils an Körpermasse der wirksamste Ansatzpunkt für die Matrix-Rhythmus-Therapie, sondern vor allem wegen ihrer entscheidenden Funktion als „Melkorgan" für die Mikrozirkulation im Muskelgewebe selbst. Auch über das Bindegewebe werden Abfallprodukte der übrigen Organe venös und lymphatisch entsorgt, damit sie als Folge dessen wieder arteriell versorgt werden können.

Viele bekannte und weniger bekannte physiotherapeutische Verfahren zielen ebenfalls auf die Skelettmuskulatur des Körpers. Sie bearbeiten von außen Haut, Muskulatur, Bindegewebe, Lymphe, Reflexzonen durch Kneten und Streichen und regen bestimmte Nerven- oder Druckpunkte, so genannte Trigger-Punkte an, um eine Verbesserung der Durchblutung, eine Lockerung, Dehnung, Entkrampfung der Muskulatur und den besseren Abtransport von Stoffwechselprodukten im Körper zu erzielen. Auf diese Weise lässt sich eine aktivierende Wirkung allerdings nur bis zu einer gewissen Tiefe im Körper ausüben, das heißt, diese Therapien, selbst manuelle Vibromassagen, die ebenfalls im körpereigenen Rhythmus stattfinden, sorgen meist nur für eine kurzfristige Erleichterung. Für eine nachhaltige Wirkung auch in der Tiefe der Gewebe ist offensichtlich das Arbeiten mit körpereigenen, intensiven Schwingungen von entscheidender Bedeutung. Außer bei Andrew Tayler Still, dem Begründer der Osteopathie, und bei wenigen fernöstlichen rhythmischen Weichteiltherapien der Traditionellen Chinesischen Medizin (TCM) oder des Ayurveda habe ich keine weitere physiotherapeutische Methode ausfindig machen können, welche die vorgegebene physiologische Taktung der Muskulatur, der Zellen und der extrazellulären Matrix berücksichtigt.

Inzwischen werden zwar auch vermehrt Therapien und Fitnessgeräte angeboten, die Körperbereiche oder auch den ganzen Körper mit bestimmten elektromagnetischen oder mechanischen Schwingungsfrequenzen bearbeiten, doch sie arbeiten mit einem starren, fest vorgegebenen Rhythmusmuster und können sich nicht den individuellen Rhythmen sowohl der zu behandelnden Personen als auch der jeweiligen Gewebeelastizität anpassen. Sie bieten dem Gewebe von außen Schwingungen an, auf die sich das Gewebe vorwiegend passiv synchronisierend einlassen soll, statt es sanft modulierend, im Sinne des Entrainments zu reaktivieren, mit dem Ziel, sich selbst wieder auf seine eigenen rhythmischen Schwingungen einzustellen. Dies birgt die Gefahr der Aufschaukelung im Sinne der Resonanzkatastrophe (Soldaten gehen im Gleichschritt über eine Brücke und die Brücke stürzt ein) vor allem innerer Organe mit sich, da sie lediglich an Bandstrukturen befestigt sind. Insbesondere die Nieren sind gefährdet. Da sie nur in Faszientaschen liegen, können sie sich absenken mit allen Folgeerscheinungen.

Fazit: Biologische Systeme schwingen und regeln sich nicht in starren oder stochastischen (zufälligen) Frequenzen ein, sondern in von der Natur vorgegebenen Frequenzbereichen, an die sie sich nach und nach wieder anpassen, wenn sie außer Takt geraten sind. Darum gebraucht der Matrixtherapeut seine einfühlsamen Hände begleitend zu dem Matrixmobil®.

Über die Bedeutung für das richtige Frequenzfenster hat der Mathematiker Professor Bernd Simeon von der Technischen Universität München geforscht.[38] Im persönlichen Brief schreibt er: „… Ihre allgemeine physiologisch motivierte Hypothese, dass sich aus dem Grundtremor (8–12 Hz) durch willentliche Anspannung, Nervosität, Schüttelfrost bei Fieber, Kältezittern oder starker Anstrengung wie beim Gewichtheben die für jeden sichtbare Muskeloszillation ergibt, wird hier zusehends wissenschaftlich untermauert. Die daraus resultierende Folgerung, dass durch diese sich synchron erhöhende Amplitude ein vermehrter lymphatisch-venöser Abtransport erfolgt, (physiologische Lymphdrainage), vermag

ich als Mathematiker nicht zu beurteilen. Als ‚Notfallfrequenz‘ wie Sie es bezeichnen, um Gewebe vor dem Untergang zu bewahren und um die lebensnotwendigen Organe zu retten, erscheint dieses Verhalten der Muskulatur jedoch biologisch plausibel und sinnvoll. Als Konsequenz für die Matrix-Rhythmus-Therapie lässt sich aus dem Gesagten ableiten, dass ein Abweichen vom experimentell beobachteten Frequenzfenster von acht bis zwölf Hz eine Reduktion des Synchronisationsgrades beziehungsweise der Kohärenz und damit möglicherweise eine reduzierte Wirkung oder sogar negative Effekte zur Folge haben kann.“[39]

Fazit: Frequenzen, die der Körper also nicht kennt, können körperinterne Rhythmen dominieren und falsch lenken. Sie wirken als Stressoren und werden damit symptombildend statt symptombeseitigend wirksam (siehe Kapitel 2.3.3).

Bestimmte körperidentische rhythmische Felder spielen offensichtlich nicht nur bei Entkrampfungsprozessen, das heißt bei der aktiven Streckung bis zur Wiederherstellung des Gewebes auf die ursprüngliche Länge eine wichtige Rolle, sondern auch bei Reparaturprozessen und der Strukturbildung auf zellulärer und subzellulärer, molekularer Ebene. Hierbei spielen pyroelektrische Eigenschaften der Körpergewebe sowie der so genannte piezoelektrische Effekt eine Rolle, der ebenfalls naturbedingt ist.[40]

Die menschliche Haut kann demzufolge sowohl schnelle Temperaturveränderungen und Druckschwankungen, die auf sie einwirken, in elektrische Signale, als auch umgekehrt elektrische Signale in Wellen umwandeln.[41]

Zudem führt einerseits eine Änderung der elektrischen Feldstärke an einer Muskelfaser zu deren Kontraktion, andererseits ändert die passive Bewegung dieser Faser die Feldstärke ihres Polarisationszustands. „Die Störung des elektrischen Feldes erfolgt sowohl durch Übertragung elektrischer Ladungen (Aktionspotenziale) als auch durch elastische Verformung polarisierter Strukturen."[42]

Daraus ergibt sich die Möglichkeit, synchron zu den mechanischen Wellen, elektromagnetische Wellen und Felder im gewebeeigenen Frequenzbereich zu erzeugen und zu verstärken. Hiervon macht die Matrix-Rhythmus-Therapie Gebrauch. Wie wir aus der Kolloidchemie wissen, zählen Sehnen, Muskulatur und Bindegewebe als Gewebe zu den Kolloiden. Diese bestehen aus Mikrokristallen und Makromolekülen, welche sich durch elektrische, magnetische und mechanische Kräfte ordnen lassen. Bereits 1929 vermutete Heinrich Bechhold, dass die gerichtete Koagulation die Grundlage für Strukturbildung, Formgebung und Wachstum in Organismen ist.[43] Fritz Haber schrieb 1922: „Das, was wir Wachstum nennen, ist die gittermäßige Vermehrung organischer Substanz bei größter Verlangsamung der Niederschlagsbildung."[44]

Fazit: Wenn wir Gewebe physiologisch nutzen, das heißt passiv oder aktiv bewegen, entstehen mechanisch ausgelöst elektro-magnetische, körperindividuel-

le Felder, die sich auf alle hierarchischen Ebenen richtungsweisend und ordnend auswirken. Wichtig sind dabei nicht nur die Felder an sich, sondern deren räumliche Geometrie und die Polung der Feldlinien am Ort der Heilung.[45]

Mit dieser Erkenntnis hatte sich mein eingangs erwähntes Problem bezüglich Magnetfeldorientierung im Rahmen der Magnetfeldtherapie gelöst.

Den Piezoeffekt aktiviert die Matrix-Rhythmus-Therapie zur Heilung von Geweben. Ordnende, molekulare Nahfelder werden erzeugt, die je nach Moleküleigenschaften dia- oder paramagnetisch wirken.[46]

Über Muskulatur und Bindegewebe erhält man sogar einen entscheidenden Einfluss auf die Qualität des Knochens. Das stellte schon der Mediziner Julius Wolff (1836–1902) fest, der sich zeit seines Wirkens an der Charité in Berlin mit dem Knochenwachstum und der inneren Architektur der Knochen befasste. Er erkannte, dass sich das Wachstum der Knochen und ihre Umbildung so eindeutig nach ihrer jeweiligen Beanspruchung richten, dass sich dies mathematisch beschreiben lassen müsste. Aufgrund dieser Beobachtungen formulierte er 1892 sein berühmtes *Gesetz der Transformation der Knochen*.[47] Es besagt, dass mechanische Reize wie Spannung beziehungsweise Dehnung den Knochenaufbau oder -abbau und damit auch die Knochenstruktur und ihre Festigkeit bedingen. Bei Änderung der statischen Beanspruchung durch

Unfall oder Krankheit passt sich die Architektur der Knochen den neuen Verhältnissen an. Die Steuerung des Knochenauf- und -umbaus erfolgt über das Bindegewebe und die extrazelluläre Flüssigkeit, wobei die Piezoelektrizität eine bedeutende ordnende Rolle spielt.[48]

Entscheidend ist an der Matrix-Rhythmus-Therapie, dass sie über die Zeitmuster die Selbstheilungskräfte des Organismus und Zellverbundes anregt. Darüber hinaus ist wichtig, dass dies nebenwirkungsfrei auf allen, derzeit wissenschaftlich fassbaren hierarchischen Ebenen des Systems geschieht. Wie ich bei den meisten von mir behandelten Patienten feststellte, löst sich so manches Problem von allein, sobald Bindegewebe und Muskulatur wieder mobilisiert sind.

Fazit: Wichtig ist der naturkonforme Aspekt des Matrix-Therapie-Konzepts, das sich sehr gut nicht nur mit anderen Therapieverfahren der europäischen traditionellen Medizin und den von ihr verordneten Kuren, wie der Balneo-, Klima- oder Heliotherapie verbinden lässt, sondern auch, wie sich bereits abzeichnet, mit den fernöstlichen Methoden des Ayurveda und der TCM.[49]

Ausblick: Synchronizität und Entrainment sind Basisbeobachtungen des Lebens wie auch der Matrix-Rhythmus-Therapie. Als logistikoptimierendes Modul im Rahmen des fachdisziplinübergreifenden Matrix-Konzeptes steht die Matrix-Rhythmus-Therapie im Zentrum aller empirisch gewonnenen rhythmischen Weichteiltechniken, welche heute ihre Bestätigung auch am wissenschaftlichen Modell finden. Deshalb kann sie als effektiver und effizienter synergistischer Bestandteil systemtherapeutischer Konzepte verschiedenster Kulturkreise zukünftig genutzt werden.

# 6.5  Das Funktionsprinzip des Matrixmobils®

Auf der Grundlage der Anforderungen an den zellbiologischen, körperdurchflutenden Matrix-Rhythmus habe ich als logische Folgerung die naturkonform wirksame Rhythmus-Therapie entwickelt. Daraus entstand der Markenname Matrix-Rhythmus-Therapie (MaRhyThe®). Das Matrixmobil® ist als Resonator quasi der verlängerte Arm des Therapeuten, der diagnostisch die Gewebeelastizität fühlt und gezielt mit Hilfe des Gerätes und seiner haptischen Professionalität in die Prozessentgleisungen therapeutisch eingreift. **Es handelt sich um einen Stab mit einem schneckenförmigen Schwingkopf, der dem System den Phasenraum anbietet, in dem es zu schwingen hat (8–12 Hz).**

Der magneto-mechanische Schwingkopf des Matrixmobils® hat genauer gesagt die Form einer logarithmischen Spirale, wodurch im Körper Wellenmuster erzeugt werden, die sich spektral und zirkulär ausbreiten.

Zu Beginn der „diagnostischen Therapie" wird der Schwingkopf des Gerätes auf die zu behandelnden Körperstellen aufgesetzt. Die Muskulatur wird in ihren verschiedenen Schichten in Längsrichtung im Eigenfrequenzbereich (zwischen 8–12 Hz) angeregt, was vom Patienten als angenehm empfunden wird. Nur dort, wo sich die Schwingung wegen Verhärtungen, Verklebungen, Narben usw. nicht ausbreiten kann, kommt es zu Interferenzen, die der Therapeut wahrnimmt, und die, wenn er die Behandlung nicht darauf einstellt, beim Patienten ein unangenehmes Empfinden auslösen können.

Die Therapie erzeugt rhythmische Mikrodehnungen (Mikroextension), die den Mikrovibrationen der Muskelzellen angepasst werden und daher auf der Ebene der einzelnen Zellen wirken. Durch den nicht konstanten Druck auf den Schwingkopf verändert sich dessen Intensität. Leichte Drehung des Gerätes moduliert die Amplitude und so das Ausmaß der Mikroextension auf die beschleunigungsabhängigen Muskelspindel- und Golgi-Sehnen-Organe in horizontaler Richtung. Gleichzeitig erfolgt durch die vertikale Modulation eine Variation der Kompression auf die Gefäße und damit des „Melkmechanismus" in Venen- und Lymphgefäßen.

Alle Prozesse in und um die Zellen werden so wieder in den Takt „gleichgestimmter Kooperation" gebracht. Ein erhöhter α-γ-Tonus des Nervensystems normalisiert sich, wodurch sich bereits kurz nach Beginn der Therapie ein angenehmes Gefühl ausbreitet. Es ist oft mit Wärme verbunden. Das verbesserte Sauer-

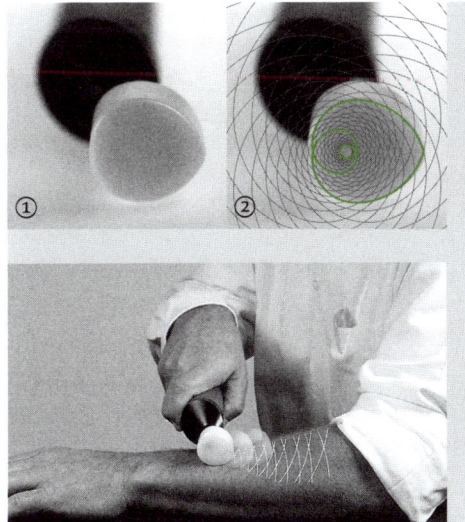
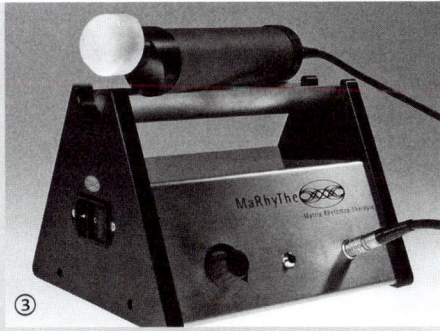

① Logarithmischer Resonatorkopf des Matrixmobil®
② In Funktion erzeugt der Kopf naturkonforme Wachstumsmuster
③ Therapiegerät: das Matrixmobil®
④ Das Prinzip der rhythmischen Mikroextensionstechnik

**Bild 6.8:**
Das Matrixmobil®

stoffangebot sorgt für Blutdrucksenkung und Entspannung, wodurch die Regeneration, das heißt das Selbstheilungsvermögen, im Gewebe eingeleitet und gefördert wird.[50] Durch die tief ins Gewebe einwirkende rhythmische Mikrodehnung lassen sich selbst Fascien- und Zellverklebungen in tiefen Schichten lösen.

Als Ergebnis seiner EEG-Spektralanalytischen Messungen (Ableitung der Hirnströme) während der Matrix-Rhythmus-Therapie schreibt Günther Haffelder: „Der Schmerz wird aufgelöst, was oft auch unmittelbar nach den gezeigten Hirnaktivitäten durch die Versuchsperson bestätigt wird. Es entwickeln sich Aktivitäten im Alpha-Bereich, die die Veränderung und die Ausgeglichenheit dokumentieren."[51]

Der Körper wird in seinem kolloidalen Schwingungsverhalten wie ein Musikinstrument gestimmt. Oft ist dies verbunden mit psychischer Aufhellung und die Patienten fühlen sich leichter.

Des Weiteren wirkt die Therapie auch verbessernd auf die molekularen Strukturprozesse. Dazu werden induktive und piezoelektrische Feldeffekte, die in allen kollagenen Fibrillen (auch im Nerven- und Sehnengewebe) von Natur aus vorhanden sind, durch die Schwingungen des Gerätes verstärkt. In den Schwingkopf sind zwei Magnete eingebaut worden. Diese verändern, immer synchron mit dem Schwingkopf schwingend, ihre induktiv aufs Gewebe einwirkende Feldstärke. Dadurch beschleunigt sich die Reakti-

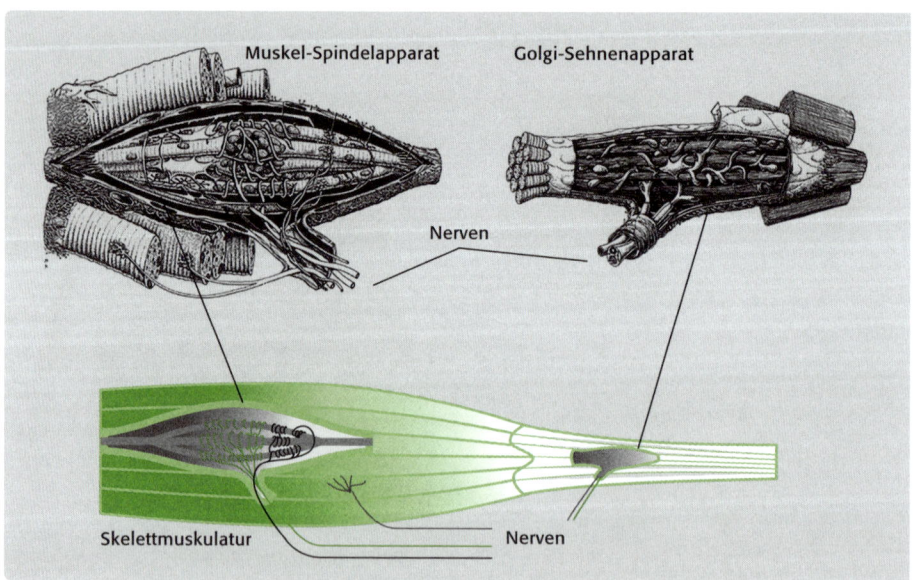

**Bild 6.9:**
Das rhythmische Wechselspiel des Muskelzitterns wird gesteuert durch das gekoppelte „Sensorenpaar" bestehend aus dem zugabhängigen Muskel-Spindelapparat und dem druckabhängigen Golgi-Sehnenapparat. Gemeinsam bestimmen sie die Tiefensensibilität (Propriozeption) und den Muskeltonus, aus Krstić, Die Gewebe des Menschen und der Säugetiere, Springer, Heidelberg/Berlin, 1988.

onskinetik dia- und paramagnetischer Moleküle.

> Fazit: „Die kombinierten mechanisch-magnetischen Wellen des speziellen Schwingkopfs verstärken die Eigenfrequenzen des Körpers, normalisieren die Schwingungsspektren der Skelettmuskulatur und in Folge die gesamte Mikrozirkulation. Die erzeugten asymmetrischen Gewebsdrücke simulieren einen Pump-Saugeffekt und aktivieren die Nervenenden physiologisch. Das führt letztendlich zur rhythmischen Readaption des gesamten Gewebes. Weitere Heilungsmechanismen auf molekularer Ebene werden über die pyroelektrischen[52] und die direkten und indirekten piezoelektrischen Eigenschaften der Kollagene (Muskeln, Sehnen, Bindegewebe) genutzt und die extrazelluläre Matrix–Clearance nimmt zu.“[53]

## 6.6 Ergebnisse der Matrix-Rhythmus-Therapie

Bewährt hat sich die Matrix-Rhythmus-Therapie (MaRhyThe®) in allen Fällen, bei denen die Symptome durch eine gestörte Mikrozirkulation verursacht sind. Die Matrix-Rhythmus-Therapie hat sich nach ihrer Entwicklung an der Erlanger Universitätsklinik in der perioperativen, unfallchirurgischen Versorgung, in der Rehabilitation, in der Schmerztherapie – besonders im Kiefer- und Gesichtsbereich – sowie bei chronischen Erkrankungen des Nerven-, Stütz- und Bewegungssystems durchgesetzt. Ebenso auch bei der Verhinderung oder Verminderung von Folgeschäden nach Überbelastungen, Verletzungen, Unfällen und Operationen sowie im Hochleistungssport und in der Tiermedizin. Ein weiteres Anwendungsgebiet ist die Prävention, wo sie erfolgreich eingesetzt wird.

Im Laufe der jahrelangen Therapieerfahrungen hat es sich als sinnvoll erwiesen, die Behandlung nicht nur lokal, sondern systematisch von „Kopf bis Fuß“ anzuwenden. So hat sich immer mehr auch eine systemische Therapie für chronische Krankheiten entwickelt: Zur Reduktion sympathischer Last, unabhängig von lokaler Symptomatik, wird entlang des Grenzstrangs paravertebral mit der Therapie begonnen und weiter im Verlauf der großen Nervenplexus. (siehe Kapitel 4.3). Dies entspricht auch den Meridianverläufen.

Zu beobachten sind bei dieser systemischen Grenzstrangtherapie sympatholytische Wirkungen wie verbesserte Atmung, Blutdrucknormalisierung, Reduktion spastischer Zustände, verbesserte Schlafqualität sowie Verschwinden von Beschwerden im Magen-, Darmtrakt. Oft werden bei alleiniger Therapie im cervicothorakalen sowie brachialen Nervenverlauf Ohrgräusche (Tinnitus), Augendruck, Zähneknirschen /-pressen (Bruxismus) beseitigt.

Bei der Grenzstrangtherapie werden aufbauend auf die Stressforschungen von Selye die vagalen Organfunktionen unspezifisch verbessert und die Sympathovagale Balance insgesamt wiederhergestellt. Dadurch finden die Körperfunktionen in ihr natürliches Gleichgewicht zurück. Zentrale Auswirkungen haben wir in vielen Fällen über EEG-Ableitungen verfolgt (siehe Kapitel 3.3; 5.3; B6).

Ein nach den obigen Ausführungen letzter signifikanter Aspekt dieses neuen Ansatzes in der Diagnostik und der sich daraus ergebenden Therapie ist die Rückführung des in der Vergangenheit zu kopflastigen „kognitiv-geprägten" Mediziners zum behandelnden, einfühlsameren Arzt beziehungsweise Therapeuten. Die Arbeit mit dem Matrixmobil® erfordert die direkte, körperliche Behandlung des Patienten, um Resonanzstörungen im Gewebe und Veränderungen unter der Therapie auszumachen. Wie der Begriff des Behandelns ursprünglich aussagt, ist es notwendig, den Patienten zu berühren, um Funktionsstörungen und abweichendes Organverhalten auch sensorisch wahrzunehmen. In Mumbai, Indien, wird das Gerät seit März 2009 täglich diagnostisch von chirurgisch tätigen Ärzten genutzt. Hier wird es bei Patienten mit chronisch schmerzhaften Gelenk- und Rückenbeschwerden eingesetzt, um abzuklären, ob eine Operation oder die konservativ-funktionelle Matrix-Rhythmus-Therapie indiziert sind. Es hat sich dort den Ehrennamen „Stethoskop des Orthopäden" erworben.

Der Erfolg einer Therapie lässt sich auf mehrere Arten feststellen. In erster Linie muss der Patient merken, dass ihm die Behandlung gut getan hat und seine Beschwerden, wenn nicht behoben, so doch gelindert sowie seine Leistungsfähigkeit verbessert hat. Zur subjektiven Einschätzung sollte in zweiter Linie die objektive medizinische Feststellung von Heilerfolgen hinzutreten. Sie ließe sich an der Normalisierung krankhaft veränderter Strukturen und an der Wiederherstellung der Körperfunktionen ablesen, die vorher eingeschränkt waren. Doch die Ansprüche an die dafür geforderten diagnostischen und vor allem statistischen Verfahren wurden in den letzten Jahren aufgrund des immer schärferen Wettbewerbs immer zahlreicherer Therapieangebote und -theorien komplexer und wirken hemmend auf innovative Ideen sowie deren Umsetzung in die therapeutische Praxis. Eine dritte Bewertungsebene betrifft einen Kosten-Nutzen-Vergleich mit anderen Verfahren – vorausgesetzt, der Nutzen lässt sich überhaupt quantifizieren.

## A. Anekdotische Berichte und subjektive Beobachtungen

Probanden berichteten in Gesprächen mit einem Studenten, der eine Diplomarbeit bei DaimlerChrysler über die MaRhyThe® schrieb, „zum überwiegenden Teil … von einer sehr erholsamen, schmerzlindernden Therapie". Keine der behandelnden Personen stellte eine Verschlechterung der Schmerzsymptome fest."[54]

Ein inhaltlich reicheres Patientenurteil bietet der Auszug aus einem Brief des in-

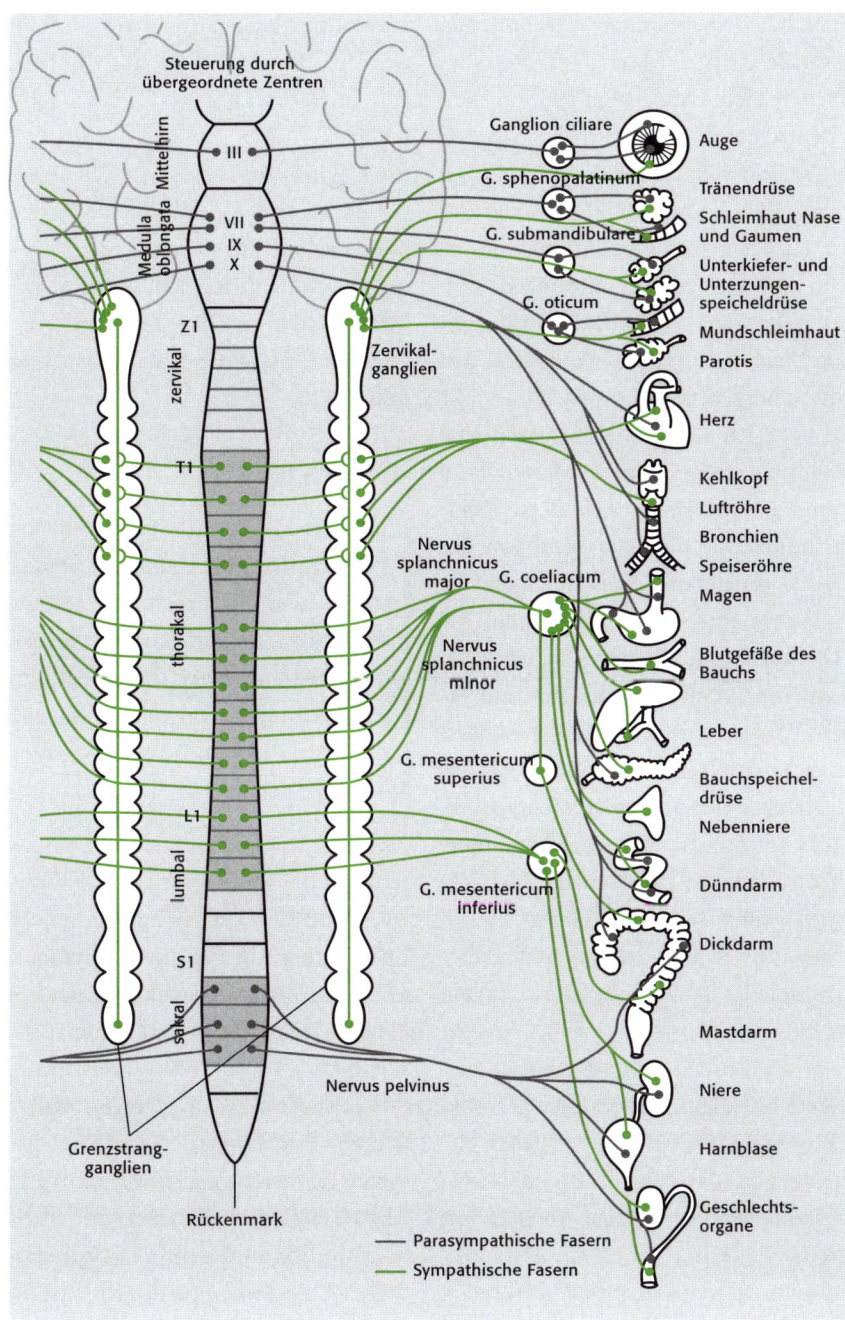

**Bild 6.10:**
Über den Grenzstrang sind die Körperorgane höchst komplex verschaltet. Über ihn lässt sich die Sympathova-gale Balance des Körpers beeinflussen. Das Schema zeigt die efferenten autonomen Leitungsbahnen des Grenzstrangs sowie die Grenzstrang-Ganglien im vegetativen Nervensystem.

ternational anerkannten japanischen Wasserspezialisten Masaru Emoto vom Mai 2009: „Jedes Mal, wenn ich München in Deutschland besuche, bekomme ich von Dr. Randoll eine Behandlung. Tatsächlich leide ich seit 30 Jahren aufgrund einer Diabetes an Durchblutungsstörungen in meinen Beinen. Schon nach einer Gehstrecke von 500 Metern beginnt mein linkes Bein so zu schmerzen, dass ich nicht weitergehen kann. Doch im Jahr 2008 hatte ich Gelegenheit, dreimal eine Behandlung in der Klinik Dr. Randolls zu bekommen. Seitdem hat sich meine Situation dramatisch verbessert und von der bereits geplanten Fußteilamputation konnte abgesehen werden. Dr. Randoll hat die Bedeutung des Wassers in lebenden Systemen sehr intensiv studiert und erkannt, dass es sehr viel wichtiger ist, dem Wasser in den Zellen und in deren Umfeld die richtigen Informationen zu vermitteln, als auf die einzelnen Symptome zu achten. Das ist genau meine Idee, die ich den Leuten seit vielen Jahren überall auf der Welt erzähle. Ich empfehle daher Dr. Randolls Behandlung von ganzem Herzen."

Eine ausführlichere und zugleich begeisterte Würdigung der Erfolge der Matrix-Rhythmus-Therapie aus eigener Erfahrung gibt die Allgemeinmedizinerin und Homöopathin Fürstin Therese von Schwarzenberg in ihrem Buch *Mein Weg zurück ins Leben*. In dem Buch beschreibt sie ihre Genesung nach einem sehr schweren Ski-Unfall, bei dem sie eine Querschnittslähmung erlitt. Sie war zwölf Jahre nach den besten Therapien der Schul-

und Komplementärmedizin behandelt worden. Dann stieß sie auf die Matrix-Rhythmus-Therapie und „in kurzer Zeit (einigen Wochen) ließ sich die Muskelleistung signifikant verbessern ... Diese Verbesserung trat sage und schreibe zwölf Jahre nach meinem Unfall ein. ... Zusammenfassend möchte ich sagen, dass die Matrix-Rhythmus-Therapie die Voraussetzungen für ein normales Muskeltraining schafft."[55]

## B. Studien

Umfassende Studien nach den derzeit gültigen wissenschaftlichen Standards stehen allerdings noch aus. Es gab jedoch mehrere unabhängige Vergleichsuntersuchungen der Therapie nach den gängigen quantitativen, deskriptiven und analytischen Auswertungsmethoden.

Die derzeit umfangreichste Studie dieser Art im Rahmen einer Dissertation wurde an der Universität Hannover in Kooperation mit der „Rehabilitationsklinik Klausenbach – Fachklinik für Innere Medizin, Neurologie und Orthopädie, mit Schwerpunkt Hirnfunktionsstörungen (Memory-Klinik)" in Trägerschaft der Landesversicherungsanstalt (LVA) Baden (heute Rentenversicherung) von April bis August 2004 an 80 Patienten mit Rückenbeschwerden durchgeführt. Die therapeutische Wirksamkeit der MaRhyThe® wurde von Frau Anne B. M. Jäger in dieser Dissertation ausführlich beschrieben und dokumentiert,[56] sodass hier nur pauschal auf die Ergebnisse eingegangen wird.

Es handelte sich bei den Patienten vorwiegend um (an-)gelernte Arbeiter, die meist im Akkord monotone Montagearbeiten am Fließband zu verrichten hatten. Ein Großteil von ihnen hatte beim DaimlerChrysler-Konzern in Sindelfingen gearbeitet. Sie alle hatten eine langwierige, erfolglose Therapie-Vorgeschichte wegen mehrfacher Beschwerden vor allem der *Lumboischialgie* (Rückenschmerzen, die bis in die Beine ausstrahlen) und der *Cervicobrachialgien* (Rückenschmerzen, im Hals-, Schulter-, Nacken- und Armbereich) hinter sich. Neben den stationär behandelten Patienten wurde auch eine Kontrollgruppe von Patienten ambulant behandelt. Sie hatten Anreisewege von bis zu 100 Kilometer Entfernung und gingen im Unterschied zu den stationären Versuchspersonen während der Therapie einer regulären Arbeit nach.

Beide Patientengruppen erhielten jeweils vier Einzelbehandlungen mit dem Matrixmobil® von je 30 Minuten, die möglichst in gleicher Art und Weise verabreicht wurden. Um Placebo-Effekte möglichst auszuschalten, wurden die jeweils behandelnden Therapeuten ebenso wie die Behandlungsräume und -zeiten gewechselt. Die Ergebnisse wurden mit Hilfe standardisierter Fragen zur subjektiven Einschätzung der Therapie hinsichtlich ihrer Wirkung auf die Intensität der Schmerzen ermittelt. Die Befragung mittels eines Fragebogens fand sofort nach jeder Behandlung bei allen Patienten statt. Um Langzeitwirkungen feststellen zu können, wurde drei Monate nach der Therapie eine Telefonbefragung durchgeführt, wobei 72 der 80 behandelten Personen erreicht wurden.

Die objektiven Ergebnisse wurden zunächst anhand von Veränderungen bei der Fähigkeit des Patienten zur Rumpfbeuge vorwärts, jeweils vor und nach jeder Behandlung festgestellt. Dazu hatte man eigens ein geeignetes Messgestell entwickelt. Zusätzlich wurden Veränderungen der Rückenform mit Hilfe der Medimouse® der Schweizer Firma Idiag gemessen. Dabei handelt es sich um ein computergestütztes Messgerät zur Ermittlung der sagittalen und frontalen Rückenform und der Beweglichkeit jedes einzelnen Segments der Wirbelsäule. Schließlich wurden noch die Laborwerte der Patienten zum Sauerstoffpartialdruck sowie die pH-, $CO_2$- und FO-Werte des Blutes zur Bewertung der Therapie herangezogen. Das Blut wurde fern der Behandlungszone am Ohrläppchen entnommen.

Die Messungen zeigten „in den überwiegenden Fällen verbesserte Bewegungsamplituden in sagittaler und frontaler Ebene", ebenso verhielt es sich mit den „Ergebnissen der Rumpfvorbeuge". Die telefonische Befragung erbrachte eine „durchweg positive Resonanz" auf die den Patienten bis dahin noch unbekannte Therapieform. Zwölf der 72 Befragten gaben zwar an, dass sie auf Dauer subjektiv keine Besserung bemerkt hätten oder eine solche nicht angehalten habe, bei näherem, indirekt ausgerichtetem Nachfragen gaben jedoch davon drei Personen an, dass sich im Laufe der drei Monate allmählich doch eine Verbesserung eingestellt habe. Bei weiteren sechs dieser zwölf

Personen ließen sich medizinisch strukturelle Veränderungen diagnostizieren. Insgesamt „lässt sich als Gesamtergebnis eine hohe Korrelation zwischen Theorie der Entwickler und der Praxis erkennen, die sich bereits beim Einsatz im Spitzensport und bei der Behandlung von Turnierpferden, bei denen Placebo-Effekte nahezu ausgeschlossen werden können, bewährt hat."[57] Tatsächlich arbeiten inzwischen zahlreiche Olympiastützpunkte, Physiotherapeuten von Spitzensportlern und Vereinen seit Jahren mit der Matrix-Rhythmus-Therapie. Sie kommt auch bei Sportpferden und Hunden erfolgreich zur Anwendung.

Der „werksärztliche Dienst" des DaimlerChrysler-Konzerns in Sindelfingen, bei dem mindestens zehn der stationär behandelten Patienten gearbeitet hatten,[58] zog aus einer ähnlichen werksinternen Untersuchung im Rahmen einer Diplomarbeit an der DIPLOMA FH Plauen/Vogtland das Fazit: „Die durch das Pilotprojekt erzielten Behandlungsergebnisse können durchweg als sehr erfolgreich eingestuft werden. Obwohl die Mitarbeiter im Schnitt bereits 4,3 Jahre unter den Beschwerden litten, wurde unmittelbar nach der Behandlung bei 80 Prozent und zwei Monate danach noch bei 75 Prozent der Probanden eine merkliche Besserung beziehungsweise Beschwerdefreiheit verzeichnet. Keine der behandelten Personen stellte eine Verschlechterung der Schmerzsymptome fest. Die deutlichsten Erfolge wurden bei schmerzhaften Verspannungen sowie bei Schmerzen im Kopf- und Schulterbereich verzeichnet."[59]

Eine weitere ähnliche Untersuchung wurde auch von der Betriebskrankenkasse Faber-Castell & Partner an 71 Testpersonen durchgeführt. Von ihnen bekundeten 36 Patienten „eine deutliche Besserung", 18 „eine Besserung" und 17 empfanden „keine Veränderung".

> Die Fallkostenauswertung von C. Pröbster bei der BKK Faber-Castell & Partner ein Jahr nach Anwendung der Matrix-Rhythmus-Therapie erbrachte finanzielle Einsparungen von 40 Prozent gegenüber den früheren Behandlungsmethoden.

Eine weitere Studie derselben Betriebskrankenkasse bei der Firma Rodenstock erbrachte ein Jahr später das gleiche prozentuale Einsparergebnis. Daher bietet diese Krankenkasse die Matrix-Rhythmus-Therapie seit Juli 2008 ihren Versicherten als neue Serviceleistung an. Auch der werksärztliche Dienst bei DaimlerChrysler beurteilte zusammenfassend das Kosten-Nutzen-Verhältnis dieser Therapie:

> „Unstrittig ist, dass kein anderes in der gegenwärtigen Arbeitsmedizin bei DaimlerChrysler Sindelfingen angewandte Verfahren bei den entsprechenden Beschwerdebildern sich auch nur annäherungsweise auf solch einen hohen Therapieerfolg stützen kann."

An den Beschwerdebildern, die sich aus Schäden im Nerven-, Stütz- und Bewegungssystem ergeben, leidet inzwischen jeder dritte Deutsche. Sie sind zumeist die Folge von zu langem und falschem Sitzen am Arbeitsplatz und einer falschen beziehungsweise einseitigen Körperhaltung.

Welche Bedürfnisse hat der Patient in der postmodernen Zeit? Welche zentralen Prinzipien sind wichtig bei der Entwicklung einer Systemischen Medizin auf der Basis des Matrix-Konzeptes?

## 1. Einheit Körper-Geist

Bei Sportveranstaltungen wurde früher gerne der aus der Antike entlehnte Spruch „Mens sana in corpore sano" leider verkürzt zitiert. Er sollte so viel besagen wie: erst in einem gesunden Körper kann sich ein gesunder Geist entfalten. Im Original zitiert lautet der Spruch anders: Orandum est, ut sit mens sana in corpore sano. – Bitten sollte man darum, dass in einem gesunden Körper ein gesunder Geist sei. Der Dichter und Mediziner Friedrich Schiller schreibt, vielleicht aus seinen persönlichen leidvollen Erfahrungen: **„Es ist der Geist, der sich den Körper schafft."** Unter biologisch-materiellen, sozial-emotionalen, mentalen und spirituellen Rahmenbedingungen entwickeln wir Menschen uns offenbar zu allen Zeiten gleich, nämlich als untrennbare Einheit.

## 2. Sich ständig wandeln – Vergänglichkeit – Panta Rhei

Unser Körper ist ein Gefüge von rund 70 Billionen Zellen. Nach jeweils sieben Jahren sind alle Zellen erneuert und doch meinen wir, nach wie vor dieselbe Person zu sein. Die Zellen der Bauchspeicheldrüse erneuern sich innerhalb von 24 Stunden, die der Magenschleimhaut in drei Tagen. Unsere Haut wechselt pro Minute

100.000 Zellen aus. Unser Gehirn erneuert 98 Prozent seiner Eiweiße innerhalb eines Monats, aber unsere Kenntnisse und Erinnerungen reichen wesentlich weiter zurück. Selbst unsere harten Knochen erleben einen ständigen Auf- und Abbau. Bis zu 18 Prozent des Skeletts werden jährlich umgebaut.

## 3. Lebensfeld Matrix – Netzwerkkooperation

**Alle unsere Zellen leben und kooperieren in der extrazellulären Matrix**, die den gesamten Körper durchflutet. Sie nehmen jede Veränderung in der Flüssigkeit der Zellumgebung wahr und reagieren darauf, indem sie sich anpassen und/oder verändernd auf die Matrix einwirken. Genauso verhalten sich auf einer höheren Ebene Zellkomplexe und ganze Organe hinsichtlich Informationsaufnahme und Reaktionen.

## 4. Reizüberflutung, Umweltkomplexität, Reizselektion

Reize aus unserer Umwelt, auch aus dem gesellschaftlichen Zusammenspiel mit den anderen Menschen sind im Laufe der Entwicklung und Gestaltung unserer Lebensumwelt vor allem seit Beginn der Industrialisierung deutlich komplexer geworden. Sie nehmen mehr und mehr unsere gesamte Aufmerksamkeit und Anstrengung in Anspruch, sodass wir weniger in uns hineinhorchen und unsere innere Ausgewogenheit oder Störungen immer weniger empfinden und erfühlen können. Gleichzeitig wird es durch die zunehmende Komplexität der äußeren

Vorgänge für den Einzelnen immer schwieriger, sich ein zutreffendes Bild von ihnen zu machen. Er glaubt und empfindet, ihnen mehr und mehr passiv ausgeliefert zu sein. Die Menschen der modernen Zivilisation werden auf diese Weise zunehmend „außengeleitet".[60] Würden sie stärker auf ihr Inneres hören und aktiver und bewusster nach außen gestaltend wirken, würden sie weniger Krankheitssymptome entwickeln.

## 5. Interdependenz, Gesundheit gekoppelt mit einer individuellen Wahrnehmung

Wenn der Körper nicht mehr sensibel wahrgenommen wird, sind Tür und Tor geöffnet für die Entstehung von Symptomen als Ausdruck von Systementgleisungen: Wie dargestellt, bilden sich chronische Erkrankungen, wenn Mikroprozesse in den Zellen und ihrer Umgebung und schließlich in größeren Zellkomplexen und Organen nicht mehr ausgewogen funktionieren.[61] Auch psychische Krankheiten entfalten sich langsam, nämlich zunehmend als Folge einer oft so genannten Sinnkrise. Ihr liegt das Gefühl der Unfähigkeit zugrunde, sich ein angemessenes Bild von der sich immer wieder verändernden Umwelt zu machen. Kann man noch absichtsvoll und wirksam diese Umwelt mitgestalten? Mühsame Anstrengungen im alltäglichen Existenzkampf mit dem Gefühl des Ausgeliefertseins führen zu allmählichen Entgleisungen der Lebensführung. Ohnmacht und Sinnlosigkeit lähmen den Lebenswillen.

## 6. Stress-Signale – Stress-Spirale

Dabei wirken die sich entwickelnden geistigen und körperlichen Symptome zusammen und durchdringen einander. Dies zeigt sich besonders deutlich an der so genannten „Stressspirale".[62] Deren erste Stufe ist durch das Auftreten von Schmerzen unterschiedlicher Art, durch Schlafstörungen, hektischere Aktivität, aber auch gesteigerte Reiz- und Kränkbarkeit gekennzeichnet. Auf der zweiten Stufe steigert sich die Reizbarkeit zu gelegentlichen aggressiven Ausbrüchen. Blinder Aktionismus wechselt mit Erschöpfungszuständen, dem Rückzug aus dem Freundeskreis und aufkommenden Versagens- und Schuldgefühlen ab. Dem folgt dann als dritte Stufe das immer häufigere Versinken in untätiges Grübeln. Interesse und Motivation erlahmen und machen Gedanken Platz, die schließlich in Depression bis hin zum Suizid, Herzinfarkt oder auch verschiedenen Krebsformen enden können. Komplexe Auslöser aus den sich permanent verändernden Rahmenbedingungen wirken meist schleichend und unterschwellig, sie treten in vielschichtige Wechselwirkung bei jedem Einzelnen. Heute werden sie zusehends als krankheitsverursachend erkannt.

## 7. Systemische und differenzierte Diagnostik basiert auf Erfahrung

Eine Systemmedizin, die eine nachhaltige Heilwirkung erzielen will, orientiert sich als Folge bei der Diagnostik und Behandlung von Krankheitssymptomen nicht allein an bestimmten strukturellen Organschäden. Täglich findet diese Sicht weltweit mehr und mehr Zuspruch:

Hinsichtlich des Wandels im Rahmen der diagnostischen Vorgehensweise schrieb Professor K. S. Jacob vom Christian Medical College, Vellore, Indien, in The Hindu vom 6. Januar 2010: „Die traditionelle Sichtweise des Diagnoseprozesses versteht unter Diagnostik einen Prozess des analytischen Nachdenkens, welcher die Erzeugung von Hypothesen, ihre Testung und Verifizierung aufgrund von Patientendaten durch einen bewussten deduktiven Prozess einschließt. Kürzliche Forschungsergebnisse argumentieren für eine nichtanalytische Vorgehensweise erfahrener Ärzte, die auf Mustererkennung basiert. Dieser Prozess ist intuitiv und vergleicht die klinischen Muster mit dem Gedächtnis. Man benötigt Kliniker, die Spreu vom Weizen trennen können. Klassische Vorstellungen von unkomplizierten Krankheiten sind durch Mustererkennung zu diagnostizieren, während komplexe Probleme zusätzliche analytische Gedankengänge benötigen."[63]

## 8. Zusammenhänge sehen oder in Datenschwemme ertrinken

Experten haben bemerkt, dass allgemeine Zusammenhänge einen wesentlich treffsichereren Einfluss auf die Diagnose haben als einzelne klinische Daten. **Denn Systemoptimierung – nicht Optimierung einzelner organischer Parameter – ist das Ziel. „Ressourcenmanagement" ist gefragt.** Dabei wird der Organismus in Verbindung mit seinem Umfeld als ein hochkomplexes Systemgefüge gesehen und der kranke Mensch soll mit seinem kranken Umfeld geheilt werden. Die Systemoptimierung versucht die gestörte, aus dem Takt gebrachte Prozessdynamik auf eine Normalsituation zurückzuführen, von der aus die Selbstheilungsprozesse unseres Organismus, verbunden mit einem gewissen Grad an lebenszugewandtem Optimismus, wieder in Gang kommen.

Darum harmonisiert die Matrix-Rhythmus-Therapie rhythmisch den Körper und wirkt so regulierend auf das Prozessmanagement des Organismus ein. Sie stimuliert seine **natürlichen Selbstheilungskräfte**. Hierbei erzielt sie ihre weiter oben beschriebenen Erfolge. Selbstorganisation bewirkt eine gesunde Ordnung, die aus den natürlichen Ressourcen des Patienten zustandekommt. Im günstigsten Fall können äußere Rahmenbedingungen diesen Prozess katalysieren. Darauf hinzuwirken und daran mitzuarbeiten wird letztlich Ausgang und Ziel menschlicher Gesundung sein. Diejenigen, die politisch zu einer solchen Gesundung der Gesellschaft hinführen wollen, müssen sich vor allem der „geistigen Leere" der Menschen in den westlichen Gesellschaften annehmen.[64] Diese Leere ergibt sich aus der überzogenen Orientierung auf Geld, die fast alle anderen Sach- und Personenbezüge im Leben der Menschen bestimmt und dadurch auch alltägliche Inhalte formalisiert und entleert.[65] **Die so entstandene geistige Leere wurde zum Krebsgeschwür der Seele und des Körpers, ein Prozess, der systematischer Heilungsbemühungen bedarf. Es ist dies** die besondere Herausforderung der Medizin des 21. Jahrhunderts.

Um es noch einmal auf den Punkt zu bringen: Die Systembiologie regelt nach dem Matrix-Konzept immer „selbstorganisierend" körperliche Beschwerden. Dies erfolgt induktiv über geeignete Rahmenbedingungen. Therapeuten sind assistierende Optimierer dieses Rahmens für den Körper, als Wirkstätte des menschlichen Geistes. Politiker und politisch aktive Menschen könnten dies für die Gesellschaftsordnung sein. Die Konsequenzen daraus sind, dass Menschen nicht nur überleben, sondern kontinuierlich werteschöpfend Freude und Flow erleben und Sinn im Leben neu erfahren können.

## Verweise

1.  Im Sinne von Thomas S. Kuhn, *Die Struktur wissenschaftlicher Revolutionen*, Suhrkamp Verlag, Frankfurt am Main 1967.

2.  Ein Beispiel hierfür war das internationale Leopoldina-Symposium vom 11.– 13. Oktober 2007 in Berlin, das sich dem Thema stellte: Molecular Biology in the 21st Century, from molecules to systems – a quantum jump in complexity. Es spricht damit neue Einsichten an, aufgrund derer bereits vor zehn Jahren die weiter unten dargestellte Matrix-Rhythmus-Therapie entwickelt wurde.

3.  Erwin Laszlo, *Kosmische Kreativität, Neue Grundlagen einer einheitlichen Wissenschaft von Materie, Geist und Leben*, Insel Verlag, Frankfurt am Main/Leipzig 1995, S. 7.

4.  Vgl. den Begriff „Autopoiesis" (Selbsterschaffung) (Kapitel 2), den der chilenische Neurobiologe Humberto Maturana als das charakteristische Organisationsmerkmal der lebenden Systeme in die Biologie und in die philosophische Erkenntnistheorie eingebracht hat.

5.  U. G. Randoll, „Matrix-Rhythm-Therapy of dynamic illnesses", in: Heine, H. Rimpler, M. (Hrsg.), *Extracellular Matrix and Groundregulation System in health and disease*, Gustav Fischer, Stuttgart 1997.

6.  Erwin-Uehlinger-Medaille: Der Preis wird seit 1990 alle zwei Jahre von der Deutschen Gesellschaft für Osteologie (DGO) für hervorragende wissenschaftliche Arbeiten auf dem Gebiet der Skeletterkrankungen und für besondere Verdienste um die klinische Osteologie vergeben. Die DGO ist ein Zusammenschluss von Ärzten, Naturwissenschaftlern, Ingenieuren und anderen Spezialisten, die an der Erforschung der Funktion des Organs Knochen sowie an der Erkennung und Behandlung von Erkrankungen des Skeletts interessiert sind. Als Mitglied dieser Gesellschaft und als Begründer (Regling/Randoll) des Arbeitskreises „Elektrophysiologie des Knochens" der DGO wurden hier aufbauend auf Uehlinger die grundlegenden Vorträge (1992–2007) gehalten, die zur Matrix- und Matrix-Rhythmus-Therapie geführt haben.

7.  Emmrich, Rolf, Chronische Krankheiten des Bindegewebes, VEB Georg Thieme, Leipzig 1961.

8.  Vgl. Werner H. Hauss, Ulrich Gerlach, Gerhard Junge-Hülsing, *Die unspezifische Mesenchymreaktion*, Thieme, Stuttgart 1968.

9.  Wolfgang Köhler, *Die Aufgaben der Gestaltpsychologie*, De Gruyter, Berlin 1971, S. 7: „Das Ganze ist verschieden von der Summe seiner Teile und nicht wie meist fälschlich zitiert … ist mehr als die Summe seiner Teile."

10. Johannes Reinke, *Das dynamische Weltbild*, Physik und Biologie, Leipzig 1926, S. 69, Reprint: VDM Verlag Saarbrücken.

11. Stefan *Silbernagl*, Agamemnon *Despopoulos*, Taschenatlas Physiologie, Thieme Verlag, Stuttgart 2007.

12. Emil *Heinz Graul, Sigurd Pütter, Dieter Loew, Das Gehirn und seine Erkrankungen. I. Natürliche und künstliche Intelligenz – Kunstfehler – Regresse – Sterbehilfe.* Medice, 2. Aufl., Iserlohn 1987.

13. U. G. Randoll, K. S. Zänker, A. Olgilvie u.a., „Ultrastrukturelle zelluläre Membranprozesse on-line im Vitalmikroskop", in: *Dtsch. Zschr. Onkol.* 24,5, 1992.

14. Vgl. Winfried Otto Schumann, „Über elektrische Eigenschwingungen des Hohlraumes Erde-Luft-Ionosphäre, erregt durch Blitzentladungen", in: *Zeitschrift für angewandte Physik einschließlich Nukleonik* 1957, Bd. 9, Heft 8.

15. W. R. Keatinge u.a., „Increases in platelet and red cell counts, blood viscosity and arterial pressure during mild surface cooling; factors in mortality from coronary and cerebral thrombosis in winter", in: *Brit. med. J.* 289, 1984, 1405l.

16. R.-D. Treede, „Physiologische Grundlagen des Knochenschmerzes", in: *Osteologie*, Bd. 8, Heft 4, 1999.

17. U. G. Randoll, G. Regling, „Neue Institutionen; Arbeitskreis Elektrophysiologie des Knochens",

in: Deutsche Gesellschaft für Osteologie. Minimal Invasive Medizin, Jg. 5, Heft 3, 1994.

18. U. G. Randoll, *Zschr. für Minimal Invasive Medizin* 5 (3), 143, 1994.
U. G. Randoll, „Arbeitskreis Elektrophysiologie des Knochens der DGO seit zwölf Jahren aktiv!" in: MedReport Nr. 5, Jg. 29, Berlin, Februar 2005.

19. U. G. Randoll, R. Dehmlow u.a., „Ultrastrukturtomographische Darstellung lebender Zellen und ihre Beeinflussung durch nicht-thermische physikalische Felder", in: *Dtsch. Zschr. Onkol.* 26,1, 1994.

20. Nach I. Prigogine, G. Nicolis u.a., „Thermodynamics of evolution", in: Physics today, Jg. 11, 1972, S. 23ff., und H. Haken, Pattern Formation and Pattern Recognition, Springer, Berlin, 1979.

21. H. Fröhlich, „Evidence for Base Condensation like Exitations of Coherent Models in biological Systems", in: Physical Letters, Jg. 51 A, 1975, S. 21.

22. Vgl. U. G. Randoll, „Die Bedeutung von Regulation und Rhythmus für ärztliche Diagnostik und Therapie", in: H. Albrecht (Hrsg.), Gesundheit und Krankheit aus der Sicht der Wissenschaften, Hippokrates-Verlag, Stuttgart 1993; U. G. Randoll, „Neue Therapieverfahren, Interdisziplinäre Grundlagenforschung. Ein Pilotprojekt an der Universität Erlangen-Nürnberg", in: Minimal Invasive Medizin, Jg. 5, Heft 4, 1994, S. 185f.; U. G. Randoll, G. Regling, „Neue Institutionen; Arbeitskreis Elektrophysiologie des Knochens", in: Deutsche Gesellschaft für Osteologie. Minimal Invasive Medizin, Jg. 5, Heft 3, 1994.

23. „Eine retrospektive Studie an 76 Patienten mit Plattenepithelkrebs im Mundraum der Stufe 2 und 3 ließ erkennen, dass die Überlebensrate von der Größe des ursprünglichen Tumors abhing." E. W. Steinhäuser, A. Baumann, „Primäre Defektdeckung bei Mundhöhlenkarzinom durch Muskulokutanlappen, Ergebnisse einer Nachuntersuchung", in: *Fortschritte der Kiefer- und Gesichtschirurgie*, Bd. XXXVII, 1992.

24. U. G. Randoll, R. M. Pangan, „The role of complex biophysical-chemical Therapies for Cancer", in: *Bioelectrochemistry and Bioenergetics*, Jg. 27, 1992, S. 341.

25. U. G. Randoll, F. F. Hennig, „Die Matrix-Rhythmus-Therapie – Heilung durch Taktung", in: *Co'med Fachmag. für Complementär-Medizin*, Jg. 6, 2002, S. 66ff.

26. U. G. Randoll, L. Keilholz, „Differenzierung und Entdifferenzierung von Plattenepithel- und Plattenepithelkarzinomzellen unter klinischer und ultrastrukturmikroskopischer Beobachtung", in: Biol. Med 26(1), 1997, S. 16–21.

27. Randoll bei dem Interview mit Hans Ortmann: Die Matrix-Rhythmus-Therapie. Ein Beitrag zur Ganzheitsmedizin aus dem Blickwinkel der Physikalischen Therapie. in: Physikalische Therapie 11/2007 S. 43. „Inzwischen werden biologische Oszillatoren und ihre Synchronisationsfähigkeiten von verschiedenen Forschergruppen weltweit untersucht und die starke Sensitivität der Synchronisation gegenüber den extern aufgebrachten Frequenzen nachgewiesen." Vgl. S. Strogatz, *Sync: The emerging science of spontaneous order*, Hyperion, New York 2003. Bernd Simeon, L. Serban, L. Petzold, „A model of Macroscale Deformation and Microvibration in Skeletal Muscle Tissue", in: *M2AN Mathematical Modelling and Numerical Analysis*, 1–192009.

28. Unter Entrainment versteht man in der Chronobiologie die Synchronisation der inneren Uhr mit regelmäßig wiederkehrenden Umgebungsfaktoren, den so genannten Zeitgebern.

29. A. Petenyi, *Skelettmuskeloszillationen während der isometrischen Kontraktion. Abhängigkeit der Oszillationsfrequenz von Leistung, Alter, Krankheit und Trainingszustand*, Dissertation 2001, Universität Erlangen.

30. So schon nach H. Rohracher, „Ständige Muskelaktivität (,Mikrovibration'), Tonus und Konstanz der Körpertemperatur", in: *Schriftenreihe der Universität*, Wien 1959. E. Gallasch, M. Moser u.a., „Effects of an eight-day space flight on Microvibration and physiological tremor", in: *Am. Journ. Physiol*, Jg. 273 R, 1997, S. 86–92.

31. U. G. Randoll, „Neue Therapieverfahren; Interdisziplinäre Grundlagenforschung. Ein Pilotprojekt an der Universität Erlangen-Nürnberg", in: *Minimal Invasive Medizin*, Jg. 5, Heft 4, 1994, S. 185f.; U. G. Randoll, F. F. Hennig, „Mikroextension mit Matrix-Rhythmus-Therapie", in: E. Wühr (Hrsg.), *Kraniofaciale Orthopädie. Ein interdisziplinäres Konzept zur Diagnostik und Therapie von Patienten mit Muskel- und Gelenkschmerzen innerhalb und außerhalb des Kraniomandibulären Systems*, Verlag für Ganzheitliche Medizin, Bad Kötzing 2007.

32. M. Paerisch, U. G. Randoll, „Neue elektrodynamische Erkenntnisse zur Funktions- und Trainingssteuerung des Skelettmuskels", in: *Erfahrungsheilkunde*, Jg. 5, 1998, S. 325–334.

33. U. G. Randoll, B. Simeon, Theory and Clinical Approaches to Chronic Back Pain by Synchronism and Entrainment, Papier zum 42. Winter-Seminar Biophysical Chemistry, Molecular Biology and Cybernetics of Cell Functions vom 13. bis 27. Januar 2007 in Klosters,

Schweiz.

**34.** U. G. Randoll, F. F. Hennig, „Mikroextension mit Matrix-Rhythmus-Therapie", in: E. Wühr (Hrsg.) *Kraniofaciale Orthopädie. Ein interdisziplinäres Konzept zur Diagnostik und Therapie von Patienten mit Muskel- und Gelenkschmerzen innerhalb und außerhalb des Kraniomandibulären Systems*, Verlag für Ganzheitliche Medizin, Bad Kötzing 2007.

**35.** M. Paerisch, U. G. Randoll, „Neue elektrodynamische Erkenntnisse zur Funktions- und Trainingssteuerung des Skelettmuskels", in: *Erfahrungsheilkunde*, Jg. 5, 1998, S. 325ff.

**36.** Lat. Sanus bedeutet „heil, gesund" und „bei Verstand".

**37.** M. Rimpler: Matrimed Forschungspreis vergeben: „Als erster Wissenschaftler wurde Herr Dr. Ulrich G. Randoll auf dem internationalen Matrixkongress am 31. Mai 1996 mit dem Matrimed-Forschungspreis ausgezeichnet. Der Preis wird für herausragende Arbeiten auf dem Gebiet der Matrix-Forschung, Therapie und Diagnostik vergeben und soll das internationale Interesse an diesem Arbeitsgebiet fördern. ... Abgeleitet von mikroskopisch-dynamischen Forschungsergebnissen wurde eine klinikrelevante fächerübergreifende „Matrix-Therapie" auf der Basis der körperindividuellen Rhythmik systematisch entwickelt und an praktischen Beispielen demonstriert.", in: *Biologische Medizin*, Heft 5, Oktober 1996.

**38.** B. Simeon u.a., *A Model of Macroscale Deformation and Microvibration in Skeletal Muscle*, AN – Mathematical Modelling and Numerical Analysis, 2009

**39.** B. Simeon, persönliches Schreiben vom 16. Dezember 2008 an Dr. Randoll.

**40.** Den Piezoeffekt haben die Brüder Pierre und Jacques Curie im Rahmen ihrer Forschungsarbeiten bereits 1880 entdeckt. Bestimmte Kristalle (zum Beispiel Quarz) entwickeln unter Druck, Zug oder Torsion eine elektrische Spannung, eine so genannte Polarisation. „Die positiven und negativen Gitterbausteine werden durch die Deformation so verschoben, dass ein elektrisches Dipolmoment entsteht, das sich im Auftreten von Ladungen an der Oberfläche des nach außen neutralen Kristalls äußert." Später erkannten Herbert Athenstaedt und andere, dass auch Gewebe und Knochen diese Eigenschaft aufweisen. „Die menschliche Haut [...] selbst im toten Zustand pyroelektrische und piezoelektrische Eigenschaften.

**41.** H. Athenstaedt, „Das pyroelektrische Verhalten und das permanente elektrische Moment von

menschlichen und tierischen Geweben", in: *Ztschr. für Zellforschung* 81, 1967, S. 62–73.

**42.** Manfred Paerisch, *Ecce caro musculorum, die Steuerung und Regelung des Betriebs der Skelettmuskeln*, Schkeuditzer Buchverlag, Schkeuditz 2003, S. 106.

**43.** Vgl. Heinrich Bechhold, *Die Kolloide in Biologie und Medizin*, T. Steinkopff, Leipzig/Dresden 1929.

**44.** Haber, F., Chem. Ber.55, 1717 (1922) u. Frankl. Inst.1925, 450

**45.** H. Athenstaedt, „Permanent Longitudinal Electric Polarization and Pyroelectric Behaviour of Collagenous Structures and Nervous Tissue in Man and other Vertebrates", in: *Nature*, Vol. 228, 28.11.1970.

**46.** U. G. Randoll, *Elektromagnetische Felder bei der Behandlung der Osteoporose*, Vortrag anlässlich des Expertengesprächs am 30. August 1991; Peter-Beate-Heller-Stiftung; Stifterverband für die Deutsche Wissenschaft; Attendorn/Biggesee, in: Therapeutikon 6 (4), April 1992, S. 144–153.

**47.** Bernhard Meyer, Mit ihm beginnt die eigenständige Orthopädie. Der Arzt Julius Wolff (1836–1902) Edition Luisenstadt, Berlin 1997, und unter: http://www.luise-berlin.de/bms/bmstxt97/9702pord.htm.

**48.** Das gilt selbst für die Zähne. Näheres dazu siehe: Herbert Athenstaedt, „Hans Dieter Petersen, Das piezoelektrische Verhalten der menschlichen Zahnhartgewebe", in: Zeitschrift für Zellforschung, Jg. 79, 1967, S. 592–598.

**49.** U. G. Randoll, R. McCutcheon, F. F. Hennig, „Matrix-Rhythmus-Therapie und der osteopathische Ansatz", in: Osteopathische Medizin, Jg. 7, Heft 1, 2006, S. 28–34.

**50.** U. G. Randoll, R. H. W. Funk, „Rückenschmerz aus dem Blickwinkel neuer Physik und Zellbiologie sowie Behandlung mit der Matrix-Rhythmus-Therapie. (MaRhyThe)", in: *Die Säule – Gesunder Rücken – Besser Leben*, Jg. 14, Heft 2, 2004, S. 65.

**51.** G. Haffelder, EEG-Spektralanalytische Messungen während der Matrix-Rhythmus-Therapie, Institut für Kommunikation und Gehirnforschung, Stuttgart 2004.

**52.** Pyroelektrischer Effekt, pyroelektrische Polarisation ist die Eigenschaft einiger Kristalle auf eine zeitliche Temperaturänderung $\Delta T$ mit Ladungstrennung zu reagieren. Pyroelektrizität tritt nur bei piezoelektrischen Kristallen auf, jedoch nicht bei allen. http://de.wikipedia.org/wiki/Pyroelektrizit%C3%A4t

**53.** MaRhyThe´-Systems GmbH & Co.KG, Produktinformation mit Gebrauchsanweisung, Gröbenzell 2004, S. 4.

54. Werksärztlicher Dienst der DaimlerChrysler AG in Sindelfingen: Auszüge aus der Diplomarbeit von Lars Albert, *Wirksamkeitsnachweis und Kosten-Relationen des Einsatzes der Matrix-Rhythmus-Therapie am Beispiel der Daimler Chrysler AG*, vom 14.2.2006.

55. T. v. Schwarzenberg, *Mein Weg zurück ins Leben, Bericht einer Ärztin*, neue erw. Aufl., Ibera Verlag/European University Press GmbH, Wien 2006, S. 200–213.

56. Anne Jäger, Der Effekt der tiefenwirksamen, rhythmischen Mikro-Extensionstechnik (Matrix-Rhythmus-Therapie) in der Bewegungstherapie, Inaugural-Dissertation zur Erlangung der Doktorwürde der Fakultät für Geistes-und Sozialwissenschaften, Hannover 2006. Die im Wesentlichen „sportphysiologische" Dissertation wurde wegen ihrer „anthropologischen Dimension" an der geisteswissenschaftlichen Fakultät angenommen.

57. A. Jäger 2006 (vgl. Anm. 56), S. 191f.

58. A. Jäger, 2006 (vgl. Anm. 56), S. 97.

59. Lars Albert, Wirksamkeitsnachweis und Kosten-Relationen des Einsatzes der Matrix-Rhythmus-Therapie am Beispiel der DaimlerChrysler AG am Standort Sindelfingen, Diplomarbeit zum Erlangen des Grades Diplom-Betriebswirt DIPLOMA Fachhochschule Plauen, Vogtland, Februar 2006. Dazu auch Werksärztlicher Dienst der DaimlerChrysler AG in Sindelfingen vom 14.2.2006.

60. Im Sinne von David Riesman, *The Lonely Crowd, A Study of Changing American Character* Yale, University Press, New Haven 1950.

61. Vgl. Werner H. Hauss 1968 (vgl. Anm. 8).

62. Aus der Fülle der wissenschaftlichen und populären Literatur zu diesem Thema vgl. Sigrun Schmidt-Traub, Tina P. Lex, Angst und Depression. Kognitive Verhaltenstherapie bei Angststörungen und unipolarer Depression, Hogrefe Verlag, Göttingen 2005, und Carola Kleinschmidt, Hans-Peter Unger, Bevor der Job krank macht, Kösel-Verlag, München 2006.

63. K. S. Jacob, „Medical diagnosis: process & pitfall", in: *The Hindu*, 6.1.2010.

64. Lee Atwater nach Abdulhay Y Zalloum, *Das neue Feindbild Islam*, Prophetenverlag, München 2003, S. 381.

65. So schon um 1900 Georg Simmel, *Philosophie des Geldes*, Suhrkamp, Frankfurt am Main/Berlin 1989 [Erstauflage 1900].

# Patienten und Therapeuten berichten

- Diagnose „Teilabriss Quadricepssehne"
- Bericht aus Sicht des Athleten, Herrn C. F. (Vize-Weltmeister Bob)
- Bericht aus Sicht des Therapeuten und Landestrainers, Herrn C. B.
- Muskelverletzung im Bodybuilding
- Bericht von Herrn M. M.
- Living six decades with poliomyelitis
- Bericht von Herrn W. E. Autor, Dozent
- Adduktorenverletzung nach Sturz vom Pferd
- Bericht von Herrn J. N.
- Ein langer Leidensweg bis zur Matrix-Rhythmus-Therapie
- Bericht von Herrn M. P. (Mitglied des BKK-Verwaltungsrats)
- Langjähriger Morbus Sudeck
- Bericht von Frau S. W.
- Praktische Erfahrungen mit der Matrix-Rhythmus-Therapie
- Bericht von Herrn B. M., Physiotherapeut, Osteopath und Heilpraktiker
- Multiple Sklerose oder was?

# Diagnose „Teilabriss Quadricepssehne"

## Bericht aus Sicht des Athleten, Herrn C. F. (Vize-Weltmeister Bob)

Schon während des letzten Trainingsaufbaus für die vergangene Winter-Saison habe ich dauerhaft Schmerzen im Bereich der Quadricepssehne am oberen Rand der Patella verspürt. Trotz ärztlicher und physiotherapeutischer Betreuung war nur eine Linderung der Beschwerden möglich. Durch die dauerhafte Reizung und die harten Trainingsbelastungen kam es dann nach der Saison beim Aufbautraining zur Teilruptur der Quadricepssehne im beschriebenen Bereich. Nach vielen zumeist unerfreulichen Gesprächen mit verschiedenen Ärzten, für die nur eine OP in Frage kam, erfuhr ich von Dr. Randoll und der Matrix-Rhythmus-Therapie. Zusammen mit meinen Physiobetreuern vom …-Verband für Deutschland besuchte ich Dr. Randoll und erhielt bereits bei diesem Besuch eine erste Behandlung mit dem Matrixmobil mit erstaunlichen Folgen. Durch die harten Trainingsbelastungen der vergangenen Jahre hatten sich viele muskuläre Verklebungen insbesondere im Bereich des Oberschenkels, der Waden- sowie der Hals- und Brustmuskulatur gebildet. Bereits durch diese erste Behandlung konnten viele dieser Problemstellen nachhaltig gelockert werden. Somit war sofort für mich klar, dass ich auch ohne OP mit Hilfe eines strukturierten Reha-Trainings und mit Unterstützung der Matrix-Rhythmus-Therapie meine Rückkehr in die Weltspitze schaffen kann. Durch die konsequente und regelmäßige Behandlung mit dem Matrixmobil hat sich mein Verletzungszustand kontinuierlich verbessert. Auch nach Abschluss meiner Rehabilitationsphase wird die Matrix-Rhythmus-Therapie ein fester Bestandteil meiner Regenerationssteuerung. Ich bin heute sicher, dass ich meine Verletzung hätte vermeiden können, wenn ich schon früher von den Möglichkeiten von MaRhyThe® erfahren hätte.

## Bericht aus Sicht des Therapeuten und Landestrainers, Herrn C. B.:

Ich bin seit 2008 Physiotherapeut und seit 2010 am Olympiastützpunkt … als Landestrainer angestellt. In meiner Funktion stehe ich den Athleten jedoch auch als Physiotherapeut in medizinischen Fragen zur Verfügung.

Im Frühjahr 2011 konfrontierte mich C. mit der erschreckenden Diagnose und den daraus resultierenden Konsequenzen. Sofort diskutierten wir über mögliche Behandlungen, um das Problem anzugehen. Wie er selbst beschreibt, sind wir zwar ganzheitlich herangegangen und konnten kleine überzeugende Erfolge erzielen.

Nach der dritten Behandlung in München bei Dr. Randoll, mit dem Matrixmobil®, und einer deutlichen Besserung der Gesamtsituation, bot dieser C. an, dass die ihn zuhause behandelnden Therapeuten zu einer Sitzung hinzukommen sollten. In dieser Sitzung brachte er uns, dem Therapeuten vor Ort und mir, sowohl das Matrix-Therapie-Konzept als auch die Matrix-Rhythmus-Therapie näher und führte sie uns im Zuge der Behandlung an C. vor. Ebenfalls ermöglichte er mir am folgenden Wochenende die kostenfreie Teilnahme an einem Seminar in Herne.

Mit meinem so erlangten Wissen und einem von MaRhyThe® Systems GmbH & Co. KG zur Verfügung gestellten Therapiegerät begannen wir gleich in der folgenden Woche mit der Therapie.

Behandelt wurde zweimal pro Woche für etwa eineinhalb bis zwei Stunden, beginnend mit der Kopf-Hals Region, über den langen Rückenstrecker, die Beckenregion, die Oberschenkel, bis hin zum Problem selbst am rechten Quadricepsansatz an der Partella.

In Folge der Behandlung waren und sind immer noch deutliche Veränderungen der Gewebsstruktur zu erkennen. So ist es uns gelungen, Gewebsverbackungen im LSW-Bereich zu lösen und diesen Zustand zu halten. Des Weiteren konnten wir nahezu ossäre Veränderungen des

Tractus iliotibialis am lateralen rechten Knie lösen und die Knoten zum größten Teil auflösen.

Während und nach der Therapie ist eine deutliche Durchblutungssteigerung des Gewebes zu merken und ein geringerer Tonus tastbar. Der Einfluss auf das Bindegewebe ist durch die andauernde Behandlung positiv progredient und eine bleibende Veränderung zu beobachten.

Das Matrix-Therapie-Konzept ist einer der Hauptgründe für die voranschreitende Besserung und aus dem Behandlungskonzept nicht mehr wegzudenken.

Durch meine positiven Erfahrungen bei C. habe ich das Matrixmobil auch bei anderen meiner Athleten eingesetzt. Hier ging es hauptsächlich um Diagnosen aus dem Trainingsalltag. Auch hier kann ich über gute Ergebnisse in der Behandlung von Verhärtungen, Zerrungen, Faszialen-Spannungs-Schmerzen und der Trainingsnachbereitung und Regenerationsförderung berichten. Auch im Bezug auf Stress konnte ich mit einer cranialen Behandlung positiven Einfluss nehmen.

Die MaRhyThe® ist für mich ein fester Bestandteil in der physiotherapeutischen Betreuung geworden und aus dieser, auch durch die Athletenwünsche, nicht mehr wegzudenken.

# Muskelverletzung im Bodybuilding

## Bericht von Herrn M.M.

Während der Vorbereitungswochen und Diät für einen Fototermin zog ich mir eine für aktiv trainierende Muskelathleten verheerende Verletzung zu – beim Wadentraining riss mir die rechte Wade an der Innenseite mehrfach ein und an der Außenseite ab. (siehe Bild.6.2.)

Aufgrund einer anfänglichen Fehldiagnose war es zu spät für eine OP und somit wurde auf herkömmliche orthopädische Therapie gesetzt (Thrombosebehandlung, Ruhigstellung, Eis, Ultraschall, Massagen, Strom). Der Zustand verschlechterte sich zusehends, bis ein Gehen sogar mit Krücken nicht mehr möglich war und ein Kompartment Syndrom entstand: der Fuss wurde kalt, die Wade steinhart und bräunlich, der Schmerz unerträglich – es war weder Zu- noch Abfluss im Gewebe möglich – ein Zustand der Gewebezerstörung, der bis hin zu einer Amputation führen kann.

Über H. W., einer der Top-Bodybuilder der 80er Jahre (nun Leiter der Reha in der Alphaklink), kam ich „in letzter Minute" verzweifelt in das Matrix-Center von Herrn Dr. Randoll nach München.

Die sofortige Behandlung mit dem MaRhyThe®-Gerät erweckte zuerst bei mir wohl den gleichen „Wunderheiler-Eindruck", wie bei den vielen von ihm schon erfolgreich behandelten Sportgrößen. Schon die erste Anwendung brachte eine sofortige spürbare Verbesserung der Mobilität, das Gewebe wurde tiefenstimuliert und wieder spürbar aktiv, der Schmerz ließ nach.

Nach nur fünf Anwendungen über drei Wochen habe ich nun mein Waden- und Beintraining wieder aufgenommen, schwere Operationen vermeiden können und abgerissene Muskelbündel, die im Gewebe bereits knollig verwachsen waren und schmerzhaft störten, wurden durch die Therapie gestreckt und haben sich schön in die Gewebekontur des Muskels integriert.

Aber: kein Wunder, sondern einfach endlich ein Schul-Mediziner, der im Rahmen seiner jahrelangen Therapieforschung in der Unfallchirurgie an der Universität Erlangen dem Muskelsystem im Gesamten, bis in die kleinste Muskelzelle mit ihrer umgebenden Matrix die Bedeutung beimisst, die sie offensichtlich benötigt.

# Living six decades with poliomyelitis

### Bericht von Herrn W. E., Autor, Dozent

It is difficult for me to find words for a treatment and an approach that has become for me life-changing. I came to Dr. Ulrich Randoll in Munich in late 2010 with the accumulated effects of more than six decades with poliomyelitis, muscle atrophy in both legs. Over the last years I had experienced growing problems as well with my upper body—shoulders and neck region were the main problem with contraction of muscles and hardening causing circulation problems and significant chronic back pain.

Following a series of daily Matrixmobil® in two hour sessions, the first two days, and an intensive one-week-long follow-up daily each two hours two months later, prior to going into a neurological clinic for intensive physiotherapy, I began for the first time in years to feel mobility in my entire upper body. I was able to raise my arms high and back pains I had considered permanent (I rejected any operation out of hand for a variety of reasons) were, astonishingly, no more.

By far the most profound positive change I have experienced in the work with Dr. Randoll is his motivation to ins-

pire me to extend the Matrix work from the shoulders and to begin to work to regain neuromuscular activity in both legs.

How many times he would tell me, "Bill, you must use it or lose it…" Through the support of an extraordinary physiotherapist at the neurological clinic in B. G. who understood what Dr. Randoll had in mind, I have been able for the first time since I came down with polio in my childhood to experience motion in both legs, however tenuous and fragile. That is a gift that is indescribable. For that I have Ulrich Randoll to thank more perhaps than he can know.

## Adduktorenverletzung nach Sturz vom Pferd

### Bericht von Herrn J. N.

Am 5. August 2010 wurden bei mir nach einem Sturz vom Pferd folgende Verletzungen u.a. durch Kernspintomografie diagnostiziert: Abriss des rechten Langen Adduktors vom Hüftknochen, sowie multiple Muskelfaserrisse in diesem und peripheren Muskeln.

Der erstversorgende, durchaus renommierte Arzt und Physiotherapeut riet mir, für eine optimale Behandlung die Spezialisten der Uniklinik M. zusätzlich heranzuziehen. Man war sich einig, dass eine Operation, bei der man die abgerissene Sehne wieder am Knochen fixieren wollte, die angezeigte Behandlungsmethode sei. Ich wäre ein seltener Fall, und das Risiko eines ungünstigen Heilungsablaufes mit Gefahr der Muskelverkürzung bei Verzicht auf eine OP sei groß.

In den folgenden Tagen, während ich auf den OP-Termin wartete, kamen mir Zweifel. Ich hatte zwar Schmerzen, aber meine Bewegungseinschränkung fühlte sich nicht so an, als wäre der Muskel komplett abgerissen. Auch hatten mich die Argumentationen der bisher beteiligten Ärzte nicht in dem Maße überzeugen können, dass ich Vertrauen gefasst hätte. Deshalb wand ich mich an Dr. Randoll, dessen Matrix-Rhythmus-Therapie mir schon bekannt war, da meine Frau und ich unsere Pferde damit erfolgreich behandeln ließen.

Dr. Randolls Diagnose unterschied sich zu den vorangegangenen Ärztemeinungen. Er konnte mir erklären, dass keine totale Ruptur vorlag. Demzufolge wäre ein operativer Eingriff mit unverhältnismäßig hohen Risiken verbunden gewesen. Er überzeugte mich, dass die Selbstheilung des Körpers durch Zuhilfenahme des Matrixmobils® meine Verletzungen am besten kurieren könne. Operieren könne man immer noch.

Nach kurzer Bedenkzeit und einer ersten Behandlung etwa 1 ½ Wochen nach meinem Unfall, sagte ich den OP-Termin ab. Es folgte noch eine weitere Behandlung durch Dr. Randoll.

Meine Genesungsfortschritte waren verblüffend. Zwei Wochen nach der Verletzung stellte ich die Gehhilfen (die ich zuletzt sowieso nur noch aus Vorsicht benutzte) endgültig weg. Ich konnte mein Bein zwar behutsam, aber doch schon wieder fast uneingeschränkt vor- und zurückbewegen, und die anfangs fast unmögliche Spreizung zur Seite wurde jeden Tag spürbar größer und geschmeidiger. Ich hatte außerdem das Gefühl, kaum an Muskelkraft zu verlieren, wohl auch deshalb, weil ich in der Lage war, mich stets zwar vorsichtig, aber doch viel zu bewegen. In der dritten und vierten Woche nach dem Unfall habe ich dann bewusst langsam die Belastung gesteigert.

Beim zweiten Termin konnte Dr. Randoll mir den guten Genesungsverlauf bestätigen. Vier Wochen nach dem ersten Termin bei ihm stieg ich wieder auf's Pferd und konnte wieder reiten. Dieser Zeitpunkt deckte sich mit seiner Vorhersage. Bei einer OP wäre mir sehr viel mehr Zeit verlorengegangen, ganz zu schweigen von den Wundschmerzen und der zähen konventionellen Physiotherapie, um das verletzte Bein wieder in seinen Ausgangszustand zu trainieren.

Die Entscheidung für die Matrix-Rhythmus-Therapie und gegen eine Operation war definitiv richtig. Ich war verblüfft und bin begeistert. Es erscheint mir heute absolut logisch, dass diese Therapieform die richtige Alternative für sehr viele solche und ähnliche Leiden ist.

# Ein langer Leidensweg bis zur Matrix-Rhythmus-Therapie

## Bericht von Herrn M. P. (Mitglied des BKK-Verwaltungsrats)

Vor circa 20 Jahren hatte ich, „heute 68-jährig", nach einer damaligen Odyssee von Orthopäde zu Orthopäde eine nicht mehr zu umgehende Bandscheibenoperation L4/L5. Damit war ich vorerst von unerträglichen Schmerzen befreit. Aber mein Kreuz blieb ein „Kreuz". Von nun an war ich Dauergast bei Orthopäden, Neurologen, Radiologen, Röntgendiagnostik, Bewegungstherapeuten und verschiedenen Kurmaßnahmen.

Die Beeinträchtigung nach der Operation war bei Sport und den täglichen Bedürfnissen dadurch erträglich.

Vor nunmehr 1½ Jahren hatte sich dieses Befinden dramatisch verändert. Die Schmerzen wurden wieder unerträglich, begleiteten mich Tag und Nacht, strahlten plötzlich auch in die Leisten und den gesamten Unterleib aus. Vor allem nachts in der Ruhestellung waren sie nicht mehr zu ertragen und vom normalen Schlaf konnte keine Rede mehr sein.

Was dann folgte, war eine Irrfahrt durch alle medizinischen Bereiche. Vom Orthopäden zum Urologen (3 x gewechselt ), zur Blasenspiegelung und Ultraschalluntersuchung der Niere, zur Magenspiegelung, zum Hautarzt, zur Kernspintomografie, zur Szinitigrafie, zur Computertomografie, zur PRT-Therapie, zur Schmerztherapie (Akupunktur), zur Osteopathie und zum Schluss zum Psychologen. Kurzum, ich war der bestdiagnostizierte Patient. Die Diagnosen lauteten in schöner Folge „es kommt vom Rücken". Nur helfen konnte mir keiner und dazu folgte der ärztliche Rat: „Damit müssen sie leben."

Spritzen, Schmerztabletten, fünf Stück der verschiedensten Art pro Tag, hielten den Schmerz in Grenzen, schränkten aber das persönliche Wohlbefinden bis zur Resignation ein.

Dann erfuhr ich über den Leiter meiner BKK-Krankenkasse, (in deren Verwaltungsrat ich bin), von einer Matrix-Rhythmus-Therapie zur Schmerzlinderung durch Dr. med. Ulrich Randoll in München.

Was ist das? Nie gehört. Bei den Ärzten auf Anfrage die gleiche Antwort. Heute weiß ich, es gibt genug Lektüre über die Ma-

trix-Rhythmus-Therapie, aber es scheint Berufe zu geben, wo die Weiter- und Fortbildung kein unbedingtes „Muss" ist.

Nachdem ich in den zurückliegenden 1½ Jahren circa 2500 Kilometer bei den vielfältigsten Arztbesuchen zurückgelegt hatte, sollten diese 400 Kilometer der letzte Versuch vor einer „ohne Garantie auf Besserung", einer zweiten mir angeratenen Operation, sein.

Der Rest ist schnell erzählt: Im April 2007 hatte ich den ersten Termin bei Herrn Dr. Randoll. Nach eingehender Information und Besprechung erfolgte die erste Behandlung, der im  Abstand von circa sechs Wochen drei weitere folgten. Zur Eigentherapie bekam ich nach Anleitung durch Herrn Dr. Randoll das Matrix-Gerät zur täglichen Anwendung mit nach Hause.

### Resultat:

Es geht mir heute wesentlich besser.

Ich nehme keine Medikamente mehr.

Ich habe in den Leisten und dem Unterleib fast keine Schmerzen mehr, lediglich in der Nacht (Ruhephase) treten diese hin und wieder im erträglichen Maße noch auf.

Meine Depressionen sind verflogen, kurzum meine Lebensqualität ist wieder als „normal" zu verzeichnen.

Mit der Beeinträchtigung der operierten Wirbelsäule kann ich leben. Die unsäglichen Schmerzen im gesamten Unterleib, verbunden mit der Angst anderer lebensbedrohenden Krankheiten, sind verschwunden.

Bei Weiterführung der Therapie, verbunden    mit    krankengymnastischen

Übungen, habe ich die Hoffnung, dass sich dieser Zustand noch verbessert.

Dabei verbleibt bei mir das schlechte Gewissen, was erwähnte Therapien und Arztbesuche ohne Schmerzlinderung der BKK-Krankenkasse, meinerseits unverschuldet, gekostet haben.

# Langjähriger Morbus Sudeck

### Bericht von Frau S. W.

Ich bin im Wald auf die Hand gestürzt. Das Handgelenk wurde dicker und dicker. Es bildete sich im Laufe von mehreren Monaten ein ganz großes Ganglion, das das Handgelenk zu sprengen drohte.

Daher entschieden sich die Ärzte, zu operieren. Doch nach der Operation wurde es erst richtig schlimm. Es trat ein Morbus Sudeck auf. Im Laufe wieder mehrerer Monate hat sich das ganze Handgelenk völlig versteift. Ich konnte die Hand drei Jahre überhaupt nicht mehr bewegen. Ich war medizinisch gesehen ein hoffnungsloser Fall. Ich habe eine Odyssee hinter mir, von Arzt zu Arzt, von Therapeut zu Therapeut; jeder hatte eine andere Idee, aber es endete eigentlich immer damit, dass es nichts gebracht hat, dass Schmerztherapien mir nur kurzzeitig helfen konnten. Ich war auch in mehreren Krankenhäusern. Keiner konnte mir helfen. Die Schmerzen waren an manchen Tagen unvorstellbar stark, das Handgelenk und der rechte Unterarm waren dick, bläulich, ein typischer Morbus Sudeck. Ich hatte eigentlich aufgegeben und mir war klar, deine rechte Hand wirst du nicht mehr richtig brauchen können. Für eine Journalistin ist das beruflich im Grunde das Aus. Ich habe mich aus diesem Grund im Alter von über 50 Jahren beruflich neu orientieren müssen.

Durch Zufall lernte ich Dr. Ulrich Randoll kennen. Er sagte, man kann etwas tun, wir probieren es zumindest mal. Ich muss ehrlich sagen, ich war sehr sehr skeptisch. Aber nach nur wenigen Behandlungen konnte ich die Hand wieder bewegen, das Gelenk wurde zunehmend schmerzfreier. Es war für mich natürlich sehr wichtig, dass der Schmerz zurückging, ich starke Tabletten mehr und mehr absetzen konnte. Heute kann ich sagen, sie sehen es, die Hand ist nahezu uneingeschränkt wieder beweglich, ich bin vor allen Dingen schmerzfrei und ich habe ein ganz großes Stück neue Lebensqualität gewonnen.

# Praktische Erfahrungen mit der Matrix-Rhythmus-Therapie

## Bericht von Herrn B. M., Physiotherapeut, Osteopath und Heilpraktiker

Im Jahre 2003 wurde ich auf die Matrix-Rhythmus-Therapie aufmerksam gemacht. Dr. V. K.-T., Oberarzt der Reha-Klinik G., erzählte mir von den dort fast täglich stattfindenden „Wunderheilungen" durch den Einsatz dieser speziellen Therapie. Er berichtete darüber mit einer solchen Begeisterung, dass ich diese Therapie kennenlernen und am besten sofort solch ein Gerät ausprobieren wollte. Das allerdings war nicht ganz einfach – die nächsten Seminare sollten erst einige Zeit später stattfinden und ohne die Teilnahme daran sollte ich kein Gerät ausleihen können. Es kostete einiges an Überredung und Frau Randoll ermöglichte es mir, ausnahmsweise, da ich mich für die Teilnahme an dem nächstmöglichen Seminar anmeldete.

Dann kam endlich das Gerät – ich hatte zwar bereits einiges darüber gelesen, aber als es ausgepackt war, fühlte ich mich doch ein wenig auf den Arm genommen. Solch ein seltsames „Rüttelding" sollte einen so großen Effekt haben können? Ich probierte es aus, weil ich auf die fachliche Kompetenz und das gute Urteilsvermögen von Dr. K.-T. sehr vertraue. Allerdings kostete es einige Überwindung, nun mit diesem mechanischen Gerät statt mit den Händen zu arbeiten.

Ein merkwürdiges Gefühl war das, da ich doch seit über 20 Jahren bereits als Physiotherapeut arbeite, mit guten Erfolgen, und dafür fast nur die Hände benötigte. Diese sind doch letztendlich sensibler und differenzierter einzusetzen als solch ein mechanisches Teil!?

Zuerst mussten die Familienmitglieder als Versuchskaninchen herhalten. Sie waren allesamt ganz erstaunt und begeistert, wie schnell sich ihre Beschwerden besserten. Selbst starke muskuläre Verspannungen waren häufig bereits nach einer Anwendung gelöst. Damit hatte ich nicht gerechnet! Also probierte ich es an Patienten aus. Die Ergebnisse waren ebenso erstaunlich! Am bemerkenswertesten war, dass die verspannten verkürzten Muskeln, dafür setzte ich das Gerät erst mal ein, ganz schnell weich und entspannt waren. Natürlich ist das mit Massagen, Dehnungen und Dekontraktionen auch zu erreichen, aber mit der Matrix-Rhythmus-Therapie ging es wesentlich schneller. Weiterhin war zu bemerken, dass die guten Behandlungsergebnisse länger hielten, als es sonst häufig der Fall ist. Die Patienten fühlen sich nach der Behandlung gut und schmerzfrei, aber bei der nächsten Behandlung berichteten sie oft, dass relativ kurz danach wieder ihre Verspannungen und Beschwerden zurückgekommen waren. Nach dem Einsatz der Matrix-Rhythmus-Therapie erfolgte das in deutlich geringerem Maße. Ich begann also mehr damit auszuprobieren, bei Schulterbeschwerden (zum Beispiel Impingement-Syndrom, frozen shoulder), Schwellungszuständen vor und nach Operationen, Gelenkergüssen, bei Beschwerden an der Wirbelsäule (WS-Blockierungen, Bandscheibenvorfällen – mit starken Schmerzen und sensiblen sowie motorischen Beeinträchtigungen etc.) und im weiten Bereich der Sportverletzungen. Inzwischen nutze ich das Gerät bei jeder Behandlung. Es entlastet mich körperlich und ich erreiche zudem die Therapieergebnisse schneller.

# Multiple Sklerose oder was?

## Bericht von Frau I. G., 2012

### Von einem Extrem ins andere

Es gehört zu meinen Stärken und zu meinen Schwächen, dass ich mir immer alles abverlange und sehr viel bis zu viel von mir selbst fordere. Alles mit hundertprozentigem Einsatz, keine Pausen, immer am Limit. Meine Mama hat schon in der Kindheit zu mir gesagt: „Immer nur Extreme."

Ob eine ausgeprägte Magersucht und Bulimie mit vierzehn oder dann später im sportlichen Bereich: Immer habe ich mich bis zum Umfallen im wörtlichen Sinne verausgabt, sei es im Fitness-Studio oder auf meinem Mountainbike, mit dem ich bei den Juniorinnen im Cross Country bei den Profis mitfuhr. Mein erster Freund fuhr damals in der Nationalmannschaft und ich begleitete ihn jedes Wochenende zu den Rennen. Der Teamgeist dort, alle zusammen nur gegen die Uhr, faszinierte mich. Wenn einen die anderen Fahrer auf dem Rundkurs anfeuerten, war das für mich das größte. Ich wollte mithalten, meinen Freund und meine Eltern beeindrucken und deswegen trainierte ich wie eine Besessene. 30 Stunden pro Woche mussten es mindestens sein. Mein selbst erarbeiteter Trainingsplan beinhaltete alles außer Pausen und ich trank aus heutiger Sicht viel zu wenig.

Als mein Freund und ich dann getrennte Wege gingen, stand ich auf einmal vor dem Nichts. Da mein gesamter Freundeskreis aus den Leuten bestand, die ich drei Jahre lang jedes Wochenende bei den Rennen getroffen hatte und ich ohne meinen Freund keine Gelegenheit mehr hatte dort hinzukommen, hörte ich von einem auf den anderen Tag auf zu trainieren. Ich ging viel weg, trank viel Alkohol, fing an zu rauchen und umgab mich – Stand heute – damals mit den falschen Leuten. Wieder extrem. Kein Schlaf, einen drogenabhängigen neuen Freund (nach der Alkoholsucht meiner Eltern die zweite Co-Abhängigkeit) und nie Zeit, einmal durchzuatmen.

## Erste Krankheitssymptome

Bis 18 hatte mein Körper diesen Raubbau gut kompensieren können. Dann kam dieser eine Tag, an dem ich plötzlich sehr hohes Fieber bekam und solche starken Kopfschmerzen hatte, dass ich mich heute noch daran erinnere. Meine Mama und ich dachten erst an eine gewöhnliche Grippe, aber als das Fieber nach drei Tagen immer noch nicht sank, ging ich zum Arzt. Dort erwähnte ich, dass mir auch mein rechter Arm dauernd einschläft und kribbelt. Es war weder schmerzhaft noch beunruhigte es mich, ich erwähnte es eigentlich nur nebenbei. Der Arzt meinte daraufhin, ich sollte doch auch noch kurz, „nur zur Sicherheit", zum Neurologen gehen und das abklären lassen. Und so lief eine medizinische Maschinerie an und sollte mich von da an jahrelang nicht mehr loslassen:

Der Neurologe schickte mich „nur zur Sicherheit" zur Magnet-Resonanz-Tomografie (MRT). Es fanden sich einige klitzekleine Läsionen in meinem Kopf. Zum Zeitpunkt der Untersuchung hatte ich keine Beschwerden, doch der Radiologe dort fühlte sich berufen, irgendetwas zu den Bildern zu sagen. Ich kann mich noch ganz genau daran erinnern, was dieser junge Arzt mir sagte: „Da sind Auffälligkeiten. Wie alt sind sie? Zwanzig? Und was haben sie ab und zu? Kribbeln? Dann würde ich mal sagen Sie haben MS (Multiple Sklerose). Da gibt's leider kein Heilmittel, aber heutzutage gibt's ja sehr gute Elektrorollstühle." Bamm!!!

Ich hatte weder eine Ahnung, was MS ist, noch wusste ich zu dem Zeitpunkt, dass eine endgültige Diagnose oft Jahre braucht und sehr viel mehr Untersuchungen erfordert als einen kleinen Hirnscan. Warum der junge Arzt das gemacht hat, weiß ich nicht, ich gebe ihm aber in jedem Fall die Verantwortung für vieles, was meine persönliche Geschichte angeht. Die Psyche und inneren Bilder spielen aus meinem heutigen Blick (zehn Jahre später) nämlich die Hauptrolle beim Verlauf jeder Krankheit – und von dem Zeitpunkt an sah ich mich dank seiner Aussage im Rollstuhl. Noch auf dem Parkplatz der radiologischen Praxis hatte ich meine erste Panikattacke. Diese sollten mich von da an mehr als sechs Jahre lang begleiten. In den schlimmsten Zeiten verließ ich wochenlang nicht das Haus. Die Attacken beschrieben genau mein Grundgefühl von damals: Panik. Ich hatte panische Angst vor dem, was mir bevorstehen könnte. Diese diffuse Krankheit mit den tausend Gesichtern, bei der nichts, aber auch gar nichts abzusehen oder vorherzusagen ist, machte mich fertig. Meine Internetrecherche tat ihr Übriges. So weigerte ich mich die nächsten drei Jahre standhaft noch irgendeine weitere Untersuchung machen zu lassen. Angst sollte nicht Gewissheit werden, da ich ja sowieso nichts machen kann, dachte ich.

## Nach außen alles super.

Während dieser Zeit, ich war wie gesagt 20 Jahre alt, fing ich an Politik zu studieren. Außerdem bewarb ich mich für ein Stipendium, über das ich neben meinem Studium ein Volontariat absolvieren wollte. Obwohl ich während des ganzen Auswahltages eine Panikattacke nach der anderen hatte und kaum Luft bekam, wurde ich unter mehr als 200 Bewerbern ausgewählt. Nach außen funktionierte ich weiter perfekt. Kein Mensch hätte sich vorstellen können, welcher Film permanent in meinem Unterbewusstsein ablief. Alles, was ich mir damals hätte gönnen sollen, wäre eine Pause gewesen. Doch ich peitschte mich weiter und war nun zusätzlich zu Studium, dank meines Stipendiums, in den Semesterferien immer bei verschiedenen Zeitungen und Verlagen tätig. Jedes Mal, wenn ich in eine neue Stadt und in eine neue Redaktion sollte, löste dies Stress aus und dieser einen Schub. Es kribbelte, es brannte, jeder Schritt war wie ein Stromschlag. Aber – hart und ungnädig zu mir selbst, ignorierte ich die Signale meines Körpers soweit irgend möglich.

Erst nachdem ich auch noch Schmerzen bekam, fasste ich mir ein Herz und entschloss mich zur Rückenmarkspunktion. Die Befunde im Liquor waren so, dass die Ärzte auch eine Borreliose für möglich hielten, obwohl ich mich an keinen Zeckenbiss erinnern konnte. Man behielt mich im Krankenhaus und gab mir „zur Sicherheit" 52 Antibiotika-Infusionen. Entlassen wurde ich mit den Worten „wenn es Borreliose war, ist die jetzt weg, wenn es MS ist, werden sie es noch merken".

Also hing ich wieder in der Luft, beobachtete panisch meinen Körper, fragte mich jeden Tag zigmal, ob dieses Kribbeln ein normales eingeschlafenes Bein war, ob mir schwindlig war, weil ich eine Panikat-

tacke hatte, oder ob es der berühmte MS-Schwindel sein konnte. Obwohl ich total erschöpft war, gönnte ich mir keine Pause.

Ich gewann in der Zeit sogar mehrere Journalistenpreise für meine Reportagen. Kein Mensch hätte gedacht, dass mit der jungen strahlenden Preisträgerin etwas nicht stimmen könnte. Das ganze ging mir enorm an die Substanz und ich entschloss mich endlich eine Psychotherapie zu machen. Der Therapeut empfahl mir einen bekannten Neurologen und dieser war bis dahin der erste Arzt, bei dem ich das Gefühl hatte, dass er mich als Mensch sieht. Er nahm sich viel Zeit, schickte an einem Vormittag sogar sein komplettes Wartezimmer nach Hause, weil er erkannte, dass ich wirklich Hilfe brauchte. Er ließ sich alle Befunde faxen, damit ich endlich Bescheid wüsste und sagte dann: „Ja, es besteht kein Zweifel, du hast MS. Ich weiß nicht, warum sie dich im Unklaren aus der Klinik entlassen haben. Aber keine Sorge, da gibt es gute Medikamente, die meisten Menschen leben damit ganz normal." Und so entschied ich mich, eine Basistherapie zu machen.

## Täglich Schmerz und Spritzen

Von da an spritzte ich im Alter von 23 täglich Copaxone, vertrug das Mittel jedoch gar nicht. Die Injektionen brannten wie Feuer und die Einstichstellen waren immer eine ganze Woche lang feuerrot, wie nach einem Bienenstich und schmerzten tierisch. Bald wusste ich nicht mehr, wohin ich spritzen sollte, weil alles verhärtet war. Schlimmer als die Reaktionen der Haut waren aber die so genannten

Flushs: Herzrasen, Schwitzen, Schwindel, Atemnot.

Trotz aller Spritzerei (Caproxone) hatte ich weiterhin jedes halbe Jahr einen Schub. An meiner Lebensführung hatte sich bis dato nichts geändert. In der „Röhre" waren immer mal wieder keine oder kleine neue Herde festgestellt worden. Mein Neurologe empfahl mir, auf ein anderes Präparat umzusteigen, was ich auch tat. Beta-Interferon hieß es und musste jeden zweiten Tag gespritzt werden. Ich vertrug es die erste Zeit eigentlich ziemlich gut, körperlich und emotional ging es mir dennoch immer schlechter. Ich konnte meine Blase nicht mehr kontrollieren, musste alle 20 Minuten auf die Toilette, hatte außerdem eine Blasenentzündung nach der anderen und nahm regelmäßig Antibiotika, die leider nichts brachten. Als ich mir schließlich einmal beim Einkaufen in die Hose pinkelte, ging ich ohne dicke Einlagen nicht mehr aus dem Haus. Damals 25, entschied ich so gut wie gar nichts mehr zu trinken und orientierte mein Ausgeh- und Freizeitverhalten nur mehr an der Möglichkeit, ganz schnell eine Toilette aufsuchen zu können. Als der Leidensdruck zu groß wurde, ließ ich mich in einer weiteren Klinik urologisch durchchecken. Alle Untersuchungen empfand ich als äußerst erniedrigend, insbesondere die Blasendruckmessung, bei der so lange Flüssigkeit in die Blase gespritzt wird, bis man vor den Augen der Ärzte nichts mehr halten kann. Die Urologin der Klinik meinte, da sei wohl nichts mehr zu machen, ich sollte von jetzt an mein Leben lang jeden Tag Antibiotika

nehmen und mir Gedanken über einen Katheter machen. Beides lehnte ich ab.

Inzwischen war das Brennen und Kribbeln in den Beinen für mich ganz normal geworden, Hitze vertrug ich überhaupt nicht mehr. Ich gab ein kleines Vermögen für mögliche Heilung aus, von der indischen Wunderheilerin über den südamerikanischen Schamanen bis hin zu Rückführungen nahm ich alles mit, was der Markt für unheilbar Kranke so bietet. Und das ist eine Menge. Geholfen hat nichts. Mit der Zeit fingen meine Beine auch immer mehr an zu krampfen und zu schmerzen. „Das kann nicht sein", musste ich mir diesbezüglich von diversen Neurologen anhören. Erstaunlich, mit welcher Souveränität manche Ärzte einzelne Symptome, die nicht ins Schema F passen, abtun, bis man am eigenen Verstand zweifelt.

## Kurz vor dem großen Knall

Trotz allem Stress mit meiner Krankheit machte ich mit 26 meinen Magister-Abschluss als Politikwissenschaftlerin, beendete zudem mein Volontariat als ausgebildete Redakteurin und arbeitete bereits einen Tag nach meiner letzten Prüfung an der Uni als Dozentin. Gleichzeitig bewarb ich mich in München um einen Job. Schon mein erstes Bewerbungsgespräch war erfolgreich und ich zog zu meinem damaligen Freund. Als er von meiner MS erfuhr, meinte er tatsächlich, ich solle mir halt in seinem Freundeskreis und bei seiner Familie einfach nichts anmerken lassen, denn die fänden es sicher nicht gut, wenn er eine behinderte Freundin hätte. Statt ihn auf der Stelle zu verlassen, tat ich ihm den Gefallen und setzte mich noch mehr unter Druck. Funktionieren und gute Miene machen.

Auch bei meiner neuen Arbeitsstelle sagte ich zunächst nichts, denn ich befürchtete, dass es bestimmt auch mein Chef nicht gut fände, eine behinderte Mitarbeiterin eingestellt zu haben. Es war einfach alles nur mehr anstrengend und ich spürte selbst, dass es irgendwann den großen Knall geben musste. Immer so zu tun, als sei alles o.k., nicht zu hinken, obwohl die Beine krampften und brannten und zu versuchen zu vertuschen, wie oft und vor allem wie dringend man auf die Toilette muss, brachte mich an den Rande des Aushaltbaren. Zudem lief das Zusammenleben mit meinem Freund alles andere als harmonisch ab, ich schlief kaum eine Nacht durch, weil ich jede Stunde auf's Klo musste. Als ich mir dann bei einer Firmen-Konferenz beinahe wieder in die Hose pinkelte, entschied ich mich, doch die Katheter-Variante in Erwägung zu ziehen.

Inzwischen hatte ich eine so ausgeprägte Spastik in der Blase, dass bei jedem Mal Wasserlassen um die 300 ml Restharn zurückblieben, was bedeutet, dass ich unter Umständen tatsächlich alle fünf Minuten auf's Klo musste, um meine Blase halbwegs zu entleeren. In einem Kompetenzzentrum für Urologie meinte die zuständige Ärztin, ich sei „per Definition inkontinent." Mit 26 Jahren. Sie schlug außerdem vor, mir Botulinumtoxin (Botox) in die Blase zu spritzen. Das lehnte ich ab, weil Botox ja die Muskulatur nur

immer kurzfristig lähmt. Ich ließ mich aber davon überzeugen, dass Katheterisieren eine Alternative wäre. Eine Woche später kam eine Krankenschwester zu mir nach Hause und zeigte mir, was ich zu tun hatte. Wieder fand ich es einfach nur unfair, dass ich mit nicht mal 30 Jahren auf dem Bett saß und mich eine wildfremde Krankenschwester anwies, mit dem Spiegel nach meiner Harnröhre zu suchen. Dennoch: als ich es nach und nach konnte, steigerte die Selbstkatheterisierung meine Lebensqualität tatsächlich enorm. Konferenzen ohne Pipi-Pause, entspannte U-Bahnfahrten und auch mal mehrere Stunden Schlaf ohne Unterbrechung.

Schließich informierte ich auch meinen Chef über meine Diagnose, was einerseits sehr erleichternd war, mich aber andererseits noch mehr unter Druck setzte, weil ich wiederholt betonte, dass ich dennoch voll belastbar sei und er mich natürlich beim Wort nahm. Nach einem halben Jahr kam dann der große Knall. Ich hatte mehrere Schübe hintereinander, war in drei verschiedenen Kliniken, bekam innerhalb eines Jahres vier Mal hochdosiert Cortison und konnte zeitweise gar nicht mehr gehen. Außerdem fühlte ich mich von den Ärzten im Stich gelassen. In den großen Krankenhäusern sah ich ohnehin keinen ein zweites Mal. Mein Blutdruck spielte plötzlich verrückt und mein Freund verließ mich, weil ihm das alles zu viel wurde. Mit Liebeskummer und ohne wirklich laufen zu können, musste ich mir dann auch noch eine neue Wohnung suchen, ich hatte ständig Schmerzen und die Spritzerei zermürbte mich zunehmend, da ich ja keinerlei Besserung spürte und auch langsam aber sicher keine Stelle mehr am Körper fand, die nicht verhärtet war. Mit mehreren Neurologen überwarf ich mich zu der Zeit, Ich wurde als unkooperative Patientin bezeichnet, nur weil ich ablehnte, noch weitere MRTs zu machen. Wohlinformiert wusste ich inzwischen, dass die Bilder an sich nur wenig bedeuten, zumindest für den Patienten: Ich könnte stumme Herde haben, die nicht auf den Bildern zu sehen sind, aber trotzdem Beschwerden machen, oder sichtbare aktive Herde auf dem Scan, die wiederum keinerlei Auswirkungen haben, da sie in irrelevanten Bereichen des Gehirns sitzen. Für mich war nur mehr entscheidend, wie ich mich fühlte und das war mit oder ohne MRT beschissen. Zudem stellte ich die Spritzen in Frage, da ja auch das zweite Mittel offensichtlich, obwohl konsequent vier Jahre ordnungsgemäß verabreicht, nicht half und überlegte damit aufzuhören. Neurologen als auch die Herstellerfirma, die monatlich telefonisch mein Befinden abfragten, brachten daraufhin das Totschlagargument: „Ohne Spritzen wäre es vielleicht noch schlimmer", und machten mir noch mehr Angst, in dem sie mich „aufklärten", was alles passieren könnte, wenn ich „das Risiko wirklich eingehe."

## Erste Erfolge mit der Matrix-Rhythmus-Therapie

Ich wusste weder ein noch aus und suchte mir einmal mehr professionelle Hilfe, obwohl ich in den letzten Jahren bestimmt 50 Chefärzte, Ärzte, Heilpraktiker

und sonstige Heiler kennengelernt habe. Eine Zimmernachbarin im Uniklinikum hatte mir ihren Psychiater empfohlen, Facharzt für Neurologie und Arzt für traditionelle Chinesische Medizin. Er war mein großes Glück. Ein Jahr lang therapierten wir von Punkt Null. Ich arbeitete meine Kindheit auf und erfuhr so über meine gestörte Beziehung zu meinen Eltern und meine seltsamen Beziehungsmuster. Er akupunktierte mich zusätzlich und langsam ging es mir besser. Binnen eines Jahres hatte sich mein Allgemeinzustand stabilisiert. Die Spastik in den Beinen und die kaputte Blase nahm ich hin. Meine Gehstrecke war allerdings an schlechten Tagen auf maximal 200 Meter reduziert und ich konnte oft nicht länger als fünf Minuten am Stück laufen. Jeder Schritt war wie ein Stromschlag und mein Darm hatte seine Tätigkeit fast komplett eingestellt. „Neurogene" Darmlähmung hatte man mir im Krankenhaus gesagt. Bei MS üblich und sie werde wohl auch nicht vergehen. Wieder so eine Aussage, die sich mir ins Hirn brannte, obwohl ich es besser wusste. Überhaupt habe ich die Erfahrung gemacht, dass, wenn man als Patient einmal eine Diagnose als Stempel aufgedrückt bekommen hat, kaum ein Arzt darüber sich weiterführende Gedanken macht. Alles, was ich an Symptomen hatte und bekam, lief unter MS. Egal ob Rückenschmerzen, Verstopfung, Kurzsichtigkeit oder Bauchweh. Immer hieß es: „Das kommt von der MS" – unspezifisch und diffus und einfach für die Ärzte.

Mein neuer Psychiater war anders. Nicht nur aufgrund seiner Erfahrung mit traditioneller Chinesischer Medizin, auch als klassischer Neurologe sah er meine MS als Geschichte all meiner Erfahrungen und die Symptome keinesfalls für unumkehrbar. Ich beschloss, auch weil ich immer sehr gut auf Akupunktur ansprach, mich in Bad Kötzting in der Klinik für TCM anzumelden und mir endlich einmal Ruhe zu gönnen. Binnen einer Woche erhielt ich die Zusage der Klinik, kurz darauf auch von der Krankenkasse. In der Klinik fühlte ich mich sofort wohl. Das Essen, die Atmosphäre, die Ärzte, alles war einfach nur toll. Auf meinem Behandlungsplan stand auch der Begriff Matrix-Rhythmus-Therapie. Ich wusste nicht, was das war und war neugierig auf die erste Sitzung. Nach zwanzig Minuten Therapie stand ich von der Liege auf und konnte es kaum glauben. Zum ersten Mal seit Jahren spürte ich mein Bein wieder! Ich konnte die Treppen bis in den vierten Stock zu meinem Zimmer ohne Pause gehen. Es war wie ein Wunder und ich fieberte von nun an jeder neuen Behandlung entgegen. Nach drei Wochen konnte ich bereits eine Viertelstunde am Stück gehen und suchte schon in der Klinik nach Matrix-Therapeuten in München, um die Behandlung weitermachen zu können.

Nach meiner Entlassung hatte ich bald meinen ersten Termin. Eine ganze Stunde Matrix-Rhythmus-Therapie ... und das Ergebnis war noch besser als in der Klinik. Nach jeder Sitzung spürte ich meine Beine und konnte viel besser laufen. Einmal machte ich mich sogar zu Fuß auf den zwei Kilometer langen Heimweg und kam ganz euphorisch an. Jetzt war ich restlos überzeugt, ich wollte nun unbedingt selbst ein Matrix-Gerät haben. Die Therapeutin stellte daraufhin den Kontakt zu Dr. Ulrich Randoll für mich her und kurz darauf saß ich mit Physiotherapeuten, Medizinern und Zahnärzten, die das Gerät in der eigenen Praxis verwenden wollten, im Seminar. Meine Symptome hatten sich inzwischen wieder verschlechtert, die Entspannung und Ruhe, die ich in der TCM-Klinik hatte, waren ganz schnell dem Großstadtstress und der alltäglichen Hektik gewichen. Da ich auch am Seminartag enorme Beschwerden hatte, demonstrierte Dr. Randoll die verschiedenen Techniken an mir. Ich erwähnte auch, dass ich an chronischer Verstopfung litt, diverse Schulmediziner mir allerdings bereits gesagt hatten, ich müsste mich damit abfinden. Genau wie mit meinen Schmerzen und der Spastik. In Dr. Randolls Augen sah ich Ehrgeiz aufblitzen. Ich weiß nicht mehr genau, was er gemacht hat, aber nachdem mein Rücken frei gemacht worden war, kümmerte er sich um meinen Bauch. Und was soll ich sagen... Noch in der Pause des Seminars konnte ich auf die Toilette gehen. Auch meine Beine waren um Welten besser, ich musste mich auf dem Heimweg nicht mehr am Treppengeländer hochziehen, sondern ging – langsam aber richtig – die Stufen hoch.

## Das Gefühl kehrt zurück

Beim Seminar erzählte ich Dr. Randoll meine Kranken- und Lebensgeschichte und er schlug vor, dass ich bei ihm in der Praxis einen Termin vereinbaren sollte. Selbstverständlich willigte ich ein. Schon eine Woche später lag ich bei ihm auf der Liege. Als wir fertig waren und ich auf die Toilette ging, schon wieder ein Erfolg: Ich konnte spontan Wasserlassen und meine Blase vollständig entleeren, und zwar ohne Katheter! Auch hatte ich wieder Gefühl in meinen Beinen, obwohl er hauptsächlich an meinem Rücken gearbeitet hatte. Zu Hause nahm ich nicht mehr den Aufzug, sondern ging zu Fuß in den sechsten Stock. Von da an war ich regelmäßig einmal die Woche in Dr. Randoll's Matrix-Center zur zweistündigen Behandlung und jedes Mal feierte ich kleine Erfolge. Die ersten Male hatte ich stets noch einen Schirm als Gehstütze dabei (einen Stock wollte ich in meinem Alter nicht benutzen), beim dritten oder vierten Mal vergaß ich ihn tatsächlich. Ich war ohne Stock von zu Hause aufgebrochen und hatte es erst in der Praxis von Dr. Randoll gemerkt!! Auch mein Blutdruck normalisierte sich und mein Gleichgewicht stellte sich wieder ein. Psychisch tat sich auch eine Menge. Ich machte mich frei von Leuten und Gewohnheiten, die mir nicht gut taten, das Rauchen hatte ich bereits in der TCM-Klinik endgültig aufgegeben, ich ging zweimal in der Woche schwimmen, machte täglich meine Qi Gong-Übungen. Das alles konnte ich nur, weil ich spürte, dass eben nichts zu spät war, weil mir die Therapie und auch die Gespräche, die unweigerlich während der Matrix-Sitzungen stattfinden, unglaublich gut taten und mir Selbstbewusstsein gaben. Und das alles ohne Neben-

wirkungen, bis auf ein bisschen Muskelkater und häufigeres Wasserlassen. Nie hörte ich aus Dr. Randolls Mund ein „Das können sie nicht mehr" oder „Das geht nicht". Er nahm mich und meine Beschwerden ernst und machte mir immer wieder auf's Neue Mut. Ich sollte einfach langsam, aber kontinuierlich Bewegungen üben, ohne Leistungsdruck, und in dem sicheren Wissen auf Erfolg. Sein Motto: „use it or loose it" prägte sich mir ein. Mein Umfeld registrierte die Veränderung ebenfalls und fragte nach meiner neuen Therapie. Meine täglichen Beta-Interferon-Spritzen stellte ich ein und mir ging es ohne die starken Medikamente, dafür mit mehr Ruhe und Gelassenheit und Dr. Randolls Therapie weitaus besser.

Ich bedaure zutiefst, dass die Krankenkassen die Behandlung nicht übernehmen, wogegen sie fragwürdige Therapien ohne Nachfrage finanzieren. Meine Spritzen beispielsweise kosteten damals mehr als 40.000 Euro im Jahr. Die vergleichsweise geringen Kosten für eine Therapie, die mir sofort, ohne Nebenwirkungen und für jeden sichtbar gut tat, wollten sie nicht übernehmen.

Ein schönes Erlebnis war, als ich in der Fußgängerzone den Orthopädiefachmann traf, der mir einmal Einlagen für meine Schuhe angefertigt hatte und mir damals sagte: „Mädchen, besser wird das nie mehr, wir können höchstens hoffen, dass du möglichst lange in dem aktuellen Zustand bleibst. Mach dir mal keine Hoffnungen, dass du wieder normal laufen kannst." Jedenfalls genau diesen Mann traf ich nach einer Therapie bei Dr. Randoll auf der Straße. Seinen Blick, als er mich gehen sah, werde ich nie vergessen.

Mit meinem eigenen Matrix-Gerät behandelte ich mich jeden Tag selbst zu Hause, morgens eine halbe Stunde nach Dr. Randolls Anleitung meinen Bauch und konnte danach stets und regelmäßig auf die Toilette gehen. Soviel zur neurogenen Darmlähmung. Nach ein paar Wochen wagte ich ein Experiment: Ich wollte wieder Fahrrad fahren. Mit meinem alten Mountainbike. Bislang scheiterte es daran, dass ich mein Bein einfach nicht über die Querstange heben konnte, da ich dann in der Hüfte wegknickte und hinfiel. Doch ich wollte es versuchen. Also schob ich es in einen nahe gelegenen Park auf einen abgelegenen Weg, wo ich sicher war, dass mich kein Mensch beobachten konnte und versuchte es. Es dauerte lange, ich fiel auch hin, doch ich gab nicht auf und nach einer Viertelstunde saß ich endlich auf dem Sattel. Es war ungewohnt, wackelig und seltsam, aber auch ein wunderschönes Gefühl. Nach einer ganz kleinen Runde ließ ich es auch dabei bewenden, ich wollte nicht wieder in irgendeine Form von Leistungsdruck verfallen. Nur so viel: inzwischen radle ich wieder wie selbstverständlich mit meinem Mountainbike durch die Münchner Parks. Nicht lang

und auch nicht schnell, aber ich radle und genieße es. Langsam fange ich bei körperlicher Anstrengung auch wieder an zu schwitzen. Mit Beginn meiner Krankheit hatte mein Körper diese, wie ich heute weiß, wichtige Regulationsfunktion eingestellt. Im Sommer letztes Jahr wurde ich schließlich schwanger und hatte, auch dank der begleitenden Matrix-Rhythmus-Therapie, eine Bilderbuchschwangerschaft. Die Hormone taten ihr Übriges und ich konnte ohne Probleme eine Stunde lang spazieren gehen. Auch die Geburt – es war eine spontane Hausgeburt – verlief völlig ohne Komplikationen und ich bin nun glückliche Mutter einer gesunden Tochter.

Allerdings ist Gesundwerden nicht gleich Gesundbleiben. Ich merke auch jetzt sofort, dass mein Körper mit den bekannten Symptomen auf Stress reagiert. Ich möchte heute sogar so weit gehen und behaupten, dass jeder Schub dadurch von mir selbst ausgelöst worden ist. Trotz all der positiven Erfahrungen gerate ich noch schnell in altes Fahrwasser und muss ständig daran arbeiten, mich frei zu machen von allem Belastenden und Stress. Theoretisch wusste ich das schon lange, praktisch hat mir Dr. Randoll sehr dabei geholfen und dafür bin ich ihm unendlich dankbar.

# Über den Autor:

Dr. Ulrich G. Randoll ist Arzt in Forschung und Praxis (Matrix-Center) in München. Im Rahmen mehrerer Forschungsprojekte (1989 –1997 Abt. für Kieferchirurgie und Unfallchirurgie der Universität Erlangen) hat er an zellbiologischen Fragestellungen der Zelldifferenzierung und Dedifferenzierung gearbeitet. Sein Augenmerk richtete er von der zelleigenen Rhythmik videomikroskopischer Betrachtung auf die körpereigene Rhythmik. Aus dem Blickwinkel kohärenter Felder entwickelte sich die Grundlage der Matrix-Rhythmus-Therapie (MaRhyThe), eine tiefenwirksame, rhythmische Mikroextensionstechnik. Mit der Konstruktion des „Matrixmobil" wurde in der Folge die Klinische Umsetzung in die Praxis des Alltags realisiert.

*Kontaktdaten:*
Dr. med. Ulrich G. Randoll
Lortzingstrasse 26, 81241 München
e-mail: info@praxis-dr-randoll.de,
internet: www.praxis-dr-randoll.de